医学统计学

主 编　李君荣　孙 峰
编 者　（以姓氏笔画为序）
王劲松　刘丽群　孙 峰
孙 蓉　李忠兴　李君荣
唐艳林

江苏大学出版社
JIANGSU UNIVERSITY PRESS
镇 江

内容提要

本书按照医学科研的流程，以研究设计作为起点，对与医学研究最为密切的医学统计学内容进行了全面介绍。本书条理清楚，深入浅出，密切联系医学科研实践，具有三大特色：打破传统医学统计学章节编排顺序，按照医学科研人员分析资料的思维习惯安排章节顺序，便于将基本统计学方法应用于医学科研实践；增加医学科研中的基本统计方法选择等内容，特别是基于研究设计作为起点的统计流程图对于初学者具有重要的指导意义；增加附录 SPSS 软件使用精要，所有案例均来自本书中的例题，对于学生理解统计理论和统计软件，非常有帮助。

本书系医药卫生类成人高等教育的教材，也可供相关医学类专业的全日制本科学生使用，还可作为医卫人员的参考用书。

图书在版编目(CIP)数据

医学统计学/李君荣，孙峰主编. —镇江：江苏大学出版社，2009.7(2021.8 重印)
ISBN 978-7-81130-097-0

Ⅰ. 医… Ⅱ. ①李…②孙… Ⅲ. 医学统计 Ⅳ. R195.1

中国版本图书馆 CIP 数据核字(2009)第 111301 号

医学统计学

主　　编/李君荣　孙　峰
责任编辑/许　龙
出版发行/江苏大学出版社
地　　址/江苏省镇江市梦溪园巷 30 号(邮编：212003)
电　　话/0511-84446464
排　　版/镇江文苑制版印刷有限责任公司
印　　刷/广东虎彩云印刷有限公司
开　　本/787 mm×960 mm　1/16
印　　张/13.5
字　　数/285 千字
版　　次/2009 年 7 月第 1 版
印　　次/2021 年 8 月第 5 次印刷
书　　号/ISBN 978-7-81130-097-0
定　　价/35.00 元

前言 Foreword

随着我国卫生事业的不断发展，医学科学研究所面临的任务日益艰巨，各种医学信息的传播和交流日益广泛。医学科学研究以及医药卫生工作的实践都会涉及大量的信息资料，如何整理、分析、挖掘这些信息，以达到充分利用信息的目的，就要对事物的变化有更深入的认识。事物的变化有必然性和偶然性，且经常是偶然性(不确定性)掩盖了必然性，妨碍了人们对客观规律的认识。如何去伪存真、去粗取精，准确地从表面纷繁杂乱的不确定性现象中揭示其内在的规律(必然性)，正是医学统计学的基本任务。学习和掌握医学统计学的原理和方法，正确地进行研究设计，搜集、整理和分析医药卫生信息，将有助于人们科学地总结和分析疾病发生、发展规律，为相关决策提供依据，促进医学教育和医学科研的发展。

为满足21世纪高等院校医药卫生专业人才的培养需要，培养高质量的医学专业人才，江苏大学继续教育学院组织长期从事成人教育的富有经验的有关专家学者，在充分考虑成人教育特点的基础上，总结编写了本书。本书内容简明实用，对概念和原理的解释力求准确，对理论、方法、技术等的介绍努力做到科学规范，对语言文字的叙述力戒繁琐。书中所有统计方法均从医学实例入手，由浅入深讲述其基本概念、基本原理、基本方法以及各种统计方法的用途和应用条件，便于学生实际操作时模仿和借鉴，是一本富有特色和创新意义的教材。

全书共分九章，包括绪论、实验设计基础、数值变量资料的统计描述、数值变量资料的统计推断、分类变量资料的统计描述、分类变量资料的统计推断、两变量关系的统计描述与统计推断、医学论文中的统计图表、医学科研中的基本统计方法选择。每章附有小结和复习思考题，可供学生自测和实习之用。

本书系医药卫生类专业成人高等教育的教材，也可供相关医学类专业的全日制本科学生使用，还可作为医卫人员的参考用书。

参加本书编写的有：江苏大学的李君荣（第一、九章）、刘丽群（第三、八章）、唐艳林（第四章），扬州大学的孙峰（第五、六章）、孙蓉（第七章）和王劲松（第二章），镇江市第二人民医院的李中兴（第九章）。本书由李君荣拟定大纲并对全书进行统稿。附录由李君荣、唐艳林编写及整理。

本书在编写过程中，得到了相关单位的大力支持，特别是江苏大学继续教育学院领导的支持。全书的复算由江苏大学医学统计教研室的全体老师完成，特别是刘丽群、唐艳林两位老师和研究生李春楠、陈鑫铭付出了辛勤劳动。在此，向以上所有对本书给予关心和支持的各位领导和同仁以及被引用文献的有关作者致以诚挚的谢意。

限于编者水平，本书不当之处在所难免，恳请广大读者提出批评和建议，以便再版时修订。

编　者

2009 年 6 月

目录 Contents

第一章 绪 论

人类社会已经进入了科技高速发展的时代，各种信息的传播和交流日益加快。医学科研和医药卫生工作的实践以及居民健康状况研究，都会涉及大量的数据信息资料，如何整理、分析、挖掘这些信息，达到充分利用信息的目的，就要对事物的变化有更深入的认识。事物的变化有必然性和偶然性，且经常是偶然性（不确定性）掩盖了必然性，妨碍了人们对客观规律的认识。如何去伪存真、去粗取精，正确地从表面纷繁杂乱的不确定性现象中揭示其内在的规律，正是统计学所面临的根本任务。

第一节 统计学发展简史

统计一词由来已久，它的含义在历史上不断演变。拉丁语“state”的意思是各种现象的状态和状况。在原始社会里，人类最初的一般计数活动就蕴藏着统计萌芽。直到 17 世纪中叶以后，随着统计实践的发展，客观上要求总结经验，使之上升为理论，并进一步指导实践。由此，欧洲开始出现一些统计理论著作，统计学（statistics）应运而生，并出现了一些不同的学派。

一、古典统计学时期

这是统计学的萌芽期，指 17 世纪中叶至 18 世纪中叶。当时统计学主要有两大学派。

（一）政治算术学派

该学派产生于 17 世纪中叶的英国，代表人物是 W. Petty，代表作是《政治算术》。在这部著作中，Petty 首次用计量和比较的方法对英、法、荷三国的经济实力、军事实力和内在潜力进行了分析，主张一切论述都用数字和尺度来进行，并提出用图表形式概括数字资料的理论和方法。其理论与方法对后来的统计学形成与发展有深远的影响。

（二）国势学派（亦称记述学派）

该学派产生于18世纪的德国，主要代表人物是H. Coning和G. Achenwall。Achenwall的一个重要贡献是，他首次把国势学定义为“statistik”，统计学的名称由此沿用而来。该学派后来逐渐发展为政府统计。

二、近代统计学时期

这是统计学的发展期，指18世纪末至19世纪末。在这段时期内，统计学发展并形成了许多学派，其中最主要的是数理统计学派和社会统计学派。

（一）数理统计学派

它是在概率论已有相当发展的基础上，将概率论引入统计学而形成的。该学派的奠基人是比利时学者A. Quetelet。他的老师P. S. Laplace主张用自然科学的方法研究社会现象，并正式将概率论引入统计学，使统计学进入了一个新的发展阶段。Quetelet最早用大数定律论证了社会现象复杂变化的偶然性中存在着规律性，并提出了误差理论，用以解决统计学的准确性问题。此外，他还将统计学明确定义为一门既研究社会现象又研究自然现象的独立的方法论科学。他的思想在英美等国得以发展，至19世纪末，数理统计自成一派。

（二）社会统计学派

该学派以德国为中心，由K. G. A. Knies首创，主要代表人物有C. L. E. Engel和G. V. Mayr等人。他们认为统计学是一门社会科学，是研究社会现象变动原因和规律性的实质性科学，这与数理统计学派的通用方法论相对立。社会统计学派研究社会总体而不是个别的社会现象，将政府统计与社会调查结合起来以形成自己的特点，在国际统计学界占有一定的地位，对日本等国的统计学界有一定的影响。

随着社会经济的不断发展，人们要求统计学提供更多的方法，社会科学本身也不断向定量化发展，日益重视方法论的研究，从而出现了统计学从实质性科学向方法论转化的趋势。

三、现代统计学时期

这是指20世纪初迄至今日的统计学发展时期。这一时期的科学技术迅猛发展，社会生产发生巨大变化。数理统计学同自然科学、工程技术紧密结合而被广泛应用，获得迅速发展，进入了鼎盛时期。首先，W. S. Gosset提出了小样本的t分布理论，随后，R. A. Fisher对其加以充实，并由 J. Neyman 等人进一步发展，建立了统计假设理论。后来，A. Wald 创立了决策理论；S. S. Wilks 和 J. Wishart 等对样本分布理论加以充实和发展；R. A. Fisher 提出了实验设计的概念和三个基本原则（对照原则、随机化原则和重复原则），W. G. Cochran 等对其加以丰富和发展，进一步拓宽了统计学的范围。在这期间特别值得一提的是，数理统计学派吸取了生物学研究的有益成果，F. Golton，K. Pearson，W. S. Gosset，R. A. Fisher 等一批杰出的统计学家提出并发展了回归分析、相关分析、假设检验等方法。20 世纪 60 年代以后，数理统计学的发展呈现出三个明显的趋势：一是越来越广泛地应用数学方法；二是出现了一些新的分支（如抽样理论、非参数统计、多元分析、时间序列分析等）以及一些边缘学科（如经济计量学、医学统计学、天文统计学、工程统计学等）；三是应用更加广泛，尤其伴随着计算机的发展，各种统计软件层出不穷（如 SAS、SPSS、Stata 等），使其所发挥的作用也愈加明显。

第二节 医学统计学在医学科研中的地位和研究内容

统计学原理和方法几乎应用到自然科学和社会科学的各个领域，产生了许多应用性分支，诸如社会经济统计学、工业统计学、生物统计学、教育统计学等。

医学领域的研究对象主要是人体以及与人体健康相关的各种因素，具有其特殊性，并受到社会、经济和心理等诸多因素的影响。这些影响具有不确定性，必须透过这些不确定性来探测其内部潜含的规律性，统计学便有了用武之地。医学统计学（medical statistics）就是运用概率论和数理统计原理、方法结合医药卫生工作的实际情况，阐述医学科研设计的基本原理，研究医学资料（信息）的搜集、整理和分析的方法学总称，它是认识医学现象数量特征的重要工具。

医学生学习统计方法，主要是因为：① 医学上许多现象（如血压、脉搏、SGPT 等生理生化指标测定）都是随机现象。随机现象广泛存在于生物医学的各个领域，对于这些“随机现象”，由于其不确定性，只有借助概率论原理，运用统计学方法，帮助我们透过偶然性来认清事物内部潜在的客观规律。② 现在可获得的书刊资料很多，如何识别错误信息，必须掌握一定的统计学知识。20 世纪 70 年代以后发展起来的 DME（Design，Measurement & Evaluation）就是应用统计学原理和分析方法，结合流行病学等相关学科，帮助临床医师阅读文献资料、评价医学文献、开展医学科研和总结工作经验，使医学统计方法的应用范围更加广泛。③ 通过本学科的学习，充分认识研究设计和原始资料的重要性，有助于培养学生如实反映研究中的现象这一每位科研人员必备的品质。医学科学研究大量运用到统计学，其作为一种工具帮助我们揭示医学表象后的内在规律，但其本身并不能创造任何规律，为获得规律性的统计结果而伪造和篡改数字是极其不可取的。

医学统计学的研究内容非常广泛，几乎所有的统计原理和方法都能在医学领域得以直接或间接地应用，根据目前该领域研究的现状以及教学学时的安排，本书着重介绍的内容有：研究设计基础、统计分布理论、样本资料的统计描述、统计推断（包括参数估计及假设检验）、相关分析与回归分析等。书中的医学科研中的基本统计方法选择一章，便于学生学完本课程以后，能够较为快捷和正确地将所学的知识直接应用于未来的医学研究实践；另外，书中的统计软件包 SPSS 使用精要，为读者快速掌握并利用 SPSS 分析实际资料提供了有效的手段，同时也便于提高课堂教学的效率与效果，让学生不要过多地关注公式的推导和计算，而应充分认识到统计概念和统计思维的重要性，掌握各种统计方法的应用条件，从专业上合理地解释统计结果。

学习本课程的目的并非让每位读者成为统计学家，而是在于使医学生掌握统计学的思维方法，学会从不确定性和概率的角度去考虑医学问题。一要能够结合自己所学的医学专业知识，合理地进行研究设计，获得可靠、准确的资料，充分挖掘资料中隐含的信息，恰如其分地作出理性的概括，撰写出具有较高水平的医学科学论文；二要能运用自己所学的统计学知识，批判性地阅读、评价文献资料。这对于提高自身的科研素质具有非常积极的意义。

第三节　统计工作的基本步骤

统计工作的步骤类似于科研工作的步骤，一般分为四步：研究设计（design）、搜集资料（collection of data）、整理资料（sorting data）和分析资料（analysis of data）。需要说明的是，上述四个步骤在实际工作中并不是完全分开的，前一步骤是后一步骤的基础，后者又对前一步骤提出要求，相辅相成，缺一不可。任何一个步骤有缺陷，都会影响统计分析的结果，乃至研究结论的可靠性。

一、研究设计

统计学所讲的设计，是指用尽可能少的实验次数来获得足够有效的资料，从而得出较为可靠的结论。一份良好的设计应该是专业设计和统计设计的有机结合，没有良好的统计设计，就得不到可靠的数据，也不便于对资料进行统计分析。统计工作首先要有一个全过程的设计，这是很重要的一步（详见第二章）。

二、搜集资料

多数学者认为用“搜集”比较合适，即有目的性地搜集资料，而不是漫无目的地“收集”。资料搜集的好坏是统计工作（科研工作）成败的关键，如果搜集原始资料的计划不周密，原始记录不准确，就会造成整理资料、分析资料的困难，甚至得出错误的结论。资料的来源主要有以下几方面。

（一）统计报表

统计报表有多种，包括医院工作报表、疫情报表、职业病报表、出生或死亡报表等。这类报表通常是由于工作需要，由国家或地方统一设计，要求有关卫生机构定期、逐级上报，其所含信息完全可以为科研所利用。

（二）日常医疗卫生工作记录

在日常工作中，住院、门诊病历以及各种医学检查记录等，不仅是临床医疗工作的凭证，如果资料准确、完整，也是医学科学研究非常宝贵的资料来源。

以上是经常性资料。为了使这些资料可以供医学科研使用，必须注意资料的完整性和正确性，防止重复、遗漏或者项目填写不清等情况发生；一旦发现错误，应及时纠正，否则得到的资料就不可靠。因此，医疗卫生人员必须从思想上认识原始记录的重要性。

（三）专题调查或实验性研究资料

有些资料不能通过上述途径得到，如肝癌的病因学研究、某种药物的疗效观察等，必须进行专题调查或实验才能取得所需的资料。这类资料由事先具有较为严密的设计而获得的，其价值相对较高。

三、整理资料

整理资料又称统计归纳，即根据研究者整理分析计划的要求对资料进行分组与汇总，使资料条理化、系统化的过程，其目的是便于分析。

在整理资料之前，首先应对原始数据（raw data）进行复核、检查，数据准确无误后方可进行整理、分析。复核、检查的手段有多种，可以通过手工核实、逻辑检查等方法发现一些常见的错误。值得一提的是，随着计算机应用的普及，数据管理大多采用数据库进行。在数据录入的过程中，录入错误不容忽视，它对统计分析的质量带来严重影响，甚至会歪曲结论。

除了加强责任心之外,目前较好的解决方法是输入两次,建立两个数据库,再编程比较这两个数据库,若发现不一致,即表示有录入错误。

四、分析资料

分析资料是对整理过的资料作进一步的统计计算、分析的过程。统计分析包括统计描述和统计推断,其结果可用适当的统计图表表示;同时,还必须结合专业知识对统计结果给出恰如其分的专业解释结论。

第四节　常用的统计学基本概念

一、同质与变异

同质是指性质相同或相近的事物。统计学常要求的同质观察对象,是指性质相同或相近的观察对象。例如,研究某种疾病时,一定要有统一的诊断标准;研究儿童身体发育情况时,同性别、同年龄的儿童称为同质观察单位(unit)。然而,即使是同质观察单位,就其某一特征(观察指标)而言,个体之间也是存在差异的,这种差异称为变异(variation)。例如,同年龄、同性别的儿童,其体重不一定相同;某药物治疗患有同一疾病的患者,有的患者能治愈,有的患者好转,有的患者则无效甚至恶化、死亡。

没有变异就没有统计学。由于生物医学领域变异的广泛存在,统计学在该领域的应用就显得非常重要和必要。

二、总体与样本

总体(population)是指根据研究目的所确定的同质观察对象的全体,它是由客观存在的具有相同或类似性质的观察对象组成。总体分为有限总体和无限总体。例如,调查某市小学一年级入学儿童的体重情况,则该市所有的一年级入学儿童就构成了本次研究的总体,作为有限总体,其同质的基础是生活在该市范围内的一年级入学儿童。样本(sample)是从总体中随机抽取的部分有代表性的观察单位,某指标的实测值即构成了样本。例如为了解该市一年级入学儿童的平均体重,可以对总体中的所有儿童调查,称之为普查。但由于时间、人力、物力和财力等方面的限制,普查的难度比较大,如其他方法也能达到同样的研究目的，普查就没有必要。此时，可以在总体中随机抽取一部分有代表性的一年级入学儿童作为本次研究的调查对象，这一部分儿童就组成了本次研究的样本。

医学研究大都研究的是样本。了解这一概念非常重要，这对于掌握后述的许多统计方法，特别对抽样误差以及统计推断的必要性至关重要。

三、参数与统计量

描述总体特征的统计指标统称为参数(parameter)，用希腊字母表示；而由样本的信息所计算的统计指标，称之为统计量(statistic)。例如，某市所有一年级入学儿童的平均体重就是一个参数，而根据样本所计算出的平均体重则是一个统计量。

四、确定性现象与随机现象

所谓确定性现象是在一定条件下，一定会发生或一定不会发生的现象。其表现结果为两种事件：肯定发生某种结果的事件称为必然事件；肯定不发生某种结果的事件称为不可能事件。所谓随机现象是在同样条件下可能会出现两种或多种结果，究竟会发生哪种结果，事先不能确定，其表现结果称为随机事件。随机事件必须具备两个特征，即不确定性和规律性(每次发生的可能性的大小是确定的)。

五、抽样研究与抽样误差

从总体中随机地抽出一部分个体(样本)进行研究，称为抽样研究(sampling study)。总体中的个体往往存在着变异，而样本只是总体中的一部分，因而，由样本所计算出的统计量常常与总体的参数之间存在着差异，这种由于随机抽样所造成的样本统计量与总体参数之间的差异，称之为抽样误差(sampling error)(详见第四章)。

六、频率与概率

在 n 次随机试验中，事件 A 发生 m 次，则以下比值

$$f=\frac{m}{n}=\frac{\text{A 发生的试验次数}}{\text{试验的总次数}} \tag{1-1}$$

称为事件 A 在 n 次试验中出现的频率(frequency)，m 称为频数(frequency number)。频率常用小数或百分数表示，显然有：$0\leqslant f\leqslant 1$。在医学研究中，常用的发病率、病死率、阳性率

等都可看作是频率。

实践表明，在重复试验中，事件 A 出现的频率，随着试验次数的不断增加，愈来愈接近一个稳定的常数，这个常数就称为事件 A 出现的概率(probability)，可以记为 $P(A)$。概率的这一定义称为概率的统计定义，它描述了事件 A 发生的可能性，其值介于 0 和 1 之间。概率愈近于 1，该事件发生的可能性就愈大；某事件发生的概率等于 0，称为不可能事件；某事件发生的概率等于 1，称为必然事件；介于两者之间，称之为随机事件。统计学研究关注的是随机事件。概率很小的随机事件称为小概率事件。

七、统计资料的类型与变量

统计资料是指观察单位的原始记录。关于统计资料的类型，从不同的角度和研究目的出发，其分类不完全相同。但从应用的角度而言，可以将原始资料分为：

(1) 定量资料(quantitative data)：对每个观察单位用定量方法测定某项指标量的大小，所得资料称为定量资料。它一般有度量衡单位，例如体重(kg)、身高(cm)、血红蛋白含量(g/L)等。

(2) 定性资料(qualitative data)：以定性的方式来表达观察单位的某项指标。例如性别、血型、职业等。

(3) 等级资料(ranked data)：介于上述两资料之间，以等级来表达观察单位的某项指标。等级资料类似于定性资料，不同的是属性分组有程度差异，等级资料所分各组按大小顺序排列。例如疗效(治愈、好转、无效、死亡)、大便隐血试验(－、±、＋、＋＋、＋＋＋、＋＋＋＋)等，各类结果之间有程度上的差别(等级关系)，即所谓的"半定量资料"。

值得注意的是，由于研究目的不同，原始资料的记录方法也常常不同，上述类型的资料在使用时需要相互转换。随着计算机技术的发展，各种统计软件层出不穷，如 SAS、SPSS、Stata等，这些软件无不使用变量来处理数据。所谓变量(variable)在统计学上是对随机变量(random variable)的简称，指的是研究人员对观察对象感兴趣的某一特征或指标。变量根据其取值可以分为：

(1) 数值变量(numerical variable)或称定量变量(quantitative variable)：即变量的取值是定量的，表现为数值大小。它相当于定量资料的概念。

(2) 分类变量(categorical variable)亦称定性变量(qualitative variable)：变量的取值是定性的，表现为互不相容的类别或属性。根据属性或者类别的多少又可分为二分类变量和多分类变量。

① 二分类变量：将观察单位按两种属性分类，如性别作为一个变量，表现为互不相容的两类结果(男或女)；再如生存和死亡，有效和无效，阳性和阴性等均为两互不相容的类别，

属于定性资料。

② 多分类变量：观察单位的属性分类超过两种为多分类变量，它又包括两种情况。一种为无序分类(unordered categories)，如血型变量可以取 A，B，O 以及 AB 型四个值，表现为四类结果之间彼此互斥，属于定性资料；另一种为有序分类(ordered categories)，如临床疗效的观察(治愈、显效、好转、无效等)，尿蛋白试验(结果为－、±、＋、＋＋、＋＋＋、＋＋＋＋等)，各类结果之间有程度上的差别(等级关系)，属于等级资料。

【本章小结】

医学统计学是医学科研和医药卫生管理领域的一门重要基础课程，它的研究内容非常广泛，涉及研究设计、资料搜集、整理与分析等，探索从不确定性现象中揭示其内在的规律。医学统计学不仅理论性较强，而且其实践性也非常强。希望读者在今后的科研实践中，将所学的医学统计学知识批判性地运用于文献阅读与理解之中，同时正确地选用统计方法处理科研资料。本章学习的重点应放在掌握几个重要的统计学基本概念上，且能举一反三。

【复习思考题】

1. 何谓医学统计学？其研究的主要内容是什么？
2. 医学统计工作的基本步骤有哪些？
3. 统计资料的类型有哪些？之间的关系如何？

第二章　实验设计基础

良好的实验设计是实验研究中各因素得以合理安排，实验结果准确、研究结论可靠的基本保证，合理地选择与运用实验设计方法是医学科研的基本要求，也是统计分析的前提。本章就实验性研究的有关概念、实验设计的基本原则以及常用的两种实验设计方案进行介绍。

第一节　实验设计的意义

一、医学科学研究的类型

根据研究者是否能够人为地设置处理因素，即是否主动对研究对象施加一定的干预措施，科学研究方法分为实验性研究（experiment study）和观察性研究（observational study）两类。

（一）实验性研究

实验性研究亦简称实验，是指研究者能够人为控制某些条件，将干预措施（处理因素）施加给研究对象，观察其变化及结果。例如，为研究健康教育等综合性干预措施对心脑血管疾病的预防效果，将符合条件的社区居民随机分成实验组和对照组，实验组给予健康知识教育、饮食指导等干预措施，对照组不实施干预。一段时间以后，比较两组人群血压值、血清胆固醇等指标的大小，从而推断出综合性干预措施是否有效。实验性研究的优点在于能够较好地控制非处理因素（即混杂因素）的影响，使得各对比组之间均衡可比，其缺点是当样本含量比较小时，不能保证非处理因素对各组的影响相同。在实际工作中，习惯上将以人为对象的实验，称为试验（trial），如临床试验、现场试验、社区干预试验等。

（二）观察性研究

观察性研究中，研究者没有对研究对象施加任何的干预措施，它们处于“自然状态”下。观察性研究亦简称调查(survey)。如调查某地区 7 岁儿童的身高，研究者只是通过测量从而了解该地所有 7 岁儿童的身高情况，它是以客观、真实的观察为依据，对观察结果进行描述与对比分析。观察性研究进一步分为描述性研究(descriptive study)和分析性研究(analytic study)。

由于研究类型分为实验和调查，因此研究设计就分为调查设计和实验设计。本章仅介绍与实验研究有关的设计问题，观察性研究的相关设计问题不在本章讨论之列。

二、实验设计的意义

一项科学研究成功与否，关键在于是否能够针对研究目的进行科学合理的设计。良好的设计是顺利进行科学研究的前提，也是获得预期结果的重要保证。研究设计包括专业设计和统计设计两部分。专业设计包括选题、查阅文献、建立专业假说及选定研究对象等；统计设计则是从统计学的角度考虑设计的科学性、逻辑性和经济性，是对资料搜集、整理和分析全过程的设想与安排。它包括研究对象的分组、设计类型的确定、样本含量的估计、统计指标及方法的选择等。本章所介绍的实验设计，仅涉及统计设计部分。

实验设计(design of experiment，DOE)是统计学中的重要组成部分，也是科学研究的早期阶段。所谓实验设计就是利用统计学知识和方法并结合专业知识合理地安排各种实验因素，正确地估计样本含量的大小，严格地控制实验误差，从而用较少的人力、物力和时间，最大限度地获得丰富而可靠的资料。

必须强调的是，若没有良好的实验设计，就得不到准确可靠的结果，而后期想利用统计方法来弥补实验设计的缺陷，是不科学的。因此，在许多研究工作中，都有统计学者的参与。统计学者的职责不仅是对已有的数据进行统计分析，而且还要采取措施搜集到高质量的数据。

第二节　实验研究的基本要素

受试对象(object)、处理因素(treatment factor)和实验效应(experimental effect)是实验研究的三个基本要素。实验研究就是某些处理因素作用于受试对象后所表现出一定实验效应的过程。例如，研究降压药对高血压病人的治疗效果，其中高血压病人为受试对象，所用的降压药为处理因素，血压的变化值为实验效应。这三部分内容缺一不可，任何一项科学研究在进行设计时，首先应明确这三个要素，再制订详细的研究计划。

一、受试对象

受试对象是处理因素作用的客体，可以是人或动物，可以是组织、细胞，乃至一个班级、一个社区等，它是根据研究目的而确定的。受试对象的选择对研究结果有非常重要的影响。因此，在选择受试对象时，一般要求注意以下几个方面：

(1) 根据研究目的作出规定，必须有明确的纳入与排除标准。

(2) 同质性好，变异小。如实验动物必须是纯种的、健康的，病人必须确诊。此时实验误差比较小，更容易发现客观存在的差别。

(3) 对处理敏感。如在霉变玉米对实验动物诱发肝癌的实验中，所选择的动物种类应该是容易诱发肝癌的，否则就有可能得不到任何有价值的研究结果。

二、处理因素

处理因素是研究者根据研究目的而施加的特定的实验措施，简称为处理或者因素，包括物理因素、化学因素和生物因素等。处理因素必须同时具有两个特征：一是研究者能够人为地主动施加某种干预措施，是研究者能控制的因素；二是本次研究中需要验证效果的因素。例如研究赖氨酸对儿童生长发育的影响，赖氨酸通常是强化在面包中施加给研究对象的，虽然赖氨酸和面包都是人为给予的，都是可以控制的，但后者不是研究中要验证的因素，故面包不是处理因素，本次研究中赖氨酸则符合处理因素的两个特征。在医学科研实践中，研究时需要注意：

（一）处理因素必须有严格的定义

Doll 和 Hill 在关于吸烟和肺癌的关系研究中，将吸烟者定义为曾经每天吸烟一支以上且吸了一年的人，不够此标准的人不当作吸烟者计。如果不作此严格的定义，每个研究者的理解可能不一样，由此就会给搜集的资料带来误差。

（二）合理设置因素的水平

科学研究中，当处理因素为单个时，称为单因素研究；处理因素为多个时，称为多因素研究。因素不同的剂量等级或状态，称为水平(level)。因素的水平应根据专业知识而定。水平数越多，需要的样本含量越大；水平数太少，可能难以了解事物的性质。因此，必须根据变量的性质和研究目的来合理设置因素的水平。

（三）明确处理因素和非处理因素

影响实验效应的因素很多，除了处理因素外，与其并存的、能使受试对象产生效应的因素称为非处理因素，也称混杂因素，简称混杂(confounding)。例如，在吸烟与肺癌的关系研究中，如果吸烟组和不吸烟组人群的年龄分布不同，则年龄可能成为影响吸烟和肺癌关系分析的混杂因素，从而歪曲吸烟和肺癌间的关系，得出错误的结论。

因此，在实验设计时应该明确主要的处理因素，同时必须考虑非处理因素的影响，使其对实验效应产生的影响在各比较组之间均衡可比。

（四）处理因素应该标准化

这是指保证处理因素在整个实验过程中始终如一，保持不变，包括处理因素的施加方法、强度、频率等完全一致。如在药物临床试验中，药物的生产厂家、批号、成分、剂量等完全相同；手术和操作的熟练程度也应该自始至终保持恒定，否则会影响结果的稳定性。

三、实验效应

实验效应是处理因素作用于受试对象后表现出的结果，通常由效应指标(即统计学上的变量)来体现。如果指标选择不当，则无法正确地分析处理因素的效果。因此，效应指标的选择应注意：

（一）针对性

研究结果、结论与研究目的应该是对应的，效应指标应能够评价实验的效果，从而验证专业假设。

（二）客观性

效应指标的度量有主观和客观两种方法。客观指标借助测量仪器和检验等手段来反映观察结果，具有较好的真实性和可靠性，易被接受，也易被他人重复。但在医学研究中，仅仅借助客观指标难以研究病人的主观感觉，如疼痛、麻木、止痛药的效果等，此时就必须借助一些主观指标来加以衡量。随着科技的进步，“不可测”的现象越来越少，“精神压力”、“生活质量”、“智力发育情况”等复杂问题的研究，也可以利用精心设计的量表来进行测量。

（三）尽量采用定量方法

定量指标所含的信息丰富，也能为更多的研究人员所接受。实在不能定量，半定量也比定性测量好。

（四）效应测定的灵敏性

灵敏度高的指标能够将处理因素的效果更好地显示出来。因此在实验设计时，为了使实验效应得到充分显示，指标应较为灵敏，同时受试对象、测量仪器及方法也应具有较高的灵敏性。

（五）精确性

精确性包括准确度（accuracy）和精密度（precision）两方面。准确度也称效度（validity），是指测量值与真实值的接近程度，主要受到系统误差的影响；精密度是指重复测量时，测量值与其平均数的接近程度，其差值属于随机误差。理想的观察指标应该既准确又精密。

第三节　实验设计的基本原则

英国统计学家 R. A. Fisher 在 1935 年出版的《实验设计》一书中提出了实验设计必须遵循三个基本原则，即对照原则、随机化原则和重复原则。

一、对照原则

所谓对照（control），就是设立作为对比的一个组，以控制非处理因素的影响。医学科研中，实验效应除了受到处理因素的影响外，还会受到一些非处理因素（混杂因素）的影响；药物疗效试验中，有些疾病能不治而愈或者可以自行缓解和减轻。因此，在进行实验设计时，通常都会设置对照组。对照是比较的基础，是控制混杂因素和偏倚必不可少的重要手段。合理设置对照组，能够更好地分析和区分效应究竟是处理因素的作用，还是非处理因素的干扰。否则，医学研究很难得到可靠的结论。

设立对照应满足均衡性，即除了给予的处理因素不同之外，对照组和实验组的其他一切可能的影响因素应尽量保持一致，从而减少非处理因素的影响。均衡性主要表现在：① 各组受试对象应满足同质性。② 实验条件应保持一致，并贯穿在整个实验过程的始终。③ 研究者或实验效应的观察者对各组受试对象的观察、检验等要求一致。有时候，为了避免研究者主观偏性对实验效应的影响，可以采用盲法（blind method），根据具体情况可以采用单盲法、双盲法和三盲法。④ 实验的时间和顺序应一致。对照组设立后应进行对照组和实验组基线（baseline）情况的对比，从而了解其均衡性如何。

为了使实验的效率达到最高，对照组和实验组的样本含量应尽可能相同或者相近。

对照的形式有很多种，可以根据研究目的和内容加以选择：

（一）空白对照（blank control）

空白对照即对照组不接受任何处理。例如，研究疫苗预防某种传染病的效果，试验组儿童接种疫苗，对照组儿童不接种疫苗，比较两组儿童传染病的发病率。空白对照简单易行，特别是对于大规模的现场试验。但如果在临床试验中采用空白对照，由于它处于非盲状态，可能会引起对照组受试对象的心理差异，从而影响结果的判定。同时，空白对照亦有可能会涉及伦理道德问题，故它在动物实验等研究中比较常见。

（二）安慰剂对照（placebo control）

安慰剂是一种无任何生物活性或药理作用的"假药"，除不含有试验药物的有效成分外，其他方面如大小、颜色、重量、气味、剂型等与试验药物完全一致，不能为受试对象所识别。设置安慰剂对照的目的在于可以避免研究者、受试对象等由于心理因素所致的偏倚。安慰剂对照主要用于临床药物疗效试验中，但是对于急、重或器质性疾病的研究则不宜使用，应以不损害病人健康为前提。

（三）实验对照（experimental control）

它是指对照组不施加处理因素，但是接受某种与处理因素有关的实验因素。例如观察赖氨酸对儿童生长发育的影响，试验组儿童食用添加赖氨酸的面包，而对照组儿童食用未添加赖氨酸的面包，这里处理因素是赖氨酸，面包则是与处理因素有关的实验因素。由此可见，当处理因素的施加必须伴随其他因素时，应设立实验对照，从而保证组间的均衡。

（四）标准对照（standard control）

它是以标准值或正常值，或者现有标准方法或常规方法作为对照，可以不专门设立对照组。在实验研究中，标准对照常用于新方法能否替代传统方法的研究。

（五）自身对照（self control）

自身对照是对照与处理在同一受试对象身上进行。如身体对称部位的比较，一侧作对照而另一侧做处理，然后比较其差异；或者同一受试对象接受处理前后的比较。

二、随机化原则

所谓随机化(randomization),是指采用随机的方式使得每一受试对象都有相同的机会被抽取或分配到不同的实验组或对照组。随机化原则是保证各对比组间在非处理因素分布方面尽量一致的一种措施。在研究工作中贯彻随机化,可以在一定程度上使得研究中的误差转化为随机误差,保证统计方法的使用合理有效。随机化原则应该贯穿于研究设计和实施的全过程,具体体现在以下几个方面:

(一) 抽样随机

这是指研究总体中的每个个体都有相同的机会被抽取为样本,从而保证样本能够代表总体的一般特征,使研究结论具有普遍意义。

(二) 分组随机

这是指每个受试对象都有相同的机会被分配到各组,从而保证各对比组间的均衡性。

(三) 实验顺序随机

这是指每个受试对象先后接受处理的机会相等,从而平衡实验顺序的影响。

随机化的方法很多,抽签是最简单的随机化方法,简单易行,但是当受试对象的数量较大时,可以采用随机数字表、随机排列表或借助计算机产生伪随机数等来实现(详见下一节)。

三、重复原则

所谓重复(replication),是指在相同条件下进行多次实验或观察,以提高实验的可靠性。目前,有关文献中提到的重复包括三种情形:

(一) 整个实验的重复

整个实验的重复是指研究结果能够保证他人用同样的方法得到相同的结果,称之为重现(reproduction)。不可再现的实验是不可靠的。

(二) 受试对象的重复

受试对象的重复也就是要求对多个实验对象进行实验,换言之,要求有一定的样本含量。生物医学研究强调的重复原则就是指有足够的样本含量。如果只研究少量的实验对象,就有可能把偶然现象当成规律。适当的重复，有了足够的样本含量，才能估计实验误差，提高统计检验的效率。值得注意的是，样本含量并非越大越好。受试对象太多，工作量大，浪费大量的人力、物力，还可能增大系统误差出现的风险，结果反而影响科研的质量。因此，必须在保证研究结果具有一定可靠性的前提下，以最少的样本含量满足统计设计的要求，获得较为可靠的结论。样本含量的确定可以在事先给出资料的性质、设计的类型、容许误差、两类错误概率和指标变异大小等条件下，通过公式计算或者查表确定。具体方法参见有关统计学专著。

（三）同一受试对象的重复

同一受试对象的重复观察可保证观察结果的精密度。

第四节　两种简单的实验设计方案

一、完全随机设计

（一）完全随机设计的概念

完全随机设计(completely randomized design)是最简单的一种实验设计方案，是一种采用随机的方法将受试对象分配到各个处理组或对照组中以进行实验观察；或者分别从不同的独立总体中随机抽样进行对比观察的一种设计方法，所以亦称为成组设计。它可以是两样本的比较，也可以是多样本的比较。各对比组样本含量可以相同，也可以不相同，但以样本含量相同时，检验效能最高。

用于随机化分组的方法很多，比较常用的是利用随机排列表。

【例 2-1】 试将 12 只小白鼠随机分配到甲、乙、丙三组，要求每组数量相等。

先将这 12 只小白鼠按体重编号 1，2，…，12，然后在随机排列表(见附表 13)中任意指定一行，如第 6 行，舍去 13～20，将 1～12 依次录于动物编号下。按照预先的要求，将随机数字为 1～4 者分入甲组，5～8 者分入乙组，9～12 者分入丙组，结果如表 2-1 所示：

表 2-1　12 只小白鼠随机分组情况

动物编号	1	2	3	4	5	6	7	8	9	10	11	12
随机数字	4	1	12	8	7	9	10	11	2	3	6	5
组　别	甲	甲	丙	乙	乙	丙	丙	丙	甲	甲	乙	乙

最后，将第1,2,9,10号小白鼠归入甲组；第4,5,11,12号小白鼠归入乙组；其他小白鼠归入丙组。

（二）完全随机设计的优缺点

完全随机设计的优点是设计简单，易于实施，当出现缺失值时，信息损失较少，仍可进行统计分析。其缺点是不能采取任何措施保证各对比组受试对象的均衡性，因此当样本含量较小时，均衡性较差，误差较大；另外，在一次实验中只能进行一个处理因素的比较，不能满足多因素实验。

二、配对设计

（一）配对设计的概念

配对设计(paired design)是将受试对象先按照一定的条件（通常是非处理因素）配成对子，再将每对中的两个受试对象随机分配到不同的两个组别。应注意配对的因素是影响实验效应的主要非处理因素，不可太多，否则研究的难度加大。通过配对，保证实验组和对照组在主要的非处理因素方面齐同，达到降低误差的目的。在动物实验中，常将窝别、性别、体重等作为配对条件；在临床试验中，常将病情轻重、性别、年龄等作为配对条件。

科学研究中常用的配对方法有自身配对、同源配对和异源配对。

1. 自身配对

即同一受试对象处理前后的比较，从而推断该处理有无作用。该方法实施时，要求在处理因素施加前后的影响因素（如饮食、心理状态等）要相同，但常常难以做到，故存在一定缺陷。

2. 同源配对

即同一受试对象分别给予两种处理，推断两种处理的效果是否相同。如同一份标本一分为二，分别用两种不同的方法来检测，比较这两种检验方法的结果是否相同；或者在药物皮试中，对同一受试者取一侧前臂注入溶媒，另一侧前臂注入药液。

3. 异源配对

即将两个性质相同或者相近的个体配成对子，同一对子的两个个体分别接受不同的处理，以推断两种处理的效应是否相同。

【例2-2】 现有16只大白兔，已按性别相同、体重相近等要求配成8对，试将这8对兔子随机分配至甲、乙两组之中。

先将大白兔编号，如第一对兔子中的一只编号为1.1，另一只编号为1.2，依次类推；然后在随机排列表(见附表 13)中任意指定一行,如第 8 行,舍去 9～20,将 1～8 依次录于每对兔子下方,并规定随机数字为奇数时取甲、乙顺序,偶数时取乙、甲顺序,结果如表 2-2 所示。

表 2-2　8 对大白兔随机分配至甲、乙两组

兔子编号	1.1	1.2	2.1	2.2	3.1	3.2	4.1	4.2	5.1	5.2	6.1	6.2	7.1	7.2	8.1	8.2
随机数字	7		5		6		2		4		3		8		1	
组　别	甲	乙	甲	乙	乙	甲	乙	甲	乙	甲	甲	乙	乙	甲	甲	乙

随机分配的结果是:1.1,2.1,3.2,4.2,5.2,6.1,7.2,8.1 号大白兔被分配至甲组;1.2,2.2,3.1,4.1,5.1,6.2,7.1,8.2 号大白兔被分配至乙组。

（二）配对设计的优缺点

配对设计的最大优点是能够严格控制非处理因素,使实验组和对照组具有均衡可比性,抽样误差较小、实验效率较高、所需样本含量也较小。其缺点在于配对条件不能过多、过严,否则,难以按照要求将受试对象配成对子;尤其在临床试验中,可能会出现匹配过度(over matching),反而降低了实验效率。

【本章小结】

科学研究方法按是否给予干预措施可分为实验性研究(有干预)和观察性研究(无干预),实验性研究的设计属于实验设计,观察性研究的设计属于调查设计。

实验性研究的基本要素是受试对象、处理因素和实验效应。实验研究中,在抓住主要的处理因素的同时不要忽略非处理因素对实验效应的干扰。处理因素要有严格的定义,应根据研究目的合理选择受试对象,规定明确的纳入与排除标准。应选用客观、灵敏、精确的指标反映实验效应,且在实验效应的观察中应注意避免观察者的偏性。

作为研究者,要善于区分实验效应究竟是处理所致,还是非处理因素的影响,必须遵循实验设计的三个基本原则,即对照原则、随机化原则和重复原则。设立对照和贯彻随机化是使得各对比组均衡可比的重要手段。对照的种类有空白对照、安慰剂对照、实验对照、标准对照和自身对照等,应根据研究目的确定合适的对照类型。随机化原则通常是借助一些随机化工具来实现的,如抽签、随机数字表、随机排列表等。重复是防止将偶然现象当成必然规律的措施,主要是指研究必须有足够的样本含量,因此在实验设计时,应综合考虑影响样本含量的若干因素,根据特定的公式或者查表来确定。

读者应掌握两种最基本的设计类型,即完全随机设计和配对设计,以及各自的优缺点,并能在医学科研实践中加以灵活运用。这不仅是研究设计的基本要求,也对后续基本统计方法的理解和选择很有帮助。

【复习思考题】

1. 实验研究和调查研究的根本区别是什么？

2. 实验设计的基本要素和基本原则是什么？

3. 药物临床试验中，采用安慰剂对照的目的是什么？

4. 完全随机设计和配对设计各有何优缺点？

5. 内科医生欲研究新药疗法对糖尿病的疗效，将复制出的16只糖尿病模型大鼠随机分为常规药物治疗组和新药组。试用随机排列表法进行随机分组，要求每组各8只。

6. 为研究膳食中添加赖氨酸对正常儿童生长发育有无影响，拟在面包中添加L-赖氨酸盐，在幼儿园的学生中进行干预实验。试问：

(1) 可采用何种设计方案？

(2) 可采用何种对照方式？

(3) 可选择哪些指标来反映实验效应？

(4) 该项研究中有无非处理因素需要控制？

第三章 数值变量资料的统计描述

统计描述是用统计指标、统计图表描述资料的分布规律及其数量特征。这些方法可以有效地组织、整理和表达统计资料的信息。本章介绍数值变量(定量资料)的统计描述方法。

第一节 数值变量资料的整理与描述

频数是指某变量值出现的次数或人数。频数分布(frequency distribution)就是变量在其取值内各组段的分布情况,它可以用频数分布表、频数分布图等来表示。数值变量资料分析的第一步就是编制频数表。

一、频数分布

对搜集来的原始资料,首先要复核资料的完整性和准确性,若资料准确无误,必须对其进行整理、归类和加工,使其条理化、系统化,了解其数量特征、分布规律,以便进一步分析。

(一) 频数表的编制

对数值变量资料进行描述时,如果观察值例数较多,为了便于观察该资料的分布类型、分布规律以及其他进一步计算,可编制频数分布表,简称频数表(frequency table)。

【例 3-1】 某医科大学测得当地 110 名 7 岁男孩身高(cm)如下,试对该原始资料进行整理加工,以观察其分布类型和分布规律。

120.7	110.3	111.6	114.5	120.3	118.8	121.5	112.5	112.7	116.9	122.5
124.5	126.7	119.4	116.4	119.2	121.9	120.8	123.3	115.3	114.7	121.4
117.1	119.3	123.1	119.7	120.7	108.8	113.5	125.1	119.1	122.9	125.6
128.0	118.8	121.1	127.3	116.2	119.5	124.9	118.3	121.8	127.1	117.3
113.4	130.3	116.8	116.4	118.2	121.7	114.5	113.1	126.9	118.7	122.7

131.4	120.8	113.5	114.9	118.9	118.1	121.6	116.9	121.6	121.3	117.2
116.3	129.4	112.9	117.1	122.8	115.1	118.3	121.9	124.4	115.7	122.8
129.5	123.4	121.3	123.4	124.9	132.3	125.5	111.5	120.6	119.2	124.1
117.7	116.1	125.8	125.6	119.4	121.7	123.1	117.4	119.5	123.6	113.8
122.9	116.9	120.8	115.2	113.9	118.1	121.3	123.4	115.4	120.9	119.4

首先，应复核资料有无遗漏或错误，在确保无误的前提下编制频数表，其编制方法如下：

(1) 求全距(range，R)：找出观察值中的最大值(132.3)与最小值(108.8)，其差值即为全距(或极差)。本例中，$R=132.3-108.8=23.5$。

(2) 确定组段和组距：根据样本含量的大小确定"组段"数，一般设8～15个组段，观察值例数较少时组段数可相应减少，观察值例数较多时组段数可相应增加。各组段的起点和终点分别称为下限和上限，某组段包含下限，但不包含上限，其组中值=(该组段的下限+下一组段的下限)/2。相邻两组段的下限之差称为组距。常用全距的1/10取整作组距，以便于汇总和计算。本例中，组距=23.5/10=2.35≈2。第一组段应包括全部观察值中的最小值，最末组段应包括全部观察值中的最大值，并且同时写出其下限与上限。

(3) 列表划记：确定组段界限，列成表3-1的形式，用划记法将原始数据汇总，得出各组段的观察例数，即频数。表3-1中的第(1)、(3)栏即构成了频数表。

表3-1　某地110名7岁男童身高(cm)的频数表

身高组段 (1)	划记 (2)	频数 (3)	组中值 (4)
108～	一	1	109
110～	下	3	111
112～	正正	9	113
114～	正下	9	115
116～	正正正	15	117
118～	正正正下	18	119
120～	正正正正一	21	121
122～	正正正	14	123
124～	正正	10	125
126～	正	4	127
128～	下	3	129
130～	丅	2	131
132～134	一	1	133
合计		110	

(二) 频数表的用途

(1) 观察频数分布的类型,为进一步统计方法的选择提供依据。

为了更清楚地观察资料的分布类型,可将频数表绘制成频数分布图(如图 3-1 所示)。

从频数分布图可初步观察是否有对称分布和不对称分布之分。对称分布(symmetric distribution)是指多数频数集中在中央位置,两端的频数分布大致对称。不对称分布亦称为偏态分布(skewed distribution)是指频数分布不对称,集中位置偏向一侧。若集中位置偏向数值小的一侧,称为正偏态分布(positively skewed distribution);若集中位置偏向数值大的一侧,称为负偏态分布(negatively skewed distribution),如冠心病、大多数恶性肿瘤等慢性病患者的年龄分布为负偏态分布。临床上正偏态分布资料较多见。不同分布类型的资料应选择不同的统计分析方法。

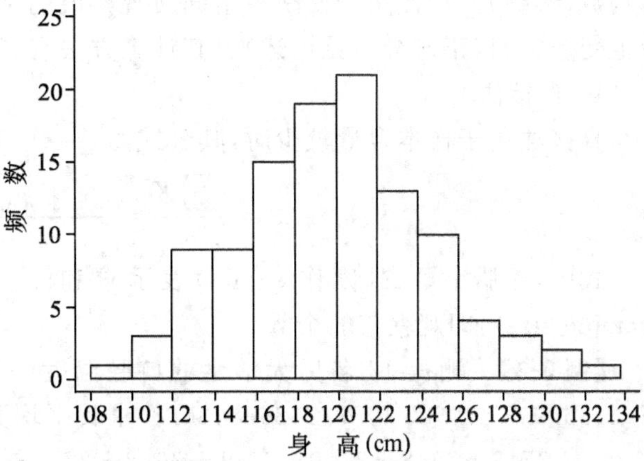

图 3-1　某地 110 名 7 岁男童身高的频数分布图

(2) 揭示频数分布的特征,提示数值变量资料描述的重点。

由频数表或频数分布图可看出频数分布的两个重要特征:集中趋势(central tendency)和离散趋势(dispersion tendency)。人有高有矮,但多数人身高集中在中间部分组段,以中等身高居多,此为集中趋势;由中等身高到较矮或较高的频数分布逐渐减少,反映了离散趋势,离散趋势是由变异造成的。因此,对于数值变量资料,必须从集中趋势和离散趋势两个方面分析其规律性。

(3) 便于发现某些特大或特小的可疑值。

(4) 作为有关刊物陈述资料的一种形式。

(5) 在没有先进计算工具时,便于进一步计算有关统计指标。

二、集中趋势描述

通过频数表的绘制,可以看出数值变量资料的集中趋势。所谓集中趋势的描述就是要寻找集中位置(central location),反映一组观察值的集中位置的指标就是平均数(average)。它使人对原始资料有个简明概括的印象,反映该组资料的平均水平,并能进行资料间的比较。常用的平均数有算术均数、几何均数、中位数等。

(一)算术均数

算术均数(arithmetic mean)简称均数(mean),常用 $\bar{x}$ 表示样本均数(统计量),μ 表示总体均数(参数)。均数用于反映一组同质观察值的平均水平,适用于正态或近似正态分布的数值变量资料(正态分布见后述)。其计算方法有:

1. 直接法

直接法用于样本含量较少时,其公式为:

$$\bar{x}=\frac{\sum X}{n}=\frac{x_1+x_2+\cdots+x_n}{n} \tag{3-1}$$

式中,希腊字母 Σ(读作 sigma)表示求和;$x_1,x_2,\cdots,x_n$ 为各观察值;n 为样本含量(sample size),即观察值的个数。

【例 3-2】 测得 12 名男大学生的口腔温度(℃)分别为 37.7,36.8,37.0,37.1,36.8,37.3,36.9,37.0,37.1,37.2,36.8,36.8,求其平均温度。

$$\bar{x}=\frac{37.7+36.8+37.0+37.1+36.8+37.3+36.9+37.0+37.1+37.2+36.8+36.8}{12}$$

$$=37.04$$

该 12 名男大学生的口腔平均温度为 37.04℃。

2. 加权法(weighting method)

加权法用于频数表资料或样本中相同观察值较多时,其公式为:

$$\bar{x}=\frac{\sum fX}{\sum f}=\frac{f_1x_1+f_2x_2+\cdots+f_kx_k}{f_1+f_2+\cdots+f_k} \tag{3-2}$$

式中,$x_1,x_2,\cdots,x_k$ 与 $f_1,f_2,\cdots,f_k$ 分别为频数表资料中各组段的组中值和相应组段的频数(或相同观察值与其对应的频数)。

【例 3-3】 用加权法计算例 3-1 的均数。

首先列出加权法计算表,并计算各列相应数据,见表 3-2。

表 3-2 某地 110 名 7 岁男孩身高(cm)均数和标准差加权法计算表

身高组段 (1)	频数 f (2)	组中值 X (3)	fX (4)	fX^2 (5)
108～	1	109	109	11 881
110～	3	111	333	36 963
112～	9	113	1 017	114 921

续表

身高组段 (1)	频数 f (2)	组中值 X (3)	fX (4)	fX^2 (5)
114～	9	115	1 035	119 025
116～	15	117	1 755	205 335
118～	18	119	2 142	254 898
120～	21	121	2 541	307 461
122～	14	123	1 722	211 806
124～	10	125	1 250	156 250
126～	4	127	508	64 516
128～	3	129	387	49 923
130～	2	131	262	34 322
132～134	1	133	133	17 689
合计	110		13 194($\sum fX$)	1 584 990($\sum fX^2$)

$$\bar{x}=\frac{13\,194}{110}=119.95(\text{cm})$$

(二) 几何均数

几何均数(geometric mean)用 G 表示,适用于:① 对数正态分布,即数据经过对数变换后呈正态分布的资料;② 等比级数资料,即观察值之间呈倍数或近似倍数变化的资料,如医学实践中的抗体滴度、平均效价等。其计算方法有:

1. 直接法

$$G=\sqrt[n]{x_1x_2\cdots x_n}$$

或

$$G=\lg^{-1}\left(\frac{\sum\lg X}{n}\right)=\lg^{-1}\left(\frac{\lg x_1+\lg x_2+\cdots+\lg x_n}{n}\right) \tag{3-3}$$

【例 3-4】 有 7 份血清抗体效价分别为 1∶2,1∶4,1∶8,1∶16,1∶32,1∶64,1∶64,求其平均抗体效价(用其倒数作为观察值计算)。

$$G=\lg^{-1}\left(\frac{\lg2+\lg4+\lg8+\lg16+\lg32+\lg64+\lg64}{7}\right)$$

$$=\lg^{-1}(1.161\,1)\approx14$$

因此,平均抗体效价为 1∶14。

2. 加权法

$$G=\lg^{-1}\left(\frac{\sum f\lg X}{\sum f}\right)=\lg^{-1}\left(\frac{f_1\lg x_1+f_2\lg x_2+\cdots+f_k\lg x_k}{f_1+f_2+\cdots+f_k}\right) \tag{3-4}$$

【例 3-5】 60名麻疹易感儿童接种麻疹疫苗一个月后，血凝抗体滴度见表 3-3，求平均抗体滴度。

表 3-3 60 名麻疹易感儿童平均抗体滴度计算表

抗体滴度 (1)	人数 f (2)	抗体滴度倒数 X (3)	$\lg X$ (4)	$f\lg X$ (5)
1∶4	3	4	0.602 06	1.806 18
1∶8	4	8	0.903 09	3.612 36
1∶16	11	16	1.204 12	13.245 32
1∶32	12	32	1.505 15	18.061 80
1∶64	13	64	1.806 18	23.480 34
1∶128	10	128	2.107 21	21.072 10
1∶256	6	256	2.408 24	14.449 44
1∶512	1	512	2.709 27	2.709 27
合计	60	—	—	98.436 81($\sum f\lg X$)

$$G=\lg^{-1}\left(\frac{98.436\ 81}{60}\right)=43.7$$

因此，平均抗体滴度为 1∶43.7。

计算几何均数时对变量值的要求：① 不能同时有正值和负值；② 不能为 0(因 0 不能取对数)；③ 若全为负值时，先按正值运算，得出结果后再加负号。

(三) 中位数与百分位数

1. 中位数

中位数(median)用 M 表示，是一组由小到大按顺序排列的观察值中位次居中的数值。中位数可用于描述下述资料的平均水平：① 偏态分布资料(对数正态分布除外)；② 频数分布的一端或两端无确切数据的资料；③ 总体分布不清楚的资料。在全部观察值中，小于和大于中位数的观察值个数相等。

(1) 直接法

将观察值由小到大排列，按式 3-5 或式 3-6 计算。

n 为奇数，$M=X_{\frac{n+1}{2}}$　　(3-5)

n 为偶数，$M=\frac{1}{2}(X_{\frac{n}{2}}+X_{\frac{n}{2}+1})$　　(3-6)

式中下标$\frac{n+1}{2}$、$\frac{n}{2}$、$\frac{n}{2}+1$ 为有序数列的位次。$X_{\frac{n+1}{2}}$、$X_{\frac{n}{2}}$、$X_{\frac{n}{2}+1}$为相应位次的观察值。

【例 3-6】 有 9 名正常人的血压(舒张压)测定值(kPa)为：9.3,9.5,9.5,9.6,10,11,11,11.5,11.7,求中位数。

本例数据已经从小到大排序,位置居中的数据是 10,故中位数 $M=10$。

(2) 频数表法

当例数较多时,先将变量值编制成频数表,再按以下步骤计算：

① 按所分组段由小到大计算累计频数和累计频率,如表 3-4 第(3)、(4)栏；

② 确定中位数(累计频率为 50%)所在组段；

③ 按式 3-7 求中位数。

$$M = L + \frac{i}{f_M}\left(\frac{n}{2} - \sum f_L\right) \tag{3-7}$$

式中,L,i,f_M 分别为 M 所在组段的下限、组距和频数；$\sum f_L$ 为小于 L 的各组段的累计频数。

【例 3-7】 某医生观察了 110 例某传染病病人的潜伏期,其潜伏期分布如表 3-4,求平均潜伏期。

表 3-4 110 例某传染病的潜伏期

潜伏期(天) (1)	频数 f (2)	累计频数 $\sum f$ (3)	累计频率(%) (4)
2～	26	26	23.63
4～	48	74	67.27
6～	25	99	90.00
8～	6	105	95.45
10～	3	108	98.15
12～	2	110	100.00

由于该资料的分布呈现出明显的偏态分布,故可选用中位数来计算平均潜伏期。

$M=4+\frac{2}{48}(110\times 50\%-26)=5.21$(天)

2. 百分位数

百分位数(percentile)是一个位置指标,用 P_x 表示。一个百分位数 P_x 将一组观察值分为两部分,理论上有 $x\%$ 的观察值比它小,有 $(100-x)\%$ 的观察值比它大。中位数是一个特定的百分位数,即 $M=P_{50}$。百分位数的计算步骤与中位数类似,首先要确定 P_x 所在的组段。计算出 $n(x\%)$,累计频数中大于 $n(x\%)$ 的最小值所在的组段就是 P_x 所在组段。计算见式 3-8。

$$P_x = L + \frac{i}{f_x}\left(nx\% - \sum f_L\right) \tag{3-8}$$

式中，L，i，f_x 分别为 P_x 所在组段的下限、组距和频数；$\sum f_L$ 为小于 L 的各组段的累计频数。

【例 3-8】 求例 3-7 资料中的 P_{25}，P_{75}，P_{95}。

$P_{25}=4+\frac{2}{48}(110\times25\%-26)=4.06$(天)

$P_{75}=6+\frac{2}{25}(110\times75\%-74)=6.68$(天)

$P_{95}=8+\frac{2}{6}(110\times95\%-99)=9.83$(天)

百分位数应用于以下几方面：① 百分位数用于描述一组数据某一百分位置的水平，多个百分位数的结合应用时，可描述一组观察值的分布特征；② 百分位数可用于确定非正态分布资料的医学参考值范围(见本章第二节)。需要注意的是，应用百分位数时样本含量要足够大，否则不宜取靠近两端的百分位数。

三、离散趋势描述

【例 3-9】 三组同性别、同年龄儿童的体重(kg)如下：

甲组	26	28	30	32	34
乙组	24	27	30	33	36
丙组	26	29	30	31	34

以上三组数据的均数都为 30 kg，但这三组数据分布是参差不齐的，即离散趋势不同。造成资料离散程度不同的根本原因是变异，需选用离散趋势指标来反映。

可见，对于数值变量资料仅仅描述其集中趋势或者平均水平是不够全面的，还必须同时描述该资料的另一特征即离散趋势。只有把集中指标和离散指标结合起来，才能全面反映资料的分布特征。常用的描述离散趋势的指标有全距、四分位数间距、方差、标准差以及变异系数等。

(一) 全距

全距亦称极差，是一组同质观察值中最大值与最小值之差。它反映了个体差异的范围，全距越大，说明变异度越大。

用全距描述数值变量资料的变异度大小，虽然计算简单，但有以下不足之处：① 只考虑最大值与最小值之差异，未考虑其他数据的变异情况，所以不能全面反映一组资料的离散程度。如例 3-9，甲组、丙组资料的全距均为 8 kg，但数据的分布是不同的，因此全距不能全面反映两组资料的变异情况。② 样本含量越大，全距越不稳定。因此，全距通常与其他离散趋势指标联合使用。

（二）四分位数间距

为改善全距的稳定性，统计学家考虑用四分位数间距（quartile range，QR）来反映定量资料的离散程度。QR 为上四分位数 Q_U（即 P_{75}）与下四分位数 Q_L（即 P_{25}）之差。四分位数间距可看成是中间 50％观察值的极差，其数值越大，变异度越大；反之，变异度越小。QR 不受两端个别极大值或极小值的影响，较为稳定，但由于其未考虑全部观察值的影响，通常只限于描述偏态频数分布以及分布的一端或两端无确切数值资料的离散程度。

【例 3-10】 用表 3-4 的资料计算四分位数间距 QR。

$Q_L = P_{25} = 4.06$（天）　$Q_U = P_{75} = 6.68$（天）

$QR = Q_U - Q_L = 6.68 - 4.06 = 2.62$（天）

（三）方差

为了全面考查观察值的变异情况，克服全距和四分位数间距的缺点，可计算总体中每个观察值 x_i 与总体均数 μ 的差值（$x_i - \mu$），称之为离均差。由于 $\sum(X-\mu)=0$，不能反映变异度的大小，而用离均差平方和（sum of square，SS）即 $\sum(X-\mu)^2$ 来反映，同时还应考虑观察值个数 N 的影响，这就是方差（variance），又称均方（mean square）。总体方差 σ^2 的计算公式为：

$$\sigma^2 = \frac{\sum(X-\mu)^2}{N} \tag{3-9}$$

在实际工作中，总体均数 μ 往往是未知的，所以只能用样本均数 $\overline{x}$ 作为总体均数 μ 的估计值，即用 $\sum(X-\overline{x})^2$ 估计 $\sum(X-\mu)^2$，用样本例数 n 代替 N，此时按式 3-9 计算的结果总是比实际 σ^2 小。英国统计学家 W. S. Gosset 提出用 $n-1$ 代替 n 来校正，这就是样本方差，其公式为：

$$S^2 = \frac{\sum(X-\overline{x})^2}{n-1} \tag{3-10}$$

式中的 $n-1$ 称为自由度（degree of freedom，df），是统计学常用的术语，用 ν 表示。

（四）标准差

由于方差的度量单位是原始资料度量单位的平方，有时不便于进一步处理，对其开根号取其正值，就得到标准差(standard deviation，SD)。同类资料比较时，标准差愈大，表示观察值的变异程度愈大。标准差适合用于表达对称分布资料离散趋势。总体标准差计算见式3-11，样本标准差计算见式3-12。

$$\sigma=\sqrt{\frac{\sum(X-\mu)^2}{N}} \tag{3-11}$$

$$S=\sqrt{\frac{\sum(X-\bar{x})^2}{n-1}} \tag{3-12}$$

式中，离均差平方和 $\sum(X-\bar{x})^2$ 常用 SS 或 l_{XX} 表示，可以证明：

$$SS=l_{XX}=\sum(X-\bar{x})^2=\sum X^2-\frac{\left(\sum X\right)^2}{n}$$

所以，样本标准差的计算公式可写成：

直接法：
$$S=\sqrt{\frac{\sum X^2-\frac{\left(\sum X\right)^2}{n}}{n-1}} \tag{3-13}$$

加权法：
$$S=\sqrt{\frac{\sum fX^2-\frac{\left(\sum fX\right)^2}{\sum f}}{\sum f-1}} \tag{3-14}$$

【例3-11】 求例3-8三组数据的标准差。

计算结果见表3-5。可见乙组数据离散程度最大，丙组离散程度最小。

表3-5　三组数据的离散程度

	$\sum X$	$\sum X^2$	S
甲组	150	4 540	3.16
乙组	150	4 590	4.74
丙组	150	4 534	2.92

(五) 变异系数

为比较度量单位不同或均数相差悬殊的两组或多组资料的变异度，统计学家考虑用相对变异指标来表示，这就是变异系数(coefficient of variation，CV)。变异系数是将标准差转化为均数的倍数，以百分数的形式表示，可见变异系数是没有量纲的。其计算公式为：

$$CV=\frac{S}{\bar{x}}\times 100\%$$

【例 3-12】 某地调查 150 名女大学生，其身高均数为 162.05 cm，标准差为 4.67 cm；体重均数为 50.10 kg，标准差为 4.98 kg。试比较女大学生的身高和体重的变异程度。

身高 $CV=\frac{4.67}{162.05}\times 100\%=2.88\%$

体重 $CV=\frac{4.98}{50.10}\times 100\%=9.94\%$

结果说明某地女大学生的体重变异程度比身高变异程度大。

第二节　正态分布

一、正态分布的概念

（一）正态分布的定义与图形

正态分布(normal distribution)是一种常见的、重要的连续型随机变量分布，它首先由德国数学家德·莫阿弗尔于 1733 年提出。之后德国数学家高斯在研究测量误差时也建立了正态分布，并对正态分布性质作了进一步的研究，因此正态分布又称高斯分布(Gaussian distribution)。

由表 3-1 的频数表资料所绘制的频数分布图(图 3-1)可以看出，高峰位于中部，左右两侧大致对称。可以设想，如果观察例数逐渐增多，组段不断分细，直方图顶端的连线就会逐渐形成一条高峰位于中央(均数所在处)，两侧逐渐降低且左右对称，不与横轴相交的光滑曲线图 3-2(c)。这条曲线称为频数曲线或频率曲线，近似于数学上的正态分布，所以称为正态曲线。由于频率的总和为 100%或 1，故该曲线下横轴上的面积为 100%或 1。

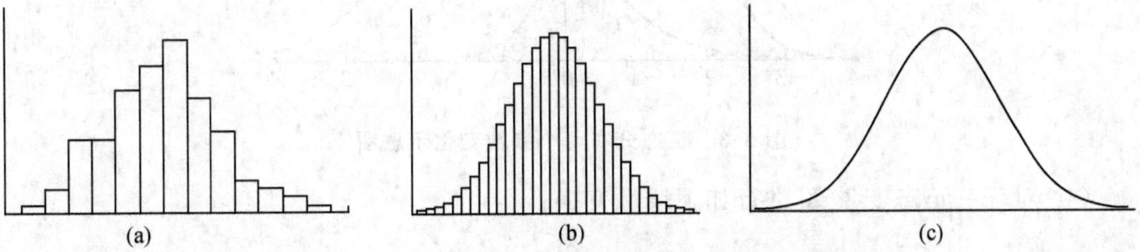

图 3-2　频数分布逐渐接近正态分布示意图

（二）正态分布的数学形式

正态分布曲线的函数表达式即正态分布的概率密度函数

$$f(X)=\frac{1}{\sigma\sqrt{2\pi}}e^{-\frac{(X-\mu)^2}{2\sigma^2}}，(-\infty<X<+\infty) \tag{3-15}$$

式中，μ 为随机变量 X 的均数，σ 为标准差，μ，σ 是正态分布的两个参数；π 为圆周率（近似值为 3.141 59），e 为自然对数的底（近似值为 2.718 28）。若已知 μ 和 σ，就可以以 X 为横轴，$f(X)$ 为纵轴绘制出正态分布曲线（normal curve）。对于 X 服从于均数为 μ、标准差为 σ 的正态分布，可记为：$X\sim N(\mu,\sigma)$。

二、正态分布的特点

（1）正态曲线为单峰，峰的位置在均数 μ 处。

（2）正态分布以均数 μ 为中心，左右对称。

（3）正态分布的两个参数 μ 和 σ，分别决定其位置和形状（如图 3-3 所示）。μ 是位置参数，当 σ 固定不变时，μ 越大，曲线沿横轴越向右移动；反之，μ 越小，曲线沿横轴越向左移动。σ 是形状参数，当 μ 固定不变时，σ 越大，曲线越平阔；σ 越小，曲线越尖峭。通常用 $N(\mu,\sigma^2)$ 表示均数为 μ、方差为 σ^2 的正态分布，用 $N(0,1)$ 表示标准正态分布。

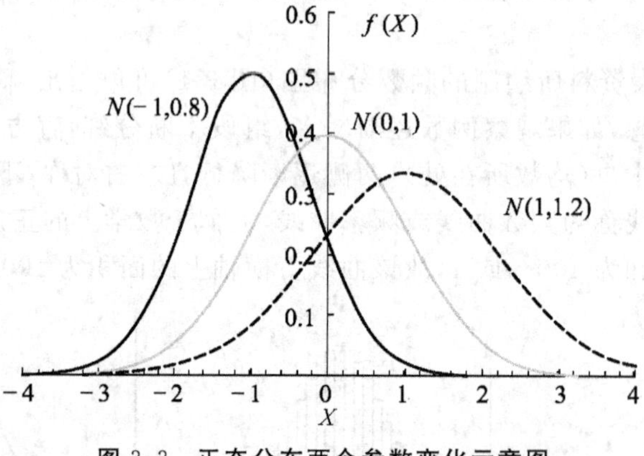

图 3-3　正态分布两个参数变化示意图

（4）对任一正态变量 X 进行如下线性变换：

$$u=\frac{X-\mu}{\sigma} \tag{3-16}$$

则 u 一定服从于均数为 0、标准差为 1 的正态分布，记为 $u\sim N(0,1)$，称为标准正态分

布(standard normal distribution),其密度函数

$$\phi(u)=\frac{1}{\sqrt{2\pi}}e^{-\frac{u^2}{2}},(-\infty<u<+\infty) \tag{3-17}$$

u 被称为标准正态变量或标准正态离差(standard normal deviate)。此性质在实际工作中极为重要,给应用工作者提供了极大的方便,因为任意正态分布变量经过 u 变换后都能变成标准正态分布。

(5) 正态曲线下面积的分布有一定规律。实际应用中,常需要了解正态曲线下、横轴上某一区间内的面积占总面积的百分数,以便估计该区间的例数占总例数的百分数(频数分布)或观察值落在该区间的概率。标准正态曲线下一定区间的面积可以通过标准正态曲线面积表(附表 1)求得。对于正态或近似正态分布的资料,若已知均数和标准差,通过 u 变换就可对其频数分布作出估计。

查附表 1 时应注意:表中曲线下面积为 $-\infty$ 到 $-u$ 的左侧累计面积。当已知 μ,σ 时,先按式 3-16 进行 u 变换,求得 u 值,再查附表 1;当 μ,σ 未知且样本含量 n 足够大时,可用样本均数 $\bar{x}$ 和标准差 S 分别代替 μ 和 σ,按 $u=(X-\bar{x})/S$ 求得 u 值,再查附表 1;曲线下对称于 0 的区间面积相等,如区间 $(-\infty,-1.96)$ 与区间 $(1.96,\infty)$ 的面积相等,曲线下横轴上的总面积为 100%或 1。

正态分布曲线下有两个区间的面积应用较多,应熟记:① 标准正态分布时区间(-1.96,1.96)或正态分布时区间 $(\mu-1.96\sigma,\mu+1.96\sigma)$ 的面积占总面积的 95%; ② 标准正态分布时区间(-2.58,2.58)或正态分布时区间 $(\mu-2.58\sigma,\mu+2.58\sigma)$ 的面积占总面积的 99%。如图 3-4 所示。

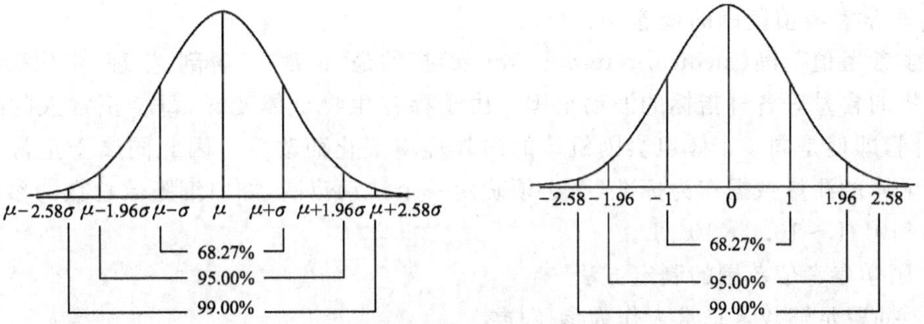

图 3-4　正态曲线与标准正态曲线的面积分布

【例 3-13】 某地 2006 年 110 名 8 岁男孩身高均数为 123.02 cm,标准差为 4.79 cm,试估计:(1) 该地 8 岁男孩身高在 130 cm 以下者占该地 8 岁男孩总数百分比;(2) 身高在 120～128 cm 者占该地 8 岁男孩总数百分比;(3) 该地 80%的男孩身高集中在哪个范围?

(1) 首先计算 130 所对应的 u 值。由 u 变换公式得

$$u=\frac{130-123.02}{4.79}=1.46$$

用 $u=1.46$ 查附表 1,得到身高 130 cm 以下者的百分比:

$\Phi(1.46)=1-\Phi(-1.46)=1-0.0721=0.9279$

即理论上该地 8 岁男孩身高在 130 cm 以下者占该地 8 岁男孩总数的 92.79%。

(2) 先计算 120 和 128 所对应的 u:

120 所对应的 $u=\frac{120-123.02}{4.79}=-0.63$

128 所对应的 $u=\frac{128-123.02}{4.79}=1.04$

查附表 1,得 $\Phi(-0.63)=0.2643$,$\Phi(-1.04)=0.1492$。

正态曲线下区间(−0.63,1.04)的面积等于 $1-0.2643-0.1492=0.5865$,即身高在 120 ～128 cm 者占该地 8 岁男孩总数的 58.65%。

(3) 查附表 1,得 80%对应的 u 值为 −1.28,则 80%的 8 岁男孩身高集中在 $\bar{x}\pm1.28S$ 区间内,即 116.9～129.2 cm 之间。

三、正态分布的应用

(一) 制定医学参考值范围

1. 医学参考值范围的概念

医学参考值范围(medical reference range)指的是"正常人"解剖、生理、生化指标及组织代谢产物的含量等各种指标的波动范围。由于存在生物个体变异,每个正常人的测量值会有所不同,即使是同一个体也会因机体的内外环境变化而改变。因此同属于正常人也不能以某一个体的测量数据作为标准,而必须确定一个波动范围,如白细胞数总数的参考值范围为 $4.0\times10^9/L\sim10.0\times10^9/L$。

2. 医学参考值范围的制定方法

(1) 抽取足够数量正常人作为参照样本

所谓"正常人"是个相对概念,是指对所研究的指标不具有影响因素的人,并不是指没有任何疾病或一切都正常的人。如研究白细胞参考值范围时的"正常人"是指近期未患感染性疾病,未服用影响白细胞的药物,未从事或接触影响白细胞的作业者。一般样本含量应在 100 例以上,但也不宜过多。

(2) 确定具有实际意义的统一测量标准

对样本个体指标的测量应采用统一的标准，应与临床上使用的方法一致，这样可避免由于方法不同所产生的偏差。

(3) 根据指标的性质确定是否要分组

有些医学指标在不同的人群有所不同，如性别不同或年龄不同，这种情况应分组分别制定医学参考值范围。

(4) 根据指标的实际用途确定单、双侧范围

若某种指标过高或过低均属异常，需要确定医学参考值范围的上限和下限，如白细胞计数；若某指标过高为异常，需确定单侧上限，如尿铅；若某指标过低为异常，需确定单侧下限，如肺活量等。

(5) 选择适当的百分范围

可根据需要选择适当的百分范围，常用 80%，90%，95% 和 99%，其中最常用的是 95%。

(6) 根据资料的分布类型选择恰当的界值计算方法

界值计算常用方法有：

① 正态分布法

适用于正态或近似正态分布的资料，其中：

双侧界值：$\bar{x} \pm u_{\alpha/2} S$；

单侧上界：$\bar{x} + u_{\alpha} S$；

单侧下界：$\bar{x} - u_{\alpha} S$。

常用 u 值可根据要求从表 3-6 查出。

表 3-6　常用 u 值表

α	参考值范围(%)	单侧	双侧
0.20	80	0.842	1.282
0.10	90	1.282	1.645
0.05	95	1.645	1.960
0.01	99	2.326	2.576

② 百分位数法

常用于偏态分布资料以及资料中一端或两端无确切数值的资料，其中：

双侧界值：$P_{2.5}$ 和 $P_{97.5}$；

单侧上界：P_{95}；

单侧下界：P_{5}。

【例 3-14】 试估计例 3-1 中 110 名 7 岁男孩身高(cm)的 95%医学参考值范围。

频数表显示，该资料的分布近似正态分布，其 $\bar{x}=119.95$，$S=4.72$，且身高指标过高、过低均为异常，所以按双侧估计 95% 医学参考值范围。

$\bar{x}\pm u_{\alpha/2}S=119.95\pm1.96\times4.72=(110.70,129.20)$

即 110 名 7 岁男孩身高的 95%医学参考值范围为：110.70～129.20 cm。

【例 3-15】 某年某地调查了 200 例正常成人血铅含量(μg/100 g)，整理的频数表见表 3-7，试估计该市正常成人血铅含量 95%医学参考值范围。

表 3-7　200 例正常成人血铅含量频数表

组段	频数 f	累计频数 $\sum f$	累计频率(%)
3～	36	36	18.0
8～	39	75	37.5
13～	47	122	61.0
18～	30	152	76.0
23～	18	170	85.0
28～	16	186	93.0
33～	3	189	94.5
38～	7	196	98.0
43～	1	197	98.5
48～	1	198	99.0
53～	1	199	99.5
58～62	1	200	100.0

从表 3-7 频数显示，该资料为偏态分布，应采用百分位数法；且血铅含量低是正常，过高为异常，所以估计单侧 95%医学参考值范围。

$P_{95}=38+\frac{5}{7}(200\times95\%-189)=38.7(\mu g/100\ g)$

(二) 用于质量控制

临床医学、预防医学、卫生管理或医学检验中的一些指标，当影响数量指标的随机因素很多且每个因素所起作用均不太大时，这个指标的波动属于随机误差；随机误差往往服从正态分布。相反，如果除随机误差以外，还存在某些影响较大的因素(如环境、设备或人为因素)导致的误差(称为系统误差)，这时指标的波动就不再服从正态分布。利用这一原理，人们可以进行测量过程的质量控制。

质量控制的一个重要工具是控制图。控制图的基本原理是：如果某一波动仅仅由于个体差异或随机测量误差所致，那么观察结果服从正态分布。基本控制图共有5条线，分别位于 $\bar{x}$（中心线）、$\bar{x}\pm 2S$（上、下警戒线）、$\bar{x}\pm 3S$（上、下控制线）处，依时间顺序记录观察数据，并在控制图上依次描点。关于控制图的应用及异常的判定，详见有关统计学专著。

（三）作为统计方法的理论基础

一方面，有许多统计方法是在正态分布的基础上建立的，如 t 检验、方差分析等；另一方面，在大样本的条件下，有许多分布都逐渐逼近正态分布，如二项分布、泊松分布等。

【本章小结】

个体变异是统计学存在的基础，每个观察指标均有其特定的变异规律。描述变异虽可用图表显示（频数表、频数分布图），但主要是用统计量来描述：包括平均水平（集中位置）和离散程度（变异度）。前者包括均数、几何均数、中位数等，后者包括标准差、四分位数间距、变异系数等。不同分布的指标，用不同的统计量描述。但是，只有用平均水平与变异度共同描述指标，才能得到全面的认识。

正态分布是统计学的重要内容。一方面，它是自然界一种最常见的分布，也是进一步解决实际问题的理论依据，因此它起着承上启下的桥梁作用；另一方面，正态分布是许多统计方法的理论基础，许多分布都可以用正态分布来近似描述。

【复习思考题】

1. 描述一组正偏态分布的资料的变异程度的大小，宜采用________。

A. 标准误　　B. 标准差　　C. 全距

D. 四分位数间距　　E. 离均差之和

2. 有一组数据如下：1,5,4,6,9,11,3,9,15。该资料的中位数为________。

A. 9　　B. 11　　C. 10

D. 6　　E. 7.5

3. 正态曲线下从 μ 到 $\mu+1.96\sigma$ 的面积为总面积的________。

A. 95%　　B. 45%　　C. 97.5%

D. 47.5%　　E. 49.5%

4. 某疾病的年龄分布情况如下所示，描述该组病人的平均年龄用________。

年龄：0～　5～　10～　15～　20～　≥25

人数：2　10　15　10　7　7

A. 算术均数　B. 几何均数　C. 中位数

D. 构成比　E. 以上的指标均可

5. 比较身高和体重两组数据变异度大小宜用________。

A. 变异系数　B. 方差　C. 全距

D. 标准差　E. 四分位数间距

6. $\bar{x}$ 和 S 两个统计量中，说法正确的是________。

A. $\bar{x}$ 会是负数，S 不会　B. S 会是负数，$\bar{x}$ 不会　C. 两者都不会是负数

D. 两者都会是负数　E. 两者都是大于 0 的数

7. 表示一组性质相同的变量值的集中趋势指标是________。

A. 全距　B. 平均数　C. 标准差

D. 变异系数　E. 中位数

8. 均数、几何均数、中位数的适用范围有何异同？

9. 全距、四分位数间距、方差、标准差分别适用什么资料？

10. 标准差的应用有哪些？

11. 医学参考值范围的含义是什么？确定的原则和方法是什么？

12. 正态分布的特征和正态曲线下面积的分布规律是什么？

13. 标准正态分布和正态分布是什么关系？

第四章　数值变量资料的统计推断

医学研究经常采用抽样研究，研究的目的是从样本提供的信息去研究总体和推断总体。然而样本只是总体的一部分，并不能完全代表总体，这就需要考虑两个问题：一是通过样本计算的统计量如何估计未知总体的参数（如估计未知的总体均数 μ 或总体率 π）；二是如何通过对随机样本的分析来判断和推测总体的特征。这两个问题就是本章要讨论的统计推断(statistical inference)。

第一节　均数的抽样误差

一、抽样误差的概念

抽样误差是指在随机抽样中，由样本计算的样本统计量与总体参数之间的差异。例如欲了解某地小学 6 年级学生智商（IQ）的平均值，随机调查该地 100 名 6 年级学生进行 IQ 测试，测得 100 名学生的 IQ 样本均数为 109.7，而再次调查该地 100 名 6 年级学生的 IQ 值，其样本均数却是 109.2，这样重复多次抽取 100 名学生组成的样本，每次都能够算出一个平均值，每次抽样得到的样本均数之间也可能有差异；而且无论哪一个样本均数都未必等于该地 6 年级学生的 IQ 值的总体均数。也就是说在同一总体中进行抽样得到的若干统计量之间存在误差，这种误差即为抽样误差。

由于样本只是总体的一部分个体，而每一个个体变异是客观存在的，因此抽样误差无法避免。但是数理统计可以证明抽样误差具有一定规律，可以通过一些指标来反映抽样误差的大小，也可以通过一些统计手段来控制抽样误差。

二、抽样误差的表达

在数值变量的整理与描述中，常用标准差来表示一组数据的离散程度，标准差越大，离散程度越高。在同一个总体中，抽取一系列样本含量相同的样本，得到一组样本统计量（如一组样本均数），这些统计量之间也可以用标准差来反映它们之间的离散程度。这个离散程度同时反映了样本统计量与总体参数之间的差异，即反映了抽样误差的大小，我们把样本统计量之间的标准差叫作标准误（standard error，SE）。

（一）均数标准误的含义

如果将来自同一个总体的一系列样本均数看作一组观察值，可以对这组样本均数作出频数分布以观察其分布特征，也可以进行集中趋势与离散趋势的描述，其离散趋势就是算出这组样本均数的标准差，即均数的标准误。

（二）均数标准误的计算

数理统计中可以证明：从总体均数为 μ、总体标准差为 σ 的正态总体中抽取样本含量为 n 的样本，其样本均数仍然服从正态分布，样本均数的均数是 μ，样本均数的标准差也就是均数标准误为 $\sigma_{\bar{x}}$，计算公式如下：

$$\sigma_{\bar{x}}=\frac{\sigma}{\sqrt{n}} \tag{4-1}$$

但是由于实际抽样时，总体标准差 σ 往往未知，而通常用样本标准差 S 估计，因此相应地也有样本均数标准误的估计公式：

$$S_{\bar{x}}=\frac{S}{\sqrt{n}} \tag{4-2}$$

【例 4-1】 某市 20 岁男子身高的总体均数 $\mu=173.90$ cm，总体标准差 $\sigma=5.28$ cm。若从该市 20 岁男子中抽取 $n=10$ 的 102 个样本，可以得到 102 个样本均数，这 102 个样本均数的频数分布如表 4-1，求均数的标准误。

表 4-1　102 个样本均数频数分布

组段(cm)	169～	170～	171～	172～	173～	174～	175～	176～	177～178
频数	3	4	10	21	23	21	13	4	3

$$\sigma_{\bar{x}}=\frac{\sigma}{\sqrt{n}}=\frac{5.28}{\sqrt{10}}=1.67$$

（三）均数标准误的性质

抽样误差产生的内在原因是总体中每一个个体存在变异，产生的条件是抽样，抽样研究必然存在抽样误差，也就是说抽样误差不可避免。但是从式 4-1 和式 4-2 可以看出，可以通过增大样本含量和保证总体具有较好的同质性来减小抽样误差。实际工作中，最简单有效的减小抽样误差的方法就是增大样本含量。

（四）均数标准误的用途

(1) 衡量均数的可靠性。均数标准误越小，抽样误差越小，样本均数估计总体均数越可靠；反之亦然。

(2) 估计总体均数的置信区间。

(3) 用于样本均数的假设检验。

第二节　t 分布

一、t 分布的概念

在正态分布理论中，对于正态变量 X 可以通过标准正态转换 $u=(X-\mu)/\sigma$ 使得 u 服从标准正态分布，即 $u\sim N(0,1)$。上节中，样本均数也服从正态分布，即 $\overline{X}\sim N((\mu,\sigma_{\bar{x}})$，因此，同样可以通过标准正态转换使之服从标准正态分布，即 $(\bar{x}-\mu)/\sigma_{\bar{x}}\sim N(0,1)$。实际工作中，总体标准差 σ 常常未知，需要用样本标准差 S 来估计，那么相应的 $(\bar{x}-\mu)/S_{\bar{x}}$ 是不是也服从正态分布呢？1908 年英国的统计学家 Gosset 发表论文提出 $(\bar{x}-\mu)/S_{\bar{x}}$ 不再服从正态分布，而是服从自由度 $\nu=n-1$ 的 t 分布。当时 Gosset 发表论文时用的笔名叫“student”，所以后人又把 t 分布叫作 student's t 分布。自由度为 ν 的 t 分布常常写成 $t\sim t(\nu)$，所以

$$t=(\bar{x}-\mu)/S_{\bar{x}}\sim t(\nu),\quad \nu=n-1 \tag{4-3}$$

二、t 分布图形特征

t 分布的图形是随着自由度变化而变化的一簇曲线，自由度从小到大变化时，曲线的顶部不断上移，曲线尾部相应下垂。当自由度 $\nu\to\infty$ 时，t 分布与标准正态分布重合。其图形如图 4-1 所示。

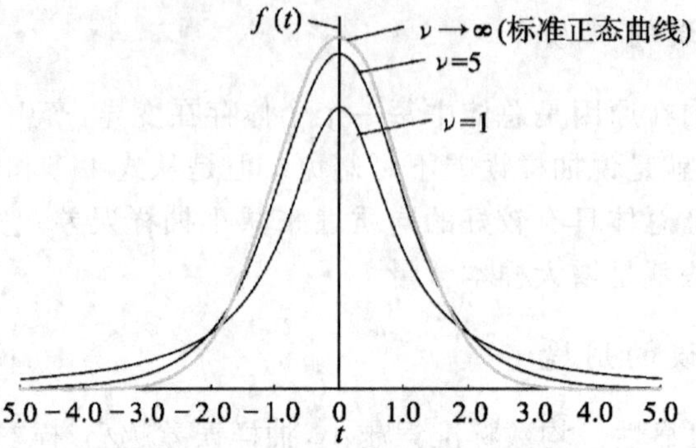

图 4-1 不同自由度下的 t 分布

从图中可以看出 t 分布有如下特征：① t 分布是以 0 为中心，左右对称的单峰分布；② t 分布曲线是一簇曲线，其形态变化与自由度的大小有关；③ 自由度越小，则 t 值越分散，曲线越低平；自由度逐渐增大时，t 分布逐渐逼近标准正态分布；当自由度趋于∞时，t 分布即为标准正态分布。

三、t 分布曲线下面积的分布规律及其界值

首先，t 分布曲线是概率密度函数曲线，所以曲线下与横轴的面积始终为 1；其次，在自由度一定时，右侧界值越大，右侧尾部面积越小。$t_{\alpha(\nu)}$ 表示自由度为 ν 的 t 分布且单侧尾部面积为 α 对应的界值，即 $P(t \geqslant t_{\alpha(\nu)})=\alpha$；另外由 t 分布的对称性可知 $P(|t| \geqslant t_{\alpha/2(\nu)})=\alpha$，因此常常把 $t_{\alpha/2(\nu)}$ 称为双侧尾部面积为 α 时对应的 t 界值，如图 4-2 所示。

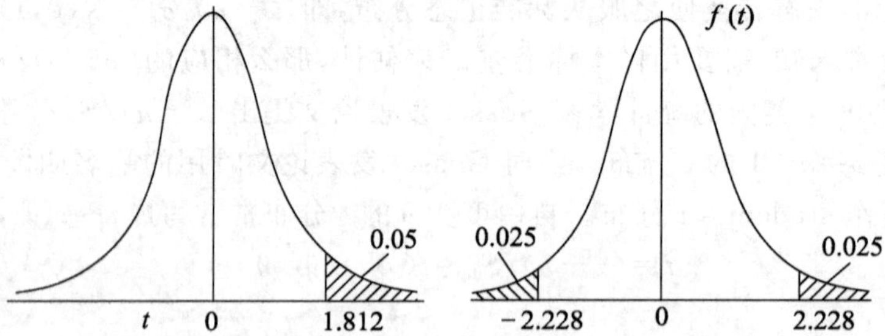

(a) 单侧0.05的尾部界值　　(b) 双侧0.05的尾部界值

图 4-2 自由度为 10 的 t 分布

在图 4-2 中，$t_{0.05(10)}=1.812$，$t_{0.025(10)}=2.228$，自由度为 10 的 t 分布的单侧 0.05 的尾部界值是 1.812，自由度为 10 的 t 分布的双侧 0.05 的尾部界值是 2.228，这两个界值的含义是：

$P(t \geqslant 1.812) = 0.05$

$P(|t| \geqslant 2.228) = P(t \leqslant -2.228) + P(t \geqslant 2.228) = 0.05$

第三节　统计推断基础

前面已提及，由样本的信息来推测总体的特征称为统计推断。统计推断包含两部分内容，即参数估计和假设检验。

一、参数估计

参数是反映总体特征的指标，但是往往未知，需要对其进行估计。参数估计就是利用样本的信息(统计量)去推断相应的总体(参数)。常用的参数估计方法有两种：点估计和区间估计。

(一) 点估计(point estimation)

它是直接用样本统计量的值估计相应的总体参数，如常用 $\bar{x}$ 估计 μ、用 S 估计 σ 等。这种估计方法简单直观，缺点是没有考虑抽样误差。

(二) 区间估计(interval estimation)

区间估计是以一定的概率 $(1-\alpha)$ 估计总体参数所在的范围，此概率 $(1-\alpha)$ 称为信度(confidence level)。这一范围包含未知的总体参数的概率为 $(1-\alpha)$，习惯把这一范围称为参数的 $(1-\alpha)$ 的可信区间或置信区间(confidence interval)。实际使用时，α 常常取 0.05。

(三) 总体均数的区间估计

(1) 在正态分布 $N(\mu,\sigma)$ 中，若总体标准差 σ 已知，总体均数 μ 的 $(1-\alpha)$ 的区间估计可用式 4-4 计算：

$$\left(\bar{x} \pm u_{\alpha/2} \cdot \frac{\sigma}{\sqrt{n}}\right) \tag{4-4}$$

(2) 在正态分布 $N(\mu,\sigma)$ 中，若总体标准差 σ 未知，而且样本含量 n 较大时，总体均数 μ 的 $(1-\alpha)$ 的区间估计可用式 4-5 计算：

$$\left(\bar{x} \pm u_{\alpha/2} \cdot \frac{S}{\sqrt{n}}\right) \tag{4-5}$$

【例 4-2】 某市 100 名 10 岁女孩身高资料的样本均数 $\bar{x}=141.64$ cm，标准差 $S=6.37$ cm，试估计该市 10 岁女孩身高总体均数的 95%的可信区间。

本例 $n=100$，属于样本含量较大，总体标准差 σ 未知，可以选用式 4-5 计算：

$$\left(\bar{x}\pm u_{\alpha/2}\cdot\frac{S}{\sqrt{n}}\right)=141.64\pm1.96\times\frac{6.37}{\sqrt{100}}=(140.39,142.89)$$

所以，该市 10 岁女孩身高总体均数的 95%可信区间为 140.39～142.89 cm。

(3) 在正态分布 $N(\mu,\sigma)$ 中，若总体标准差 σ 未知，而且样本含量 n 较小时，可以利用 t 分布理论计算总体均数 μ 的 $(1-\alpha)$ 的区间估计。根据 t 分布的界值，可得：

$$P\left\{-t_{\alpha/2(\nu)}<\left(t=\frac{\bar{x}-\mu}{S/\sqrt{n}}\right)<t_{\alpha/2(\nu)}\right\}=1-\alpha \tag{4-6}$$

其中 $\nu=n-1$。将上述等式适当转换就有：

$$P\left\{\left(\bar{x}-t_{\alpha/2(\nu)}\cdot\frac{S}{\sqrt{n}}\right)<\mu<\left(\bar{x}+t_{\alpha/2(\nu)}\cdot\frac{S}{\sqrt{n}}\right)\right\}=1-\alpha \tag{4-7}$$

其中 $\nu=n-1$。由式 4-7 可看出，总体均数 μ 的 $(1-\alpha)$ 的可信区间也可表示为：

$$\left(\bar{x}\pm t_{\alpha/2(\nu)}\cdot\frac{S}{\sqrt{n}}\right) \tag{4-8}$$

【例 4-3】 一批药品中的某有效成分含量服从正态分布，随机抽选 40 片测得各片的有效含量的均数 $\bar{x}=142.80$ mg，标准差 $S=6.30$ mg。试估计该药品中这种有效成分的总体均数的 95%可信区间。

本例总体标准差 σ 未知，而且样本含量 n 较小，查 t 界值表（附表 2）可得 $t_{0.05/2(39)}=2.023$。可以利用式 4-8 计算 95%的可信区间：

$$\left(\bar{x}\pm t_{0.05/2(39)}\cdot\frac{S}{\sqrt{n}}\right)=142.80\pm2.023\times\frac{6.30}{\sqrt{40}}=(140.78,144.82)$$

因此，该药品中这种有效成分总体均数的 95%可信区间为 140.78～144.82 mg。

二、假设检验基础

（一）假设检验的基本思想与步骤

在实际工作中，根据研究目的先对总体的特征作出假设，然后通过样本提供的信息对这个假设是否成立作出判断，这个过程就叫假设检验（hypothesis test），在统计学中亦称为显著性检验（significance test）。我们通过以下例子说明假设检验的基本思想与步骤。

【例 4-4】 已知正常成年男子的脉搏均数是 72 次/min，某医生发现某地区成年男子脉搏较快，于是随机调查了这个地区成年男子 20 人，测得样本均数 $\bar{x}=74.4$ 次/min，样本标准差 $S=6.0$ 次/min，据此能否认为该地区成年男子的脉搏较一般正常人快？

正常成年男子的脉搏均数（72 次/min）可看成正常成年男子的总体均数（μ_0），该地区成年男子的脉搏样本均数是 74.4 次/min，虽然大于 72 次/min，但是不能立刻判断该地区成年男子的脉搏较一般正常男子快，因为很可能这个地区成年男子脉搏的总体均数也是 72 次/min——由于抽样误差的存在，以致抽样的样本均数为 74.4 次/min；此外，也可能是这个地区特殊的环境因素导致该地区成年男子脉搏的总体均数确实较一般正常男子快，相应地，最后抽样获得的脉搏的样本均数也表现出这一特征。那么，这两个原因中哪一个才是主要的原因？假设检验可以回答这个问题。

1. 根据研究目的建立假设和确定检验水平

对于总体特征的假设一般有两种，一种叫无效假设（null hypothesis），记为 H_0；另外一种叫备择假设（alternative hypothesis），也叫对立假设，是和无效假设相对立的假设，记为 H_1。例 4-4 的无效假设可写成 $H_0: \mu=\mu_0=72$，备择假设写成 $H_1: \mu>72$。研究者可以根据专业知识排除另外一侧（$\mu<72$）的可能性，我们把这种假设检验叫作单侧检验。如果不清楚能否排除另外一侧可能性时，常作双侧检验。例 4-4 中，如果问题是“能否认为该地区成年男子的脉搏与一般正常人有区别”时，可以作双侧检验，备择假设写成 $H_1: \mu\neq72$，双侧检验是保守和稳妥的。

检验水平（level of a test）也叫检验水准或显著性水平，记为 α。实际工作中 α 是人为确定的，通常取 0.05，有时也会取 0.01 或 0.1 等。

2. 选择合适的检验方法和计算检验统计量

根据研究目的、资料类型（变量类型和分布）和研究设计类型等选用合适的检验方法。如例 4-4 属单样本设计，数值变量，研究目的是样本均数与总体均数的比较，若满足正态性，可以选择单样本 t 检验方法。

确定好检验方法就可以通过样本的信息求出检验统计量。但是，要计算该检验统计量，必须假定无效假设 H_0 成立，我们不妨假定 H_0 成立。

另外须注意的是，所有检验统计量在 H_0 成立的前提下都可以证明其分布类型。如 t 检验中的 t 统计量就可以在 H_0 成立的前提下服从一定自由度的 t 分布。这是我们判断结果的理论基础。

3. 确定 P 值，作出统计推断

P 值是指假定无效假设 H_0 成立，获得现有检验统计量以及比该统计量更极端情况下的概率值。实际工作中，利用统计软件大多能精确求出 P 值大小，或者通过查找统计常用界值表也可以大致确定 P 值范围。

当 $P\leqslant\alpha$ 时，按检验水平 α 拒绝 H_0 接受 H_1，称差异有统计学意义（significance）；当 $P>\alpha$

时，按检验水平 α 尚不能拒绝 H_0，从而接受 H_0，称差异无统计学意义(no significance, NS)。

4. 对结果进行解释

所有的统计结果都有其专业意义，一定要结合专业知识，利用专业背景对统计结果进行合理的解释。

(二) 假设检验的原理

假设检验推断的原理是小概率原理与反证法的思想相结合。若一件事情发生的概率很小(通常认为是 5%)，称之为小概率事件。小概率事件在一次试验或抽样中不太可能发生，从而判定一次试验或抽样后不会发生；若一次试验发生的话，我们认为这是由于原先的假设错误才导致的，从而判断无效假设不成立，这就是小概率原理。

在假设检验的过程中，我们首先假定 H_0 成立，如果小概率事件发生($P\leqslant\alpha$)，这在一次试验中认为是不合理的，目前唯一能解释的就是原先的假定错误，因此拒绝 H_0 而接受 H_1；如果小概率事件没有发生($P>\alpha$)，这说明现象合理，因此就没有理由拒绝 H_0 而接受 H_0。这就是反证法的思路。

例 4-4 可以选择 t 检验，首先假定 H_0:$\mu=72$ 成立，一次抽样后就可以根据下节要讲到的式 4-9 计算出 $t=1.789$。自由度 $\nu=19$，通过 t 界值表查得单侧 $t_{0.05(19)}=1.729$，即 $P(t\geqslant 1.729)=0.05$。也就是说如果 H_0 成立，$t\geqslant 1.729$ 是一个小概率事件，那么一次抽样获得的 t 值不应该大于等于 1.729，而样本中 $t=1.789$ 也应该在一次抽样中不会出现，既然出现了，这是不合理的现象，我们就有理由拒绝 H_0。

以 P 值来看，P 值$=P(t\geqslant 1.789)<\{P(t\geqslant 1.729)=\alpha\}$，$P$ 值<0.05，拒绝 H_0，从而认为该地男子脉搏快于正常男子。

第四节　t 检验

t 检验是根据 t 分布理论建立起来的一种假设检验方法，常用作数值变量资料中两个均数的比较。根据资料类型和研究设计的不同，t 检验方法有三种。

一、单样本设计 t 检验

这种 t 检验又叫单样本 t 检验，其目的是推断样本均数代表的未知总体均数 μ 是否与已知的总体均数 μ_0 相同，μ_0 一般为标准值或理论值，也可以是通过大量观察得到的稳定值。其检验统计量

$$t=\frac{\bar{x}-\mu_0}{S/\sqrt{n}},\quad \nu=n-1 \tag{4-9}$$

在无效假设 H_0 成立时，式 4-9 的检验统计量 t 服从于自由度 $\nu=n-1$ 的 t 分布。

【例 4-5】 已知健康成年男子血红细胞数的正常值为 $5.0\times10^{12}/L$。某医生在某山区随机抽取 36 名健康成年男子，测得血红细胞均数为 $5.18\times10^{12}/L$，标准差为 $0.48\times10^{12}/L$。能否认为该山区健康成年男子的血红细胞数与正常值不同？

分析思路如下：首先，山区 36 名健康成年男子测得血红细胞计数，是一个单样本设计；健康成年男子血红细胞数的正常值是通过大量观察的稳定值，可视为总体均数。显然研究目的是样本均数与总体均数比较问题。

(1) 根据研究目的建立假设和确定检验水平

H_0：某山区健康成年男子的血红细胞数与正常值相同，即 $\mu=5.0\times10^{12}/L$

H_1：某山区健康成年男子的血红细胞数与正常值不同，即 $\mu\neq5.0\times10^{12}/L$

$\alpha=0.05$（双侧检验）

(2) 选择合适的检验方法和计算检验统计量

由 $\mu_0=5.0\times10^{12}/L$，$\bar{x}=5.18\times10^{12}/L$，$S=0.48\times10^{12}/L$，$n=36$，求出：

$t=\frac{\bar{x}-\mu_0}{S/\sqrt{n}}=2.25$，$\nu=n-1=35$

(3) 确定 P 值，作出统计推断

查 t 界值表可知 $t_{0.05/2(35)}=2.030$，$t_{0.02/2(35)}=2.438$，故 $0.02<P<0.05$，按 $\alpha=0.05$，拒绝 H_0，接受 H_1，即可以认为该山区健康成年男子的血红细胞数与正常值不同。

二、配对设计 t 检验

配对设计是减少误差提高检验效率的常用研究设计类型（详见第二章第四节）。配对设计 t 检验目的是推断配对差值是否来自差值的总体均数（μ_d）为 0 的总体，其检验统计量

$$t=\frac{\bar{d}}{S_d/\sqrt{n}},\quad \nu=n-1 \tag{4-10}$$

其中，$\bar{d}$，S_d 分别表示配对样本差值的均数与标准差，n 是配对差值的例数。在无效假设 H_0 成立时，式 4-10 服从于自由度 $\nu=n-1$ 的 t 分布。

如前所述，配对设计的几种主要形式有自身配对、同源配对和异源配对。

【例 4-6】 某医生用一种中药治疗一组高血压患者，观察患者舒张压在治疗前后的变化（数据如表 4-2 所示）。试问该中药对高血压患者的舒张压变化是否有影响？

表 4-2　某中药治疗高血压患者前后舒张压变化情况

病人编号 (1)	舒张压(kPa) 治疗前 (2)	 治疗后 (3)	差值 d (4)=(2)−(3)
1	16.0	14.9	1.1
2	15.4	15.6	−0.2
3	16.4	13.5	2.9
4	16.4	17.5	−1.1
5	16.7	14.6	2.1
6	14.4	12.0	2.4
7	14.7	12.3	2.4
8	17.8	14.0	3.8
9	18.7	16.8	1.9
10	13.8	11.7	2.1
11	16.0	15.0	1.0
12	14.7	12.0	2.7

分析思路：这显然属于自身配对，如果该中药对高血压患者的舒张压没有影响，理论上治疗前后的差值 d 的总体均数 $\mu_d=0$。

假设检验和检验水平如下：

H_0：该中药对高血压患者的舒张压没有影响，即 $\mu_d=0$

H_1：该中药对高血压患者的舒张压有影响，即 $\mu_d\neq0$

$\alpha=0.05$(双侧检验)

本例 $n=12$，$\bar{d}=\sum d/n=1.76$，求出：

$$S_d=\sqrt{\frac{\left[\sum d^2-\frac{\left(\sum d\right)^2}{n}\right]}{n-1}}=\sqrt{\frac{57.55-\frac{21.1^2}{12}}{12-1}}=1.363$$

$$t=\frac{\bar{d}}{S_d/\sqrt{n}}=4.467,\quad \nu=n-1=11$$

查 t 界值表得 $t_{0.001/2(11)}=4.437$。现 $t>4.437$，$P<0.001$，按 $\alpha=0.05$ 的水准，有非常充足的理由拒绝 H_0，接受 H_1，即可以认为该中药治疗高血压患者前后舒张压有变化，治疗后舒张压下降了。

【例 4-7】　为研究赖氨酸对动物体重变化的影响，将 16 只同种系、同性别、体重相近的大白鼠配成 8 对，每对大白鼠随机分配到甲、乙两组，甲组给予普通饲料喂养，乙组给予添加一定剂量赖氨酸的饲料喂养，一个月后测得大白鼠体重，结果如表 4-3。

表 4-3 不同饲料组大白鼠体重增加的克数(g)

大白鼠配对号 (1)	普通饲料组 (2)	添加赖氨酸组 (3)	差值 d (4)=(3)-(2)
1	33	82	49
2	22	79	57
3	31	75	44
4	15	80	65
5	26	65	39
6	20	75	55
7	30	80	50
8	30	73	43

$H_0: \mu_d=0$

$H_1: \mu_d\neq 0$

$\alpha=0.05$(双侧检验)

本例 $n=8, \sum d=402, \bar{d}=50.25, S_d=8.50$,求出:

$$t=\frac{\bar{d}}{S_d/\sqrt{n}}=16.72, \quad \nu=n-1=7$$

查 t 界值表得 $t_{0.001/2(7)}=5.408$,现 $t>5.408, P<0.001$,按 $\alpha=0.05$ 的水准,拒绝 H_0,接受 H_1,即可以认为添加赖氨酸有助于增加大白鼠体重。

三、成组设计 t 检验

有些研究设计无法进行配对,或者不便于配对,只能作独立的两组均数比较,这两组的样本含量可以不同,比较的目的是推断两样本均数代表的两个总体均数 μ_1 和 μ_2 间是否相同,这种成组设计 t 检验也叫完全随机设计 t 检验,其检验统计量

$$t=\frac{\bar{x}_1-\bar{x}_2}{S_{\bar{x}_1-\bar{x}_2}}, \nu=n_1+n_2-2 \tag{4-11}$$

其中,n_1, n_2 是两组样本的例数,$\bar{x}_1, \bar{x}_2$ 是两样本均数,$S_{\bar{x}_1-\bar{x}_2}$ 是两均数之差的标准误:

$$S_{\bar{x}_1-\bar{x}_2}=\sqrt{S_c^2\left(\frac{1}{n_1}+\frac{1}{n_2}\right)} \tag{4-12}$$

而 S_c^2 是两样本的合并方差:

$$S_c^2=\frac{S_1^2(n_1-1)+S_2^2(n_2-1)}{n_1-1+n_2-1} \tag{4-13}$$

【例 4-8】 某医院用国产药和进口药治疗Ⅱ型糖尿病患者,将 18 名Ⅱ型糖尿病患者随机分成两组,分别使用国产药和进口药治疗后,测空腹血糖(mmol/L)下降值如下,问两药

的疗效有无差别？

国产药：1.3　1.7　1.2　0.7　1.3　1.7　1.2　1.4　0.8

进口药：0.9　1.9　1.0　0.8　1.0　1.2　2.3　1.3　1.9

分析思路：这是实验性研究，从实验的三要素入手，研究对象是Ⅱ型糖尿病患者，处理因素是药物治疗，效应指标是空腹血糖下降值。这里没有考虑干扰因素的影响，只有单纯地将研究对象用随机化的办法分为两组，显然属完全随机设计。比较两种药物的疗效，实质上是比较两组资料空腹血糖下降值的均数。

$H_0: \mu_1 = \mu_2$

$H_1: \mu_1 \neq \mu_2$

$\alpha = 0.05$（双侧检验）

本例 $n_1 = n_2 = 9$，$\bar{x}_1 = 1.26$，$S_1 = 0.34$，$\bar{x}_2 = 1.37$，$S_2 = 0.53$，求出：

$$t = \frac{\bar{x}_1 - \bar{x}_2}{S_{\bar{x}_1 - \bar{x}_2}} = -0.525,\ \nu = n_1 + n_2 - 2 = 16$$

查 t 界值表，$t_{0.5/2(16)} = 0.690$，$|t| < 0.690$，故 $P > 0.5$，按 $\alpha = 0.05$ 的水准，不能拒绝 H_0，即尚无证据表明两药疗效（降低空腹血糖）存在差别。

四、u 检验*

对于两总体均数的比较，如果样本含量较大或者总体标准差 σ 已知时，可以利用正态分布原理作 u 检验，检验统计量 u 在 H_0 成立的前提下服从标准正态分布。

（一）单样本 u 检验

适用于 n 较大或总体标准差 σ 已知时，其检验统计量

$$u = \frac{\bar{x} - \mu_0}{S/\sqrt{n}} \quad (n\text{ 较大时}) \tag{4-14}$$

$$u = \frac{\bar{x} - \mu_0}{\sigma/\sqrt{n}} \quad (\sigma\text{ 已知时}) \tag{4-15}$$

（二）两样本 u 检验

适用于两组样本含量都比较大时，其原理是 t 分布近似于标准正态分布。检验统计量

$$u = \frac{\bar{x}_1 - \bar{x}_2}{\sqrt{\dfrac{S_1^2}{n_1} + \dfrac{S_2^2}{n_2}}} \tag{4-16}$$

* u 检验属于学生了解内容。

第五节　方差分析

上一节介绍了数值变量资料两样本均数比较的 t 检验和 u 检验，但在实际工作中，常常会遇到两个以上样本均数比较的问题。

【例 4-9】 为研究铅作业和工人尿铅含量的关系，随机抽查了三种作业工人的尿铅结果，如表 4-4 所示。试问三种作业工人的尿铅含量是否不同？

表 4-4　三种铅作业工人尿铅含量(mg/L)测定结果

	铅作业组 ($i=1$)	调离铅作业组 ($i=2$)	非铅作业组 ($i=3$)	合　计
X_{ij}	0.02	0.13	0.10	
	0.19	0.23	0.02	
	0.24	0.15	0.05	
	0.18	0.14	0.02	
	0.28	0.20	0.01	
	0.14	0.11	0.08	
	0.40	0.13	0.04	
	0.15	0.01	0.14	
$\sum_{j=1}^{n_i} X_{ij}$	1.600 0	1.100 0	0.460 0	$\sum X = 3.160\,0$
$\sum_{j=1}^{n_i} X_{ij}^2$	0.407 0	0.181 0	0.041 0	$\sum X^2 = 0.629\,0$
n_i	8	8	8	$n=24$
$\bar{x}_i$	0.200 0	0.137 5	0.057 5	$\bar{x}=0.131\,7$
S_i^2	0.012 4	0.004 3	0.002 1	$S^2=0.009\,3$

该资料能否采用前面所学的两样本均数 t 检验进行两两比较(即分别用铅作业组和调离铅作业组、铅作业组和非铅作业组、调离铅作业组和非铅作业组作 3 次 t 检验)从而得出结论呢？

如果采用 t 检验进行两两比较，则本例中两两比较的次数为 $C_3^2=3$ 次，假设每次 t 检验的检验水准 $\alpha=0.05$，则每次比较不犯错误的概率为$(1-0.05)$，那么，3 次比较皆正确的概率为$(1-0.05)^3=0.857\,4$，此时犯错误的概率就是 0.142 6，远大于 0.05。因此，对于多个样本均数比较的问题，不能采用重复多次的 t 检验，否则不仅会造成第一类错误的概率增大(即把本来无差别的两个总体均数判断为有差别，见本章第八节介绍)，有时还会使得统计结果互相矛盾,难以解释。本节所介绍的方差分析(analysis of variance,ANOVA)就是一种用于多个样本均数比较的假设检验方法。

方差分析的思想是由英国统计学家 Fisher 于 1928 年创立,后人加以补充和完善。为了纪念 Fisher,方差分析的检验统计量被称为 F 值,方差分析又称为 F 检验。

一、方差分析的基本思想

方差分析的基本思想就是把全部观察值之间的变异(总变异)按设计和需要分解成两个或者多个部分,分解的每一部分代表不同的含义,并可由相应因素的作用来解释,通过对这些变异的分析和比较作出相应的统计推断。

(一) 变异的分割

前面已经述及,数值变量的变异度可由标准差或者方差等来衡量,此处既然是方差分析,不妨用方差来表示变异度,只不过将方差的分子离均差平方和 SS 及分母自由度 ν 分开,分别考虑。

表 4-4 中,用 X_{ij} 表示第 i 个处理组的第 j 个观察值,$i=1,2,\cdots,k$,k 为组数;$j=1,2,\cdots,n_i$,n_i 为第 i 组的样本含量。从中可以观察到三种变异:

1. 总变异(total variation,$SS_{总}$)

表中 24 名工人尿铅含量大小各不相同,与它们的总均数($\overline{x}$)不同,这种变异称为总变异,它既包含了 24 名工人的个体差异及测量误差,同时也包含了三种不同作业的影响即处理因素的的作用。总变异的大小可用这 24 个数据的离均差平方和来表示,即:

$$SS_{总} = \sum_{i=1}^{k}\sum_{j=1}^{n_i}(X_{ij} - \overline{x})^2 \tag{4-17}$$

总变异的大小与总例数 n 有关,确切地说,与总自由度 $\nu_{总}=n-1$ 有关。

2. 组内变异(variation within group,$SS_{组内}$)

各组内工人的尿铅含量大小不等,与本组的样本均数也不相同,这种变异称为组内变异。组内变异仅仅反映随机误差的大小(即个体差异和测量误差)。其大小可用各组内每个观察值 X_{ij} 与本组均数 $\overline{x}_i$ 的离均差平方和表示,即:

$$SS_{组内} = \sum_{i=1}^{k}\sum_{j=1}^{n_i}(X_{ij} - \overline{x}_i)^2 \tag{4-18}$$

组内变异的大小显然与各组样本含量 n_i 的大小有关,更确切地说,与组内自由度 $\nu_{组内}=n-k$有关。将组内变异除以其自由度,称为组内均方(mean square within group,$MS_{组内}$),即:

$$MS_{组内}=\frac{SS_{组内}}{\nu_{组内}}=\frac{\sum_{i=1}^{k}\sum_{j=1}^{n_i}(X_{ij}-\overline{x}_i)^2}{n-k} \tag{4-19}$$

3. 组间变异(variation between groups, $SS_{组间}$)

三组工人尿铅含量的均数各不相等，它们与总均数也不相同，这种变异称为组间变异。它反映了三种不同作业的影响(是否有影响正是需要验证的)，同时也包含了随机误差(个体差异和测量误差)的影响。其大小可用各组均数 $\overline{x}_i$ 与总均数 $\overline{x}$ 的离均差平方和表示，即：

$$SS_{组间}=\sum_{i=1}^{k}n_i(\overline{x}_i-\overline{x})^2 \tag{4-20}$$

很显然，组间变异的大小与组间自由度有关，$\nu_{组间}=k-1$。将组间变异除以其自由度，称为组间均方(mean square between groups, $MS_{组间}$)，即：

$$MS_{组间}=\frac{SS_{组间}}{\nu_{组间}}=\frac{\sum_{i=1}^{k}n_i(\overline{x}_i-\overline{x})^2}{k-1} \tag{4-21}$$

数理统计可以证明：

$$SS_{总}=SS_{组间}+SS_{组内} \tag{4-22}$$

$$\nu_{总}=n-1=(k-1)+(n-k)=\nu_{组间}+\nu_{组内} \tag{4-23}$$

由此可见，总变异分成了组内变异和组间变异两部分，相应的总自由度也分成了组内自由度和组间自由度两部分。

(二) F 分布与 F 检验

若各组样本所代表的总体均数相同或各组样本来自同一总体(H_0：$\mu_1=\mu_2=\mu_3$ 成立)，则组间变异和组内变异均只反映随机误差。在本例中，即指三种不同作业工人的尿铅含量相同，他们之间尿铅含量的差别仅仅是由于随机误差造成的。此时，计算组间均方与组内均方的比值可得

$$F=\frac{MS_{组间}}{MS_{组内}} \tag{4-24}$$

如果此时无抽样误差，则 F 值为 1，但由于抽样误差的存在，F 值不会恰好等于 1，F 值服从分子自由度为 ν_1、分母自由度为 ν_2 的 F 分布；相反，如果不同工种对工人尿铅含量有影响，即各组样本所代表的总体均数不全相同，此时，$MS_{组间}>MS_{组内}$，F 值大于 1。但 F 值要大到多少才有统计学意义呢？其依据就是 F 分布，如果 F 值大于 $F_{\alpha(\nu_1,\nu_2)}$，根据所取的检验水准 α 作出拒绝 H_0 的推断结论；反之，则不能拒绝 H_0。F 检验就是根据 F 值的大小来检验处理是否有作用，即检验各样本均数的差异是否具有统计学意义。

二、完全随机设计资料的方差分析

完全随机设计(completely random design)是一种应用很广的单因素设计类型，是将数据按照一个方向(即同一处理因素的不同水平或不同处理)进行分组整理，该设计的方差分析称为单向方差分析(one－way ANOVA)。其目的是比较不同处理水平或不同处理条件下，各组均数的差别是否具有统计学意义。

以例 4-9 为例，说明完全随机设计资料方差分析的步骤。

(1) 建立检验假设，确定检验水平

H_0：三种作业工人尿铅含量的总体均数相等，即 $\mu_1=\mu_2=\mu_3$

H_1：三种作业工人尿铅含量的总体均数不全相等

$\alpha=0.05$

(2) 计算检验统计量

计算过程见表 4-5。

表 4-5　完全随机设计方差分析的计算表

变异来源	离均差平方和(SS)	自由度(ν)	均方(MS)	F 值
组间	$SS_{组间}=\sum_{i=1}^{k}n_i(\overline{x}_i-\overline{x})^2$	$k-1$	$MS_{组间}=\frac{SS_{组间}}{\nu_{组间}}$	$\frac{MS_{组间}}{MS_{组内}}$
组内	$SS_{总}-SS_{组间}$	$n-k$	$MS_{组内}=\frac{SS_{组内}}{\nu_{组内}}$	
总变异	$\sum X^2-\frac{\left(\sum X\right)^2}{n}$	$n-1$		

$$SS_{总}=\sum X^2-\frac{\left(\sum X\right)^2}{n}=0.2139$$

$\nu_{总}=n-1=24-1=23$

$$SS_{组间}=\sum_{i=1}^{k}n_i(\overline{x}_i-\overline{x})^2$$
$$=8\times(0.2000-0.1317)^2+8\times(0.1375-0.1317)^2+8\times(0.0575-0.1317)^2$$
$$=0.0820$$

$\nu_{组间}=k-1=3-1=2$

$SS_{组内}=SS_{总}-SS_{组间}=0.2139-0.0820=0.1319$

$\nu_{组内}=n-k=24-3=21$

$MS_{组间}=SS_{组间}/\nu_{组间}=0.0820/2=0.0410$

$MS_{组内}=SS_{组内}/\nu_{组内}=0.131\ 9/21=0.006\ 3$

$F=MS_{组间}/MS_{组内}=0.041\ 0/0.006\ 3=6.51$

将本例计算结果列入表 4-6。

表 4-6 例 4-9 的方差分析结果表

变异来源	SS	ν	MS	F 值	P 值
组间	0.082 0	2	0.041 0	6.51	<0.01
组内	0.131 9	21	0.006 3		
总	0.213 9	23			

(3) 确定 P 值,作出推断结论

由附表 3,查得 $F_{0.01(2,21)}=5.78$,有 $P<0.01$,按照 $\alpha=0.05$ 的水准拒绝 H_0,接受 H_1,可以认为三种作业工人尿铅含量的总体均数不全相等,即在这三个总体均数中,至少有两个不同。如果要了解哪些均数间有差别,哪些没有差别,则需进行均数间的两两比较(见本节第四部分)。

三、随机区组设计资料的方差分析

完全随机设计的方差分析在医学科研中应用非常广泛,但是这毕竟属于单因素的分析,即只能分析处理一个因素的作用。有些时候,我们会遇见形如例 4-10 的资料,此时,该如何处理?

【例 4-10】 为研究雌激素对子宫发育的作用,用四个种系的未成年雌性大白鼠各 3 只,每只按一定剂量注射雌激素,至一定时间后取出子宫称重,结果如表 4-7 所示。试比较雌激素的作用在三种剂量间、四个种系大白鼠间是否不同。

表 4-7 未成年雌性大白鼠的子宫重量(mg)

种系	雌激素剂量(μg/100g)			n_j	$\bar{x}_j$
	0.2	0.4	0.8		
甲	106	116	145	3	122.3
乙	42	68	115	3	75.0
丙	70	111	133	3	104.7
丁	42	68	115	3	75.0
n_i	4	4	4	12	n
$\bar{x}_i$	65.0	90.8	127.0	94.3	$\bar{x}$

(引自方积乾主编,《卫生统计学》,人民卫生出版社,2004)

本例中，需要同时分析雌激素剂量和大白鼠种系对子宫重量的影响，完全随机设计的方差分析显然无法处理这类资料。继续观察资料的特点可以看出，数据可按照行、列两个方向进行分析，此类方差分析称为双向方差分析（two-way ANOVA）。这样的设计类型属于随机区组设计（randomized block design），亦称配伍组设计，是配对设计的扩展。它先将受试对象按一定的条件分成 b 个区组，即非处理因素相同或相近的 k 个对象在同一区组；再将区组内的 k 个对象随机地分配给 k 个处理组。由于区组内的个体特征比较一致，增加了处理组间的均衡性，因此，和完全随机设计相比，随机区组设计误差更小、效率更高。

从表 4-7 可以看出，不同种系的大白鼠子宫重量也存在差异，这一差异称为区组间差异，主要是由于不同种系的差异造成的。因此，随机区组设计的方差分析中，按照设计和需要将总变异分成三个部分：

$$SS_{总}=SS_{处理}+SS_{区组}+SS_{误差}$$

自由度也相应分成三个部分：

$$\nu_{总}=\nu_{处理}+\nu_{区组}+\nu_{误差}$$

其分析步骤简述如下：

（1）建立假设（注意双向），确定检验水平

对于处理组：

H_0：不同剂量雌激素的效果相等，即三个总体均数相等

H_1：不同剂量雌激素的效果不全相等，即三个总体均数不全相等

对于区组：

H_0：不同种系大白鼠子宫重量相等，即四个总体均数相等

H_1：不同种系大白鼠子宫重量不全相等，即四个总体均数不全相等

$\alpha=0.05$

（2）计算检验统计量

计算公式见表 4-8，结果见表 4-9。

表 4-8　随机区组设计方差分析的计算表

变异来源	离均差平方和(SS)	自由度(ν)	均方(MS)	F 值
总变异	$\sum X^2-\frac{\left(\sum X\right)^2}{n}$	$n-1$		
处理	$\sum_{i=1}^{k} n_i(\bar{x}_i-\bar{x})^2$	$k-1$	$\frac{SS_{处理}}{\nu_{处理}}$	$F_{处理}=\frac{MS_{处理}}{MS_{误差}}$
区组	$\sum_{j=1}^{b} n_j(\bar{x}_j-\bar{x})^2$	$b-1$	$\frac{SS_{区组}}{\nu_{区组}}$	$F_{区组}=\frac{MS_{区组}}{MS_{误差}}$
误差	$SS_{总}-SS_{处理}-SS_{区组}$	$n-k-b+1$	$\frac{SS_{组内}}{\nu_{组内}}$	

表 4-9　例 4-10 的方差分析结果

变异来源	SS	ν	MS	F 值	P 值
处理	7 761.50	2	3 880.75	40.37	<0.01
区组	4 914.92	3	1 638.31	17.04	<0.01
误差	579.83	6	96.14		
总变异	13 256.25	11			

(3) 确定 P 值，作出推断结论

查附表 3，根据方差分析结果可知，按照 $\alpha=0.05$ 的水准，均拒绝 H_0，接受 H_1，可以认为雌激素的作用在不同剂量间、不同种系的大白鼠间的作用不全相同。

四、多个样本间两两比较

例 4-9 和例 4-10 经方差分析后结论均为拒绝 H_0，接受 H_1，认为多个总体均数不全相等。如需了解哪些总体均数间有差别，哪些总体均数间没有差别，则需要进一步作两两比较，又称多重比较（multiple comparison）。方差分析后的多重比较的方法很多，统称为 Post-hoc 检验，常见的有探索性分析的 SNK 法和多个处理组与一个对照组比较的 Dunnett 法。

（一）探索性分析（SNK 法）

SNK（Student-Newman-Keuls）法，由于计算的检验统计量为 q，故亦称为 q 检验，适用于多个均数的两两比较的探索性分析。q 的计算公式如下：

$$q=\frac{|\bar{x}_A-\bar{x}_B|}{\sqrt{\frac{MS_{误差}}{2}\left(\frac{1}{n_A}+\frac{1}{n_B}\right)}} \tag{4-25}$$

其中，$MS_{误差}$ 是方差分析中的误差均方，在完全随机设计的方差分析中就是 $MS_{组内}$，$\bar{x}_A$，$\bar{x}_B$ 是任意比较的两个样本均数，n_A，n_B 是两组的样本含量。以例 4-11 来说明 q 检验的步骤。

【例 4-11】 对例 4-9 资料进行探索性分析，研究人员要探索任意两总体均数是否有差别。

H_0：任两对比组的总体均数相等，即 $\mu_A=\mu_B$

H_1：任两对比组的总体均数不等，即 $\mu_A\neq\mu_B$

$\alpha=0.05$

将三个样本均数从大到小顺序排列，并编上组次。

组次	1	2	3
均数	0.200 0	0.137 5	0.057 5
组别	铅作业组	调离铅作业组	非铅作业组

列出两两比较计算表，见表 4-10。

表 4-10　三个样本均数两两比较的 q 检验

对比组	均数之差	组数	q 值	q 界值		P 值
A 与 B	$\bar{x}_A-\bar{x}_B$	a		0.05	0.01	
(1)	(2)	(3)	(4)	(5)	(6)	(7)
1 与 3	0.142 5	3	5.08	3.58	4.64	<0.01
1 与 2	0.062 5	2	2.26	2.95	4.02	>0.05
2 与 3	0.080 0	2	2.85	2.95	4.02	>0.05

上表中，第(1)栏为对比组；第(2)栏为两对比组均数之差；第(3)栏为两对比组所包含的组数 a；第(4)栏 q 值按照式 4-25 计算，本例求得 $MS_{误差}=0.006\,3$；第(5)、(6)两栏是由附表 5 查出的 q 界值；各次 q 检验得出的 P 值列入第(7)栏。从以上结果可知，铅作业组和非铅作业组工人尿铅含量不同；铅作业组和调离铅作业组、调离铅作业组和非铅作业组工人尿铅含量没有差别。

（二）多个处理组与一个对照组比较(Dunnett 法)

Dunnett 法计算的检验统计量为 q' 统计量，适用于 $(k-1)$ 个处理组与一个对照组的比较。q' 值的计算公式如下：

$$q'=\frac{|\bar{x}_i-\bar{x}_0|}{\sqrt{MS_{误差}\left(\frac{1}{n_i}+\frac{1}{n_0}\right)}} \tag{4-26}$$

其中，$MS_{误差}$ 是方差分析中的误差均方，在完全随机设计的方差分析中可以用 $MS_{组内}$ 代替，$\bar{x}_i$，n_i 分别是第 i 个处理组的样本均数和样本含量；$\bar{x}_0$，n_0 是对照组的样本均数和样本含量。

【例 4-12】 将例 4-9 资料中的非铅作业组作为对照组，研究人员欲比较铅作业工人、调离铅作业工人与非铅作业工人的尿铅含量有无差别(两个处理组分别与一个对照组比较)。

H_0：各处理组与对照组的总体均数相等，即 $\mu_i=\mu_0$

H_1：任一处理组与对照组的总体均数不等，即 $\mu_i\neq\mu_0$

$\alpha=0.05$

将三个样本均数从大到小顺序排列，并编上组次。

组次	1	2	3
均数	0.200 0	0.137 5	0.057 5
组别	铅作业组	调离铅作业组	非铅作业组(对照组)

列出两两比较计算表,见表 4-11。

表 4-11　两个实验组与对照组比较的 q' 检验

对比组	均数之差	组数	q'值	q'界值		P 值
A 与 B	$\bar{x}_A-\bar{x}_B$	a		0.05	0.01	
(1)	(2)	(3)	(4)	(5)	(6)	(7)
1 与 3	0.142 5	3	3.59	3.09	4.20	<0.01
2 与 3	0.080 0	2	2.02	2.94	4.01	>0.05

上表中,第(1)栏为对比组;第(2)栏为两对比组均数之差;第(3)栏为两对比组所包含的组数 a;第(4)栏 q' 值按照式 4-26 计算,本例求得 $MS_{误差}=0.006\ 3$;第(5)、(6)两栏是由附表 6 查出的 q' 界值;各次 q' 检验得出的 P 值列入第(7)栏。从以上结果可知,铅作业组和非铅作业组工人尿铅含量不同;调离铅作业组和非铅作业组工人尿铅含量没有差别。

第六节　*t* 检验与方差分析的应用条件检验

一、*t* 检验与方差分析的应用条件

t 检验是建立在检验统计量 t 服从 t 分布的理论基础上的,因此必须满足:① 变量近似正态分布(正态性);② 成组设计 t 检验时,还要求两样本对应的总体方差相等(即方差齐性)。

方差分析的应用条件实际上与 t 检验是类似的:① 各样本是相互独立的随机样本,且来自正态分布的总体;② 各样本的总体方差相等(即方差齐性)。

实际资料是否满足条件,可对其进行正态性检验和方差齐性检验。由于两者存在关联,在实际工作中常常只检验方差齐性。

二、t 检验与方差分析的应用条件检验

（一）正态性检验

判断样本所代表的总体是否为正态性总体，首先可以根据常识或者专业知识进行判断，如身高、体重等指标可认为近似地服从于正态分布；而更加科学合理的方法是进行正态性检验。正态性检验通常借助一些统计软件来实现，具体的方法有两种：一是图示法（如直方图、$P-P$ 图、$q-q$ 图以及箱式图等），二是统计检验法（如偏度、峰度检验，W 检验等），限于篇幅，本书不作介绍，请读者参阅有关统计学专著。

（二）两组资料的方差齐性检验

一般情况下，可从样本方差的数值凭经验作出粗略判断，若较大方差与较小方差之比小于 3，可初步认为方差齐性；若两者之比较悬殊（如大于 3），可采用方差齐性检验来进行判断，构造的统计量为 F：

$$F=\frac{S_1^2(\text{较大})}{S_2^2(\text{较小})}\sim F(\nu_1,\nu_2),\quad \nu_1=n_1-1,\quad \nu_2=n_2-1 \tag{4-27}$$

式中，分子为较大的样本方差，分母为较小的样本方差。F 值为两个样本方差之比，服从自由度为(ν_1,ν_2)的 F 分布。以例 4-13 来说明方差齐性检验的步骤。

【例 4-13】 以例 4-8 为例，说明该资料是否可进行 t 检验。

H_0：两总体方差相等，即 $\sigma_1^2=\sigma_2^2$

H_1：两总体方差不等，即 $\sigma_1^2\neq\sigma_2^2$

$\alpha=0.05$

$$F=\frac{S_1^2}{S_2^2}=\frac{0.53^2}{0.34^2}=2.43$$

查 F 界值表（附表 4），得 $P>0.05$，按 $\alpha=0.05$ 的水准，接受 H_0，拒绝 H_1，故认为两总体方差相等，方差齐性条件满足，该 t 检验是正确的选择。

如果两样本均数比较时不满足方差齐性的条件，可以使用变量转换、非参数统计方法或者近似 t 检验（可查阅有关统计学专著）进行处理。

（三）多组资料的方差齐性检验

多组资料方差齐性检验最常用的是 Bartlett 法，该方法计算的检验统计量

$$\chi^2 = \frac{\sum_{i=1}^{k}(n_i-1)\ln\frac{S_c^2}{S_i^2}}{1+\frac{1}{3(k-1)}\left[\left(\sum_{i=1}^{k}\frac{1}{n_i-1}\right)-\frac{1}{n-k}\right]},\ \nu = k-1 \tag{4-28}$$

其中，$S_c^2=\sum_{i=1}^{k}S_i^2(n_i-1)/(n-k)$，$n_i$ 为各组样本含量，n 为总例数，k 为组数，S_i^2为各样本方差。

【例 4-14】 以例 4-9 来说明 Bartlett 方差齐性检验的步骤。

H_0：三个总体方差相等，即 $\sigma_1^2=\sigma_2^2=\sigma_3^2$

H_1：三个总体方差不全相等

$\alpha=0.05$

$\chi^2=5.267\ 6$，$\nu=2$

查 χ^2 界值表(附表 8)得 $P>0.05$，按照 $\alpha=0.05$ 的水准不拒绝 H_0，故可认为这三组资料的方差齐性。

三、不满足 *t* 检验或方差分析的应用条件的处理

实际工作中，有些资料常常不满足上述应用条件。统计处理的手段无非有三种：一是采用近似方法(如近似 t 检验，近似 F 检验等，本书不作介绍)；二是采用非参数统计的方法；三是采用变量变换，使变量满足或者近似满足上述条件。

变量变换的含义是指变换原始数据的分布形式。常用的变量变换方式有：

(一) 对数变换(logarithmic transformation)

就是将原始数据取对数或者自然对数。对数变换适用于：① 对数正态分布资料，如抗体滴度资料、疾病潜伏期等；② 标准差与均数成比例，或变异系数接近甚至等于某一常数的资料。其变换形式为：

$$Y=\lg X \quad 或 \quad Y=\lg(X+1)$$

(二) 平方根变换(square root transformation)

就是将原始数据开算术平方根。平方根变换适用于方差与均数成比例的资料，如泊松分布资料。其变换形式为：

$$Y=\sqrt{X} \quad 或 \quad Y=\sqrt{X+0.5}$$

（三）平方根反正弦变换(arcsine square root transformation)

就是将原始数据开平方根再取反正弦。平方根反正弦变换适用于以率为观察值的资料。其变换形式为：

$$Y = \arcsin \sqrt{X}$$

第七节　非参数统计方法

假设检验的方法可以分成两大类：参数统计(parametric statistics)和非参数统计(nonparametric statistics)。前面学习的 t 检验和方差分析属于参数统计法，其特点是假定样本来自特定分布的总体(如正态分布)，在这种假设的基础上对总体参数(如总体均数)进行推断。非参数统计方法不对总体的分布类型作任何假设，它不依赖于特定的总体分布类型，因此也无法对总体参数作出推断而仅仅比较总体的分布是否相同。

非参数统计方法的优点如下：

(1) 适用范围广。非参数统计方法不受总体分布类型的影响，因此可以适用于：分布为偏态或者分布形式未知的数值变量资料，尤其在 $n<30$ 时；有序分类变量资料；个别数据偏大，或者数据的一端或两端没有明确数值的资料。

(2) 搜集资料方便。不论研究的是何种类型的变量，包括那些难以准确测量，只能以严重程度、优劣等级等表示的资料，都可以利用非参数统计来灵活处理。

(3) 计算简便。在样本含量较少时，利用手工运算可以快速得到初步结果。

非参数统计方法的缺点如下：

(1) 对于符合参数统计方法的资料，如果采用非参数法处理，会使检验效能降低，第二类错误的概率增大(即把本来有差别判断为无差别)。

(2) 该方法发展历史较短，方法体系上还不完善，一些较为复杂的设计类型，无法采用相应的非参数法来处理。

(3) 非参数统计不能对总体参数进行估计，因此没有概括性的数字说明总体的数量特征。

非参数统计的方法很多，本节仅介绍其中检验效能比较高又比较系统、完善的秩和检验(rank sum test)。秩和检验是首先将数值变量资料从小到大、等级资料从强到弱或从弱到强转换成秩次后，再求秩和，计算检验统计量——秩统计量，并作出统计推断的方法。

一、配对设计资料的符号秩检验

配对符号秩检验(Wilcoxon's signal rank test)是配对设计资料的非参数检验，主要用于配对的差值严重偏离正态分布的情况。

【例 4-15】 对 12 份水样品分别用 A,B 两种方法测定水中溶解氧的含量(mg/L)，结果见表 4-12 的第(2)、(3)栏。试问两种方法测定结果有无差别？

表 4-12　12 份水样品用 A 法和 B 法测定水中溶解氧含量(mg/L)

样品编号 (1)	碘量法 (2)	极谱法 (3)	差值 d (4)=(2)-(3)	秩次 (5)
1	6.94	6.30	0.64	1
2	5.85	5.20	0.65	2
3	5.90	5.20	0.70	3
4	0.80	2.10	-1.30	-6.5
5	1.76	3.76	-2.00	-10
6	5.36	7.30	-1.94	-9
7	4.48	6.40	-1.92	-8
8	1.05	3.30	-2.25	-11
9	7.89	6.80	1.09	4
10	5.56	4.30	1.26	5
11	7.80	7.80	0.00	—
12	3.50	4.80	1.30	6.5

(1) 建立假设，确定检验水平

H_0：差值的总体中位数 $M_d=0$

H_1：差值的总体中位数 $M_d\neq0$

$\alpha=0.05$

(2) 编秩

首先求出各对数据的差值 d，按差值的绝对值由小到大编秩为：1，2，…，n，并标明原差值的正负号。编秩时，如果差值为 0，舍去不计；如果差值的绝对值相等，则取平均秩次。本例中，第 4 个样品和第 12 个样品差值的绝对值相同，均为 1.30，其秩次为 6 和 7，故取其平均秩次 6.5，再标明原差值的符号。

(3) 求检验统计量

分别求出正负秩次之和 T_+、T_-，如果秩和的计算无误，则 $T_+ + T_- = n(n+1)/2$(n 为差值不为 0 的对子数)。通常情况下,选择绝对值较小的秩和作为检验统计量。本例中,$T_{+}=21.5$,$T_{-}=44.5$,故取 $T=21.5$。

(4) 确定 P 值,作出推断结论

当 $n\leqslant 50$,查 T 界值表(见附表 9),若检验统计量 T 在上、下界值范围内,其 P 值大于相应的概率水平;若 T 值在上、下界值范围外,则 P 值小于相应的概率水平。本例中,$n=11$,$T=21.5$,查表得 $P>0.10$。按 $\alpha=0.05$ 的检验水准,不拒绝 H_0,尚不能认为两种方法检测水中溶解氧含量的结果有差别。

如果 $n>50$,可以利用秩和分布的正态近似性进行处理。当 $n>50$ 时,T 分布将逐渐逼近均数为 $n(n+1)/4$、标准差为 $\sqrt{n(n+1)(2n+1)/24}$ 的正态分布,因此可用正态近似法,求出 u 值:

$$u=\frac{T-\frac{n(n+1)}{4}}{\sqrt{\frac{n(n+1)(2n+1)}{24}}} \tag{4-29}$$

如果存在较多相同的秩次,需要对 u 值进行校正:

$$u_c=\frac{T-\frac{n(n+1)}{4}}{\sqrt{\frac{n(n+1)(2n+1)}{24}-\frac{\sum(t_j^3-t_j)}{48}}} \tag{4-30}$$

式中,t_j 为第 j 个($j=1,2,\cdots$)相同秩次的个数。

配对符号秩检验的基本思想:假设两种方法的效果相同,则差值的总体分布是对称的,正差值的秩和与负差值的秩和理论上应该相等,即使有差别,也只是由随机因素造成的,差别不会太大。也就是说,在 H_0 成立的条件下,不太可能会出现正的秩和与负的秩和相差悬殊的情况;如果正的秩和与负的秩和相差较大,我们就要怀疑 H_0,接受 H_1,认为两种方法的效果不相同。

二、完全随机设计两样本比较的秩和检验

两样本均数比较的秩和检验(Wilcoxon's rank sum test)适用于两组数值变量资料和两组等级资料的比较,目的是推断两样本代表的总体分布是否相同。

【例 4-16】 某实验室观察局部温热治疗小鼠移植性肿瘤的疗效,以生存日数作为观察指标,实验结果见表 4-13。试问局部温热疗法有无疗效?

表 4-13　两组小鼠发癌后生存时间(天)

实验组	秩次	对照组	秩次
10	9.5	2	1
12	12.5	3	2
15	15	4	3
15	16	5	4
16	17	6	5
17	18	7	6
18	19	8	7
20	20	9	8
23	21	10	9.5
90 以上	22	11	11
		12	12.5
		13	14
$n_1=10$	$T_1=170$	$n_2=12$	$T_2=83$

(1) 建立假设,确定检验水平

H_0:两组小鼠发癌后生存时间分布的位置相同

H_1:两组小鼠发癌后生存时间分布的位置不同

$\alpha=0.05$

(2) 编秩

将两组观察值统一由小到大编秩,如有相同观察值分属在不同的组别,则取平均秩次。本例中,有两个 10,应编秩为 9 和 10,故取其平均秩次 9.5。

(3) 求检验统计量

分别求出两组的秩和,实验组秩和为 170,对照组秩和为 83。如果两组样本含量相同,则任取一组作为统计量;如果两组样本含量不同,则以样本含量较小者对应的秩和作为统计量。本例中,$n_1=10$,$n_2=12$,取检验统计量 $T=170$。

(4) 确定 P 值,作出推断结论

当 $n_1 \leqslant 10$(n_1 为较小的样本含量),$n_2-n_1 \leqslant 5$ 时,可查两样本比较的 T 界值表(附表 10),若 T 值在上、下界值范围内,其 P 值大于相应的概率水平;若 T 值在上、下界值范围外,则 P 值小于相应的概率水平。若 T 值正好等于界值,通常认为其 P 值小于相应概率水平。本例中,$n_1=10$,$n_2-n_1=2$,$T=170$,查表得 $P<0.01$,按 $\alpha=0.05$ 的检验水准,拒绝 H_0,接受 H_1,认为两组小鼠发癌后生存时间的分布位置不同。

如果 n_1 或者 n_2-n_1 超出了两样本比较的 T 界值表,可用正态近似法求出 u 值:

$$u=\frac{\left|T-\frac{n_1(n+1)}{2}\right|-0.5}{\sqrt{\frac{n_1n_2(n+1)}{12}}} \tag{4-31}$$

如果遇到相同秩次比较多时，还需要对 u 值进行校正：

$$u_c=\frac{u}{\sqrt{c}} \tag{4-32}$$

其中，$c=1-\sum\frac{t_j^3-t_j}{n^3-n}$。式中 t_j 为第 j 个($j=1,2,\cdots$)相同秩次的个数。

【例 4-17】 为研究某中药治疗冠心病的疗效，将符合诊断标准的病例随机分成两组，一组给予该中药治疗，另一组给予不含任何活性成分的安慰剂。以心电图改善作为评价疗效的指标，两组患者疗效观察结果见表 4-14。试问该中药治疗冠心病是否有效？

表 4-14 两组冠心病患者疗效的观察结果

疗效	某中药	安慰剂	合计	秩次范围	平均秩次	秩和	
						中药	安慰剂
加重	1	5	6	1～6	3.5	3.5	17.5
无效	18	35	53	7～59	33	594	1 155
改善	26	9	35	60～94	77	2 002	693
显效	10	5	15	95～109	102	1 020	510
合计	55	54	109	—	—	3 619.5	2 375.5

(1) 建立假设，确定检验水平

H_0：两组患者疗效分布的位置相同，即该中药治疗冠心病无效

H_1：两组患者疗效分布的位置不同，即该中药治疗冠心病有效

$\alpha=0.05$

(2) 编秩

本例为等级资料，编秩时，相同等级编为相同秩次。先计算各等级合计人数，由此确定各等级的秩次范围，并求出平均秩次。本例中，加重者共 6 人，其秩次范围 1～6，平均秩次为 3.5，依次类推。在各等级平均秩次的基础上求秩和，中药组秩和 $T_1=3\ 619.5$，安慰剂组秩和 $T_2=2\ 375.5$。

(3) 求检验统计量

本例中 $n_1=55$，$n_2=54$，已经超出了附表 10 的范围，且相同秩次的个数较多，故宜采用校正的正态近似法。

$$u=\frac{\left|2\ 375.5-\frac{54\times(54+55+1)}{2}\right|-0.5}{\sqrt{\frac{55\times 54\times(54+55+1)}{12}}}=3.6$$

$$c=1-\frac{6^3-6+53^3-53+35^3-35+15^3-15}{109^3-109}=0.849\ 2$$

$$u_c=\frac{u}{\sqrt{c}}=\frac{3.6}{\sqrt{0.849\ 2}}=3.91$$

(4) 确定 P 值，作出推断结论

查标准正态分布表，得 $P<0.001$，按 $\alpha=0.05$ 的检验水准，拒绝 H_0，接受 H_1，两组患者疗效分布的位置不同，该中药治疗冠心病有效。

三、完全随机设计多个样本比较的秩和检验

多个样本比较的秩和检验(Kruskal-Walis H test)适用于多组数值变量资料和等级资料的比较，目的是推断多个样本代表的总体分布是否相同。

【例 4-18】 某研究者欲研究 A，B 两种菌对小鼠巨噬细胞吞噬功能的激活作用。将 59 只小鼠随机分成三组，其中一组为生理盐水对照组，用常规巨噬细胞吞噬功能的监测方法，获得三组的吞噬率(%)，见表 4-15。试比较三组吞噬率有无差别。

表 4-15　不同菌种对小鼠巨噬细胞的吞噬率(%)

A 菌组	秩次	B 菌组	秩次	对照组	秩次
45.0	14	51.0	17	46.0	15
56.0	22	51.0	18	31.0	5
56.0	22	54.0	19	56.0	22
57.0	24	54.0	20	48.0	16
60.3	26	59.0	25	43.0	11
63.0	31	61.0	27	24.0	3
64.0	32	61.0	28	18.0	1
64.0	33	61.0	29	36.0	6
64.0	34	62.0	30	44.0	12
66.0	35	68.0	40	36.0	7
66.0	36	68.0	41	36.0	8
66.0	37	70.0	44.5	24.0	4
66.0	38	70.0	44.5	18.0	2
67.0	39	71.0	48.5	36.0	9

续表

A菌组	秩次	B菌组	秩次	对照组	秩次
70.0	44.5	70.0	44.5	44.0	13
70.0	44.5	87.0	54	36.0	10
70.0	44.5	89.0	55		
71.0	48.5	91.0	56		
74.0	51	93.0	57.5		
74.0	52				
76.0	53				
73.0	50				
93.0	57.5				
95.0	59				
R_i	927.5		698.5		144
n_i	24		19		16

(1) 建立检验假设,确定检验水平

H_0:三个总体的分布相同

H_1:三个总体的分布不同或者不全相同

$\alpha=0.05$

(2) 编秩

将三组观察值统一由小到大编秩,如有相同观察值,则取平均秩次。

(3) 求检验统计量

分别求出三组的秩和,计算检验统计量

$$H=\frac{12}{n(n+1)}\sum\frac{R_i^2}{n_i}-3(n+1) \tag{4-33}$$

式中,R_i 为各组秩和,n_i 为各组对应的例数,n 为总的样本含量。

如果遇到相同观察值较多时,还需要对 H 值进行校正:

$$H_c=\frac{H}{c} \tag{4-34}$$

其中,$c=1-\sum\frac{t_j^3-t_j}{n^3-n}$。式中 t_j 为第 j 个($j=1,2,\cdots$)相同秩次的个数。

本例中,求得:

$$H=\frac{12}{59(59+1)}\left(\frac{927.5^2}{24}+\frac{698.5^2}{19}+\frac{144^2}{16}\right)-3(59+1)=32.95$$

(4) 确定 P 值,作出推断结论

① 若组数 $k=3$,每组例数 $n_i\leqslant 5$,可查附表 11,三个样本比较的 H 界值表得出

P 值范围。

② 若不满足上述条件，H 近似地服从自由度 $\nu=k-1$ 的 χ^2 分布，可由 χ^2 界值表得到 P 值。

本例查 χ^2 界值表(附表 8)得 $P<0.005$。按 $\alpha=0.05$ 的检验水准，拒绝 H_0，接受 H_1，可以认为不同菌种对小鼠巨噬细胞的吞噬率有影响。

【例 4-19】 为了研究肝炎所致食管、胃底静脉曲张破裂出血的有效止血方法，某医生将符合条件的患者随机分成了四组，分别采用生长抑素(A 组)、垂体后叶素(B)、生长抑素加洛赛克(C)、垂体后叶素加洛赛克(D)进行疗效对比，资料见表 4-16。试问四种方法的止血疗效是否相同?

表 4-16　四种方法的疗效

疗效	A 组	B 组	C 组	D 组	合计	秩次范围	平均秩次
显效	8	9	17	18	52	1～52	26.5
有效	5	6	4	3	18	53～70	61.5
无效	5	6	1	1	13	71～83	77.0
合计	18	21	22	22	83	—	—
R_i	904.5	1 069.5	773.5	738.5	—	—	—

(1) 建立假设，确定检验水平

H_0：四种方法治疗效果的总体分布相同

H_1：四种方法治疗效果的总体分布不同或不全相同

$\alpha=0.05$

(2) 编秩

本例为四组等级资料，与两组等级资料时类似，编秩时，相同等级编为相同秩次。先计算各等级合计人数，由此确定各等级的秩次范围，并求出平均秩次。本例中，显效共 52 人，其秩次范围 1～52，平均秩次为 26.5，依次类推。在各等级平均秩次的基础上求秩和。

(3) 求检验统计量

$$H=\frac{12}{83\times84}\left(\frac{904.5^2}{18}+\frac{1\ 069.5^2}{21}+\frac{773.5^2}{22}+\frac{738.5^2}{22}\right)-3\times84=9.45$$

由于相同秩次较多，故需要校正。

$$c=1-\frac{52^3-52+18^3-18+13^3-13}{83^3-83}=0.740\ 2$$

$$H_c=\frac{H}{c}=12.77$$

本例查 χ^2 界值表(附表 8)得 $P<0.01$。按 $\alpha=0.05$ 的检验水准，拒绝 H_0，接受 H_1，可

以认为四种方法治疗效果的总体分布不全相同。

四、多个样本两两比较的秩和检验

当多个样本比较的秩和检验拒绝 H_0，接受 H_1 时，可认为各总体分布不同或者不全相同。与方差分析后的 Post－hoc 检验类似，如需了解哪两个总体分布相同，哪两个总体分布不同，可进一步作组间的两两比较。方法步骤见例 4-20。

【例 4-20】 对例 4-18 的资料作三个样本间的两两比较。

(1) 建立假设，确定检验水平

H_0：任两组的总体分布相同

H_1：任两组的总体分布不同

$\alpha=0.05$

(2) 求检验统计量

$$u=\frac{\left|\bar{R}_A-\bar{R}_B\right|}{\sqrt{\frac{n(n+1)}{12}\left(\frac{1}{n_A}+\frac{1}{n_B}\right)}} \tag{4-35}$$

式中，R_A，R_B 分别为两两对比组中任何两个对比组 A 及 B 的秩和，n_A 和 n_B 为相应的样本含量，$\bar{R}_A$ 及 $\bar{R}_B$ 为相应的平均秩和。各组的平均秩和为：$\bar{R}_1=38.6458$，$\bar{R}_2=36.7632$，$\bar{R}_3=9$，本例两两比较的结果可列成表 4-17。

表 4-17　三个样本间两两比较的秩和检验

对比组 (1)	样本含量 n_A (2)	 n_B (3)	$\lvert\bar{R}_A-\bar{R}_B\rvert$ (4)	u 值 (5)	P 值 (6)
A 菌组与 B 菌组	24	19	1.882 6	0.356 9	>0.05
A 菌组与对照组	24	16	29.645 8	5.348 0	<0.001
B 菌组与对照组	19	16	27.763 2	4.763 9	<0.001

(3) 确定 P 值，作出统计推断

由于 u 统计量服从标准正态分布，查表时需要对检验水准作出如下调整：若共进行了 c 次两两比较，则双侧检验查 $u_{\alpha/2c}$ 界值，单侧查 $u_{\alpha/c}$ 界值。本例中 $c=3$，双侧检验得 $u_{0.0083}=2.39$，按照 $\alpha=0.05$ 的水准，与对照组相比，A 菌种与 B 菌种对小鼠巨噬细胞吞噬率均有影响，但是尚没有理由认为 A 菌种与 B 菌种的吞噬率不同。

第八节　假设检验应注意的问题

一、根据资料特点和研究目的选用合适的假设检验方法

资料的性质不同、设计类型不同，甚至样本含量的多少都会影响统计检验方法的选择。t 检验多用于两样本均数的比较，要求样本来自正态分布的总体，且样本代表的总体方差相等；方差分析多用于多个样本均数的比较，也要求资料满足正态性和方差齐性的要求。如果资料不能满足相应的条件，可以采用变量变换或者采用非参数检验。

二、样本要具有代表性且均衡可比性

利用严密的研究设计使得除了研究因素以外，各对比组之间的其他影响因素（如年龄、性别、病程长短等）要尽可能保持一致。

三、注意统计学意义与实际差别大小的区别

在假设检验拒绝无效假设 H_0 时，习惯称为差别具有统计学意义，也叫差别具有显著性，但是并不是指实际差别很大。当 $P<\alpha$，P 值越小，只能说明我们越有理由拒绝 H_0，而不能说它们之间差别越大。差异的大小只能由专业知识来确定。在例 4-5 中，假设检验结果认为该山区健康成年男子的血红细胞数与正常值不同，并不能说该山区健康成年男子的血红细胞数与正常值差别很大或差别很显著。

四、假设检验的推断结果具有概率性质，结论不能绝对化

假设检验的推断是利用了小概率事件原理，因此不能排除结论存在错误的可能性。在假设检验中，可能会产生两种错误：一种是无效假设 H_0 实际上成立，但是检验结果是拒绝 H_0，这种错误叫第一类错误，又叫“拒真”错误；另一种错误是无效假设 H_0 实际上不成立，但是检验结果是接受 H_0，这种错误叫第二类错误，又叫“存伪”错误。检验水准 α 是用来控制犯第一类错误概率的，α 越小，犯第一类错误的概率越小。犯第二类错误的概率常用 β 表示，β 的大小很难确定，但是对于某一具体的检验来说，在样本含量一定时，α 越小，β 越大；α 越大，β 越小。如果要减小 β，可以适当放大 α 水平。

五、单侧检验和双侧检验的选择

在进行假设检验时，应根据专业知识确定采用单侧检验还是双侧检验，如果现有的专业知识可以排除一侧可能性，则能够进行单侧检验，不能在计算统计量后才主观选择。因此，当我们报告结论时，应注明采用的是单侧还是双侧检验，以及检验方法、检验水准和 P 值的范围。

六、同时给出描述性统计量和推断性统计量

统计结果在论文中的表述，不仅要给出描述性统计量，如($\bar{x}\pm S$)，同时也要给出推断性统计量，如 t 值、F 值以及具体 P 值等，必要时要给出参数的可信区间。

【本章小结】

统计推断是利用样本信息推测总体特征的过程，包含两方面内容：参数估计和假设检验。参数估计是对总体参数数量上的特征进行推断，包含点估计和区间估计；假设检验则侧重于两个或多个总体间是否有差别的研究。

抽样误差是不可避免的，表现为从同一总体中反复多次地随机抽取若干份样本，各样本统计量之间以及样本统计量与总体参数间的差异。描述抽样误差大小的指标为标准误。

两组数值变量资料的比较多采用 t 检验。t 检验主要用于三种情形：单样本 t 检验，配对设计 t 检验及成组设计两样本均数的比较。进行 t 检验时，要求资料满足正态性和方差齐性。

多组数值变量资料的比较多采用方差分析，利用变异分割的基本思想对处理因素是否有作用进行推断。方差分析要求资料满足独立性、正态性和方差齐性。如果资料无法满足要求，可以进行变量变换或者采用非参数检验的方法。

假设检验的方法很多，应根据资料的特点和研究的目的选择合适的方法。

【复习思考题】

一、单项选择题

1. 对于正态分布资料，可用________估计95%的正常值范围。

A. $\bar{x}\pm 1.96S$　　B. $\bar{x}\pm 2.58S$　　C. $\bar{x}\pm t_{0.05(\nu)}S_{\bar{x}}$　　D. $\bar{x}\pm t_{0.05(\nu)}S$

2. 总体均数的95%可信区间可用________表示。

A. $\mu\pm 1.96\sigma$　　B. $\mu\pm 1.96\sigma_{\bar{x}}$　　C. $\bar{x}\pm t_{0.05(\nu)}S_{\bar{x}}$　　D. $\bar{x}\pm 1.96S$

3. 在同一正态总体中以固定的 n 作随机抽样时，理论上有99%的样本均数在_____范围内。

A. $\bar{x}\pm 2.58S_{\bar{x}}$　　B. $\bar{x}\pm 1.96S_{\bar{x}}$　　C. $\mu\pm 1.96\sigma_{\bar{x}}$　　D. $\mu\pm 2.58\sigma_{\bar{x}}$

4. t 检验中，$P<0.05$，意义为________。

A. H_1 成立的可能性大于0.05

B. 两总体均数相同的可能性小于0.05

C. 如果两总体均数相同，出现这样大或更大的 $|t|$ 的可能性小于0.05

D. H_0 成立的可能性小于0.05

5. 两样本均数比较的 t 检验，差别有统计意义时，P 越小，说明________。

A. 两样本均数差别越大　　B. 两总体均数差别越大

C. 越有理由认为两总体均数不同　　D. 越有理由认为两样本均数不同

6. 两样本均数比较时，分别取以下检验水准以________所犯第二类错误最小。

A. $\alpha=0.01$　　B. $\alpha=0.05$　　C. $\alpha=0.10$　　D. $\alpha=0.20$

7. 关于假设检验，下面哪一项说法是正确的________。

A. 单侧检验优于双侧检验

B. 若 $P>\alpha$，则接受 H_0 犯错误的可能性很小

C. 采用配对 t 检验还是两样本 t 检验是由试验设计方案所决定的

D. 检验水准 α 只能取0.05

8. 完全随机设计的方差分析中，必然有________。

A. $MS_{总}=MS_{组间}+MS_{组内}$　　B. $SS_{总}=SS_{组间}+SS_{组内}$

C. $SS_{组内}<SS_{组间}$　　D. $MS_{组间}<MS_{组内}$

9. 完全随机设计方差分析中的组间均方是________的统计量。

A. 表示抽样误差大小

B. 表示某处理因素的效应作用大小

C. 表示某处理因素的效应和随机误差两者综合影响结果

D. 表示随机因素的效应大小

10. 符合参数检验要求的资料，如果采用了非参数检验，会使得________。

A. 第一类错误增大　　B. 第二类错误增大

C. 第一类错误减小　　D. 第二类错误减小

11. 配对符号秩检验，其无效假设是________。

A. 总体参数相同　　B. 差值的总体中位数为0

C. 两样本统计量相同　　D. 两总体分布位置相同

二、分析计算题

1. 某地随机抽样调查了部分健康成人的红细胞数和血红蛋白量，结果如下表：

健康成人红细胞数和血红蛋白含量

指　标	性别	例数	均数	标准差	标准值
红细胞数	男	360	4.66	0.58	4.84
(10^{12}/L)	女	255	4.18	0.29	4.33
血红蛋白	男	360	134.5	7.1	140.2
(g/L)	女	255	117.6	10.2	124.7

就上表资料：

(1) 说明女性的红细胞数与血红蛋白的变异程度何者为大？

(2) 计算男性的两项指标的抽样误差。

(3) 试估计该地健康成年女性红细胞数的均数。

(4) 该地健康成年男、女血红蛋白的含量是否不同？

(5) 该地男性两项血液指标是否均低于上表的标准值(若测定方法相同)？

2. 某医生测得20例慢性支气管炎患者(X_1)及18例健康人(X_2)的尿17-酮类固醇排出量(mg/dL)如下，试比较两组的均数有无不同。

X_1：3.14　5.83　7.35　4.62　4.05　5.08　4.98　4.22　4.35　2.35　2.89
　　2.16　5.55　5.94　4.40　5.35　3.80　4.12　4.10　4.20

X_2：4.12　7.89　3.40　6.36　3.48　6.74　4.67　7.38　4.95　4.20　5.34
　　4.27　6.54　4.62　5.92　5.18　5.30　5.40

3. 将20名某病患者随机分为两组，分别用甲、乙两药治疗，测得治疗前后(治后1个月)的血沉(mm/h)如下表。试问甲、乙两药是否均有效？甲、乙两药的疗效有无差别？

甲、乙两药治疗前后的血沉(mm/h)

甲药	病人号	1	2	3	4	5	6	7	8	9	10
	治疗前	10	13	6	11	10	7	8	8	5	9
	治疗后	6	9	3	10	10	4	2	5	3	3
乙药	病人号	1	2	3	4	5	6	7	8	9	10
	治疗前	9	10	9	13	8	6	10	11	10	10
	治疗后	6	3	5	3	3	5	8	2	7	4

4. 某职业病防治所对30名矿工分别测定血清铜蓝蛋白含量(μmol/L)，资料如下。试问各期血清铜蓝蛋白含量的测定结果有无差别？若有差别，进行均数间的多重比较。

血清铜蓝蛋白含量(μmol/L)

0期	8.0	9.0	5.8	6.3	5.4	8.5	5.6	5.4	5.5	7.2	5.6
0～Ⅰ期	8.5	4.3	11.0	9.0	6.7	9.0	10.5	7.7	7.7		
Ⅰ期	11.3	7.0	9.5	8.5	9.6	10.8	9.0	12.6	13.9	6.5	

第五章　分类变量资料的统计描述

分类变量资料各类别的频数称为“绝对数”，它反映了事物在某时某地出现的实际水平，是实际工作和科研中不可缺少的基本数据。本章介绍如何对分类资料进行整理和统计描述。

第一节　分类变量资料的整理与统计描述

在医学日常工作和科学研究中，常有许多分类变量资料。分类变量常用的描述性指标是一些相对数。处理这类资料应根据研究目的，将其观察结果按类别进行整理、汇总，并列出分类资料的频数表。

一、常用相对数指标

相对数是两个有关联的数值之比。医学研究中常用的相对数有率、构成比、相对比等。

(一) 率

率(rate)又称频率指标，用以说明某现象或某事物可能发生的频率或强度，常以百分率(%)、千分率(‰)、万分率(1/万)、十万分率(1/10 万)等表示。其计算公式为：

$$率=\frac{实际发生某现象的观察单位数}{可能发生某现象的观察单位总数}\times 比例基数(K) \tag{5-1}$$

比例基数(K)的选用主要根据习惯用法或使计算得到的率至少保留 1～2 位整数，以便阅读。如患病率通常用%，婴儿死亡率用‰，肿瘤死亡率以(1/10 万)表示。

【例 5-1】　表 5-1 是对某市某年全年的急性传染病发病情况的描述性分析，该市全年发生的急性传染病病例为 12 884 例，该市年平均人口数为 2 812 647 人。根据式 5-1，该市全年的急性传染病发病率$=\frac{12\ 884}{2\ 812\ 647}\times 10\ 000/万=45.81/万$，由此可计算该市各区的发病率。

表 5-1　某市某年各区急性传染病发生数及其相对数

市区 (1)	年平均人口数 (2)	急性传染病发生数 (3)	各区与 *I* 区发病数之比 (4)	各区急性传染病发生数构成(%) (5)	各区急性传染病发病率(1/万) (6)
Ⅰ	636 723	2 433	—	18.9	38.21
Ⅱ	389 540	3 033	1.25	23.5	77.86
Ⅲ	699 712	1 650	0.68	12.8	23.58
Ⅳ	328 363	1 503	0.62	11.6	45.77
Ⅴ	286 967	1 282	0.53	10.0	44.67
Ⅵ	317 504	1 853	0.76	14.4	58.36
Ⅶ	153 838	1 130	0.46	8.8	73.45
总计	2 812 647	12 884	—	100.0	45.81

(引自陆守曾、陈峰主编,《医学统计学》,中国统计出版社,2007)

(二) 构成比

构成比(proportion)又称构成指标,用以说明某种事物内部各组成部分所占的比重或分布,常以百分数表示,故又称百分比。其计算公式为:

$$构成比=\frac{某一组成部分的观察单位数}{同一事物各组成部分的观察单位总数}\times 100\% \qquad (5\text{-}2)$$

表 5-1 第(5)栏是由第(3)栏数据算得的构成比,其中Ⅰ区占全市急性传染病总数的比重为 2 433/12 884×100%=18.9%,依次可求出Ⅱ～Ⅶ区所占比重。

构成比具有两个特点:

(1) 说明同一事物内部各组成部分构成比之和为 1 或 100%。

(2) 事物内部各构成部分之间是相互影响的,某一部分比重的变化受到两方面因素的影响:一是该部分自身数值的变化,二是其他部分数值变化的影响。

(三) 比

比(ratio)亦称相对比(relative ratio),是 A,B 两个有关指标之比,说明 A 为 B 的若干倍或百分之几,它是对比的最简单形式。相比较的两个指标可以是绝对数,也可以是相对数或平均数等。两个有关指标可以性质相同,如不同时期发病数之比,也可以性质不相同。其计算公式为:

$$比=\frac{A}{B} \qquad (5\text{-}3)$$

表 5-1 第(4)栏中Ⅱ区与Ⅰ区的急性传染病发生数之比为 3 033/2 433＝1.25，即Ⅱ区急性传染病发生数相当于Ⅰ区的 1.25 倍，而Ⅲ区则为Ⅰ区的 68％。

二、应用相对数时的注意事项

（一）计算相对数的分母不宜过小

根据频率的稳定性，当观察单位足够多时，计算的相对数比较稳定，才能够正确反映实际情况，而例数较小时则不宜计算相对数。一般来说，例数少于 30 例时，用绝对数表示为好。如用某药治疗某病患者 3 例，全部治愈，即报道治愈率为 100％。显然这治愈率不可靠，不但不能正确反映事实真相，还会造成错觉，这时最好用绝对数表示。如果必须用率表示时，可同时列出其可信区间。

一般来说，发生率较大时，观察单位数可少一些；发生率较低时，观察单位数应多一些。对观察单位数的要求也不是千篇一律的，不同的研究其要求可不同。如研究某药的疗效时，在动物实验阶段，由于设计周密，精选对象，严格控制实验条件，每组可只用几只或数十只小白鼠即可；而到了临床试验阶段，数千例乃至数万例亦不算多。

（二）分析时不能以构成比代替率

构成比只能说明事物各组成部分的比重或分布，并不能说明某现象发生的频率或强度。如表 5-1 中Ⅶ区急性传染病发生数的比重最低(8.8％)，但不能说明该区急性传染病发病在全市区最轻。欲知其发病频率，应用该区急性传染病发病率作比较，实际该区急性传染病发病率居于全市第二位(73.45/万)。尽管该区发病率高，由于该区人口数最少，所以急性传染病发生数低于其他区，致使比重最低。而发病率则不同，它是以该区的人口数为基础来衡量发生强度的。

（三）对观察单位数不等的几个率不能直接相加求其平均率

总率是指合计率或平均率。观察单位数不等的几个率的平均率不等于这几个率的算术平均值，应该分别将分子和分母合计，求平均率。如表 5-1 资料应当用合计急性传染病发生数除以合计年平均人口数，才能得到总发病率，即：

$$\text{平均发病率}=\frac{12\ 884}{2\ 812\ 647}\times 10\ 000/\text{万}=45.81/\text{万}$$

（四）对比时应注意资料的可比性

决定率(或构成比)高低的因素往往是多方面的，除了研究因素外，其余的重要影响因素应相同或相近，对比时应在相同条件下进行。通常应注意：

(1) 观察对象同质，时间相近，研究方法相同，以及地区、民族等客观条件一致。例如，比较几种药物治疗流行性脑脊髓膜炎带菌者的阴转率，各组疗效的观察时间应相同，因为疗效与治疗时间有关，即使使用同一药物，若观察时间不等，其阴转率也会不同。

(2) 其他影响因素在各组的内部构成应相近。如比较两个地区总死亡率时，当两组资料的性别、年龄构成不同，只能按性别、年龄分别比较。

(五) 样本率或构成比的比较应作假设检验

样本率或构成比与样本均数一样也存在着抽样误差，不能仅凭表面数值大小作出结论，进行比较时应作假设检验(详见第六章)。

三、疾病统计常用的频率指标

(一) 反映疾病发生频率的指标

1. 发病率(incidence rate)

发病率表示一定时期内，在可能发生某病的一定人群中，新发生的某病病例数。其计算公式为：

$$\text{某病发病率}=\frac{\text{该期间新发生的某病病例数}}{\text{一定时期内可能发生某病的平均人口数}}\times K \qquad (5\text{-}4)$$

式中，“期间”指观察所包括的时间范围，可以年、月、旬或周为观察期间，但通常用年或月。“一定人群”可以是一个地区或一个单位的全部人口，也可以是某一特定的人群，如某一年龄组或不同性别的人口等。“平均人口数”的计算方法是：

$$\text{平均人口数}=\frac{\text{本期初(即上期末)人口数}+\text{本期末人口数}}{2} \qquad (5\text{-}5)$$

当不易取得期初及期末两个时点的人口数时，也可用期中人口数来代替。在通常情况下，发病率的分母泛指一般的平均人口数。但在特殊情况下，要注意分母中“可能发生某病”的含义，它是指对某病具有发病危险的人，而不包括不可能发生某病的人。

发病率公式的分子中的新发病例数是指新发生某种疾病，以第一次就诊为准。由于该病未愈继续就诊者称为“旧病例”，不再算作新病例。但一个人可能同时计算为几个新病例，如第一次得了流感，痊愈后又得了第二次流感，这时此人就要计两个新病例。

比例基数 K 可为 100%、1 000‰、10 000/万或 100 000/10 万，视具体情况和习惯分别采用。通常以能保持分子部分有 1～2 位整数的 K 值为宜。

2. 患病率(prevalence rate)

患病率指在某时点检查时,可能发生某病的一定人群中现患的病人总数。其计算公式为:

$$某病患病率=\frac{检查时发现的某病现在患病例数}{该时点受检人口数}\times K \tag{5-6}$$

这一指标最适用于病程较长的疾病的统计研究,反映某病在一定人群中流行的规模或水平,这是一个时点指标。"时点"在理论上是无时间长度的,但实际调查或检查不可能无时间长度,但应尽可能缩短观察时间,一般以不超过一个月为宜。

根据时点概念确定的其他常用疾病统计指标还有:

$$某病检出率=\frac{检查时发现某病的病例数}{该时点受检人口数}\times K \tag{5-7}$$

(二) 反映疾病严重程度的指标

1. 病死率(case fatality)

病死率表示某病患者中因该病而死亡的频率。其计算公式为:

$$某病病死率=\frac{因某病死亡人数}{同期某病病人数}\times 100\%(或\ 1\ 000\text{‰}) \tag{5-8}$$

式中的分母在不同的场合有不同的含义。对住院病人病死率来讲,分母为出院(包括死亡)人数,对某次急性传染病流行来讲,就是发病人数。

2. 死亡率

死亡率表示一定时期(一般为一年)内人群中因某病而死亡的频率。其计算公式为:

$$某病死亡率=\frac{某年内因某病死亡人数}{同年平均人口数}\times 1\ 000\text{‰}(100\ 000/10\ 万) \tag{5-9}$$

(三) 反映疾病防治效果的指标

疾病预防效果可以从人群的发病率变化中反映出来。治疗效果的近期指标有治愈率、有效率、病死率等,主要适用于急性病;远期指标有生存率等,主要适用于慢性病,如恶性肿瘤及心血管病。

1. 治愈率(cure rate)

治愈率表示受治病人中治愈的频率。其计算公式为:

$$治愈率=\frac{治愈病人数}{受治病人数}\times 100\% \tag{5-10}$$

2. 有效率(effect rate)

有效率表示受治病人中治疗有效的频率。其计算公式为:

$$有效率=\frac{治疗有效人数}{受治病人数}\times 100\% \tag{5-11}$$

治愈和有效的标准要有明确而具体的规定，只有在标准相同的情况下才可以相互比较。疾病的转归除与治疗措施有很大关系外，与病情轻重、病程长短、病人的年龄及全面健康状况等条件亦有关，比较时应充分考虑可比性问题。

3. 生存率(survival rate)

目前常用的指标是恶性肿瘤或其他慢性病病人在一定年限的生存率。一般以年为单位，有一年生存率、三年生存率、五年生存率等。计算病人存活年数的起点可以是确诊日期、接受某项治疗日期或出院日期。报告及应用生存率时应注意，计算的起点不同，算出的生存率也不同。此外，由于观察时间较长，在随访中往往有许多病人失去联系，其死亡与否未知。失访病例对计算生存率有影响，研究者应尽量做好随访工作，减少失访数。关于生存率详见有关统计学专著。

第二节　率的标准化法

一、计算标准化率的意义

当对两个频率指标进行比较时，应该注意这两组(或两组以上)对象内部构成是否存在差别，即当比较两个样本率时，要注意影响率的因素。大多数疾病的发病率或死亡率与人口的年龄、性别构成等有密切关系，所以对年龄、性别或某种内部构成不同的人群的粗率，不能直接比较。按性别、年龄组计算的率虽可以直接比较，但由于分组多，不能全面概括人群的情况。因此，我们应该先计算标化率后再进行比较。

标化率全称标准化率(standardized rate)，亦称调整率(adjustment rate)，其基本思想是寻找一个统一的分布作为标准组，然后每个比较组均按该分布标准计算相应的率，所得到的率是相对于标准人群分布而发生的发病水平，故称为标准化率。标准化率把两个或几个不同组别的内部构成放在相同的结构上进行比较，目的是排除不同内部构成相互比较时对总率的影响。如不同地区高血压患病率的比较，由于高血压受人口年龄构成的影响，若两地的人口年龄构成不同，就不能直接比较，因此须消除年龄构成的影响后才能比较，这样结果才更为客观。

【例 5-2】 表 5-2 是某地区青少年不同程度伤害事件的年龄别、性别情况统计资料。

表 5-2　某地区青少年伤害事件的年龄别、性别的发生率比较

年龄别(岁)	男生			女生		
	调查人数	发生例数	发生率(%)	调查人数	发生例数	发生率(%)
13～	76	61	80.26	263	199	75.67
14～	92	70	76.09	216	149	68.98
15～	115	82	71.30	172	99	57.56
16～	202	127	62.87	71	38	53.52
17～19	273	155	56.78	48	25	52.08
合　计	758	495	65.30	770	510	66.23

从各年龄别实际伤害事件发生率来看，各年龄组男生发生伤害事件的频率均高于女生，可是在计算合并率时却是女生伤害发生率(66.23%)高于男生(65.30%)。为什么会发生如此截然相反的两种现象呢？

分析该地区男女生各年龄组分布构成比(表 5-3)可知，男生各年龄组分布构成比随着年龄的增加而升高，而女生各年龄组分布构成比却是随着年龄的增加而下降，更重要的是各年龄组的伤害事件发生率是与年龄有很大的关系，即该年龄段中的学生年龄越小，发生意外伤害的频率越高。在这种情况下直接进行不同性别总率的比较，会产生错误的结论。为了消除这种影响，可计算标化率后再进行比较。

表 5-3　某地区青少年男女生调查人群年龄别构成

年龄别(岁)	男生		女生	
	调查人数	调查人数构成比(%)	调查人数	调查人数构成比(%)
13～	76	10.03	263	34.16
14～	92	12.14	216	28.05
15～	115	15.17	172	22.34
16～	202	26.65	71	9.22
17～19	273	36.01	48	6.23
合　计	758	100.00	770	100.00

二、标准化率的计算

标准化法的基本思想就是采用统一的年龄构成标准规定男女生调查人数，以消除各年龄组构成不同对总发生率的影响，使得到的标准化率具有可比性。在医学实践中，药物试验组和对照组治愈率的比较，常常也要考虑两组病情轻重、病程长短的标准化。率的标准化思

想也可以用于均数的标准化，如实验组和对照组平均治愈天数的比较，也应考虑两组的病型、病情、病程等的标准化。

现以伤害事件发生率的各年龄组构成标准化为例来说明。已知标准组调查人数或构成比时，各被标化组均以标准组调查人数构成比作为权数，对被标化组各小组率求加权平均，也就是对原始资料中各组采用了统一的权数，从而达到消除各组内部构成不同的影响，即为直接标准化率 p'。用公式表示为：

$$p' = \sum \frac{N_i}{N} p_i = \frac{\sum N_i p_i}{N} \tag{5-12}$$

其中，N_i 为第 i 组标准调查数，p_i 为第 i 组的实际发生率，N_i/N 为标准组调查人数构成比。

【例 5-3】 对表 5-2 资料，比较该地区男、女生意外伤害事件的发生率。

上已述及，不同性别意外伤害受年龄构成的影响，造成男、女生意外伤害事件的发生率不可比，有必要计算标准化率。现以该地区男、女合计调查人数作为共同标准，见表 5-4 第(2)栏。按式 5-12 计算男、女生标准化伤害发生率。

表 5-4　计算某地区青少年男女生伤害事件标准化发生率(%)

年龄(岁) (1)	标准调查人数 (2)	男生		女生	
		实际发生率(%) (3)	预期发生人数 (4)	实际发生率(%) (5)	预期发生人数 (6)
13～	339	80.26	272.08	75.67	256.52
14～	308	76.09	234.36	68.98	212.46
15～	287	71.30	204.63	57.56	165.20
16～	273	62.87	171.64	53.52	146.11
17～19	321	56.78	182.26	52.08	167.18
合计	1 528		1 064.97		947.46

男生标准化伤害发生率 $p'_{男} = \frac{1\ 064.97}{1\ 528} \times 100\% = 69.70\%$

女生标准化伤害发生率 $p'_{女} = \frac{947.46}{1\ 528} \times 100\% = 62.01\%$

可见男生发生伤害事件合计频率高于女生，与各年龄组统计的发生率现象一致，解决了未标准化前出现的矛盾。

三、标准组的选择

标准组应选择有代表性的、较稳定的、来自数量较大的人群的指标作为标准，例如世界的、全国的、全省的、本地区的或本单位历年累计的数据等；也可选择相互比较的人群之一或合并人群作为标准，如比较男女生两组资料时，可用男女生两组合并的数据作标准。同一被标化组在不同的标准下所求得的标化率可能不等，但相互对比的趋势基本一致。然而，有时也会出现趋势相反的结果。所以在几组资料相互对比时，应该注意标准化的目的是为了进行合理的比较，其使用价值仅限于相互比较时判明孰大孰小的相对关系，并不反映具体的实际水平。因此，要反映实际情况，则需用未标化前的率。

四、标准化法的注意事项

(1) 一般来说，满足下列两个条件时才用率的标准化：① 欲比较的两组资料内部构成不同(如年龄、性别或病情轻重等)；② 该内部构成足以影响总率，表现为各分率与总率自相矛盾。如表 5-2，各年龄组男生发生伤害事件的频率均高于女生，可是在计算总率(合并率)时却出现了女生伤害发生率(66.23%)高于男生(65.30%)。

(2) 标准化发生率并不是实际发生率，而是用标准人数作为基准对各标化组进行调整，其取值具有相对性。选择的标准不同，计算出的标准化率也不同。当然，如采用同一标准组所计算出的标准化率，就可以进行两组或多组间的比较。

(3) 对样本资料进行标准化仅仅是为了消除不同人群内部年龄或性别分布构成对总率的影响，标准化后的率仍然存在着抽样误差的可能，因此有必要对各标准化率的比较进行相应的假设检验。

第三节　二项分布

一、二项分布的概念

二项分布(binomial distribution)是一种常见的离散型分布。在医学研究中，很多现象的结果是以二分类变量来表示的，如阳性与阴性、生存与死亡等。如果每个观察对象阳性结果的发生概率为 π，阴性结果的发生概率则为 $(1-\pi)$，而且各个观察对象的结果是相互独立的，那么重复观察 n 例，发生阳性结果的次数 X 的概率分布为二项分布，记为 $X \sim B(n, \pi)$。

二项分布的概率函数 $P(X)$ 可用下列公式计算：

$$P(X)=C_n^X \pi^X (1-\pi)^{n-X}=\frac{n!}{X!(n-X)!}\pi^X(1-\pi)^{n-X} \tag{5-13}$$

式中,!为阶乘符号,$n!=1\times2\times3\times4\times\cdots\times n$,并约定 $0!=1$,如 $3!=1\times2\times3=6$。

【例 5-4】 某医生用针灸疗法治疗呃逆,有效的概率为 70%。现用该法治疗 3 例,问其中 2 例有效的概率是多少?

效应指标为结果表现为有效或无效的两分类变量,每个呃逆患者是否有效不受其他病例的影响(相互独立),有效率为 0.7,符合二项分布条件。本例 $n=3$,$\pi=0.7$,$1-\pi=0.3$,2 例有效的概率可按式 5-13 计算:

$$P(2)=\frac{3!}{2!(3-2)!}\times0.7^2\times(1-0.7)^{3-2}=0.441$$

二、二项分布的性质

(一) 二项分布的均数与标准差

在二项分布资料中,当 π 和 n 已知时,阳性数 X 的均数 μ 及其标准差 σ 分别为:

$$\mu=n\pi \tag{5-14}$$

$$\sigma=\sqrt{n\pi(1-\pi)} \tag{5-15}$$

阳性是定性测量,阳性数 X 是绝对数。对于定性资料应计算相对数才能便于进一步比较。若均数与标准差不用绝对数而用相对数(如率)表示时,则样本率 p 的均数 μ_p 和标准差 σ_p 分别为:

$$\mu_p=\pi \tag{5-16}$$

$$\sigma_p=\sqrt{\frac{\pi(1-\pi)}{n}} \tag{5-17}$$

前已述及,对于一个统计量的标准差称为该统计量的标准误。因此,式 5-17 所计算的应该是率的标准误。实际工作中,总体率 π 往往并不知道,此时若用样本资料计算样本率 $p=X/n$ 作为 π 的估计值,则样本率的标准误(σ_p)的估计值为:

$$S_p=\sqrt{\frac{p(1-p)}{n}} \tag{5-18}$$

(二) 累计概率

常用的有左侧累计和右侧累计两种方法。从阳性率为 π 的总体中随机抽取 n 个个体,则:

(1) 最多有 k 个阳性的概率:

$$P(X\leqslant k)=\sum_{0}^{k}P(X)=P(0)+P(1)+\cdots+P(k) \tag{5-19}$$

(2) 最少有 k 个阳性的概率：

$$P(X \geqslant k) = \sum_{k}^{n} P(X) = 1 - P(X \leqslant k-1) \tag{5-20}$$

其中，$X=0,1,2,\cdots,n$。

在计算时可借助下列递推公式使计算变得简便：

$$P(X+1)=\frac{n-X}{X+1}\times\frac{\pi}{1-\pi}P(X) \tag{5-21}$$

【例 5-5】 某医生用针灸疗法治疗呃逆，有效的概率为 70%，现用该法治疗 4 例。试问：至少 2 例有效的概率是多少？最多 1 例有效的概率是多少？

本例 $n=3, \pi=0.7, 1-\pi=0.3$，依题意：

① 至少 2 例有效的概率为：

$P(X\geqslant 2)=P(2)+P(3)+P(4)$

又 $P(2)=\frac{4!}{2!(4-2)!}\times 0.7^2\times(1-0.7)^{4-2}=0.264\ 6$

$P(3)=P(2+1)=\frac{4-2}{2+1}\times\frac{0.7}{1-0.7}\times 0.264\ 6=0.411\ 6$

$P(4)=0.7^4=0.240\ 1$

则 $P(X\geqslant 2)=0.264\ 6+0.411\ 6+0.240\ 1=0.916\ 3$

② 最多 1 例有效的概率为：

$P(X\leqslant 1)=P(0)+P(1)=0.3^4+\frac{4!}{1!(4-1)!}\times 0.3^{4-1}\times 0.7=0.083\ 7$

（三）二项分布的图形

对于二项分布的图形而言，当 $\pi=0.5$ 时，分布是对称的；当 $\pi\neq 0.5$ 时，分布是偏态的，但随着 n 的增大，分布趋于对称；当 $n\rightarrow\infty$ 时，只要 π 不太靠近 0 或 1，二项分布则接近正态分布（见图 5-1）。

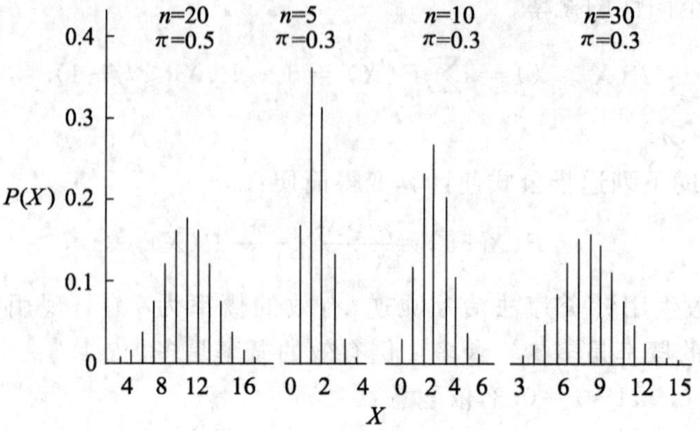

图 5-1　二项分布图形示意

三、二项分布的应用条件

(1) 各观察单位只能有相互独立的两种结果之一，如阳性或阴性，生存或死亡，有效或无效等，不允许考虑"可疑"等模糊结果，属于二分类资料。

(2) 已知发生某一结果(如阳性)的概率为 π，其对立结果(如阴性)的概率则为 $(1-\pi)$。

(3) n 次试验在相同条件下进行，且各观察单位的结果互相独立，即每个观察单位的观察结果不会影响到其他观察单位的结果。如要求疾病无传染性、无家族聚集性等。

【本章小结】

分类变量资料常用率、构成比和比等相对数指标描述。实际应用相对数时，需根据研究目的选择适当的相对数，并注意相对数的使用条件。

当所比较的资料内部构成不同时，应当使用标准化法调整内部构成的差异后才能进行比较。

二项分布用于描述二分类变量两种观察结果出现的规律。如果每一次试验只有阳性或阴性两种可能的结果；每次试验阳性结果的发生概率均为 π，阴性结果的发生概率均为 $(1-\pi)$；每次试验结果是相互独立的，那么，重复 n 次试验，发生阳性结果的次数 X 的概率分布称为二项分布。二项分布概率函数的公式为 $P(X)=C_n^X\pi^X(1-\pi)^{n-X}$。二项分布在 $n\pi$ 和 $n(1-\pi)$ 均大于 5 时，近似服从正态分布。此时，用正态近似的方法处理数据，可使问题简单化。

【复习思考题】

1. 在某医院 250 住院病人中，有 50 名心肌梗死患者，据此可计算________。

A. 患病率　　B. 发病率　　C. 构成比　　D. 相对比　　E. 标化发病率

2. 计算相对数的目的是________。

A. 为了表示实际水平　　B. 为了便于比较　　C. 为了表示绝对数

D. 为了表示相对水平　　E. 为了进行显著性检验

3. 相对数是表示________的指标。

A. 数值变量相对大小　　B. 分类变量相对水平　　C. 平均水平

D. 事物关联程度　　E. 等级资料相对水平

4. 铅中毒男性发病率比女性发病率高 5 倍，该指标属于________。

A. 率　　B. 平均数　　C. 构成比　　D. 相对比　　E. 相对数

5. 甲县恶性肿瘤粗估死亡率比乙县高，经标准化后甲县恶性肿瘤标化死亡率比乙县低，其原因可能是________。

A. 甲县的诊断水平高

B. 乙县的诊断水平高

C. 甲县的肿瘤防治工作比乙县好

D. 甲县的老年人口在总人口中所占比例比乙县小

E. 甲县的老年人口在总人口中所占比例比乙县大

6. 常用的相对数有哪几种？

7. 以实例说明为什么不能以构成比代替率。

8. 毒理实验结果显示，某毒物对小白鼠致死率为 25%，试分别求 8 只小白鼠中死亡 2 只以下及 6 只以上的概率。

9. 下表是某市 2004—2008 年儿童意外伤害发生的情况。根据表中已知数据，计算各年份意外伤害发生率、构成比及相对比。

某市 2004—2008 年儿童意外伤害发生情况

年份	调查人数	伤害人数	发生率(%)	各年份发生构成比(%)	伤害人数相对比(与 2004 年比较)
2004	48 795	86			
2005	48 966	78			
2006	50 147	81			
2007	52 001	96			
2008	49 886	102			
合　计	249 795	443			

10. 某地甲、乙两医院某病的治愈率(%)情况如下表,试比较两医院该病的治愈率。

某地甲、乙两医院某病的治愈情况比较

类型	甲医院			乙医院		
	病人数	治愈例数	治愈率	病人数	治愈人数	治愈率
轻型	350	180	51.4	120	65	54.2
重型	150	45	30.0	350	140	40.0
暴发型	100	20	20.0	130	25	19.2
合计	600	245	40.8	600	230	38.3

第六章　分类变量资料的统计推断

所谓统计分析包含两个内容，一是统计描述，二是统计推断。分类变量资料的统计描述已在第五章中介绍，本章介绍分类变量的统计推断。类似于数值变量资料，本章首先介绍率的抽样误差与抽样误差的表达，再介绍总体率的估计、率和比资料的假设检验方法。

第一节　率的抽样误差

一、样本率的抽样误差及其表达

在抽样研究中，率与均数一样也存在抽样误差，即样本率与总体率或各样本率之间存在着差异，这种差异称为率的抽样误差(sampling error of rate)。率的抽样误差可用率的标准误(standard error of rate)表达，其计算公式为：

$$\sigma_p=\sqrt{\frac{\pi(1-\pi)}{n}} \tag{6-1}$$

式 6-1 中，σ_p 为率的标准误，π 为总体率，n 为样本含量。实际工作中，当总体率 π 未知时，若用样本率 p 来代替 π 作为估计值，率的标准误的估计值表示为：

$$S_p=\sqrt{\frac{p(1-p)}{n}} \tag{6-2}$$

式中，S_p 为 σ_p 的估计值，p 为样本率。率的标准误越小，说明率的抽样误差越小，用样本推论总体时可靠程度越高。

二、率标准误的用途

(1) 衡量样本率的可靠性。率标准误越小，抽样误差越小，样本率估计总体率越可靠；

反之亦然。

(2) 估计总体率的可信区间。

(3) 用于样本率的假设检验。

【例 6-1】 某地随机抽查 400 名 5 岁以下儿童,检查得出缺铁性贫血患病率为 25.5%,试计算该地 5 岁以下儿童缺铁性贫血患病率的标准误。

$$S_p=\sqrt{\frac{0.255(1-0.255)}{400}}=0.021\,8$$

经计算,该地 5 岁以下儿童缺铁性贫血患病率的标准误为 2.18%,表达了该患病率的抽样误差。

第二节 总体率的估计

参数估计方法包括点估计和区间估计。总体率的点估计即用样本率来估计总体率,总体率的区间估计是以一定的概率$(1-\alpha)$估计总体率所在的范围,此概率$(1-\alpha)$称为信度。这一范围包含未知总体率的概率为$(1-\alpha)$,习惯把这一范围称为总体率的$(1-\alpha)$的可信区间,实际使用时,α 常常取 0.05。

根据样本含量 n 和样本率 p 的大小,总体率的可信区间可用精确概率法(查表法)或正态近似法估计。

一、精确概率法(查表法)

当样本含量较小,如 $n\leqslant 50$ 时,特别是样本率 p 接近 0 或 1 时,应根据二项分布的原理确定总体率的可信区间。因其计算繁琐,统计学家已经编制了总体率可信区间估计用表,可根据样本含量 n 和阳性数 X 查阅附表 7。

【例 6-2】 某医生用新疗法治疗 20 例肾结石患者,3 例有效,试估计该疗法的总体有效率。

分析思路:本例估计总体有效率,若用样本有效率(3/20)估计,虽然简单,但未考虑抽样误差的影响,医学论文中要求的是总体有效率的区间估计。本例中 $n=20$,$X=3$,查附表 7 得 3.2～37.9,即该疗法有效率的 95%可信区间为 3.2%～37.9%。

注意:附表 7 中 X 值只列出了 $X\leqslant n/2$ 部分。当 $X>n/2$ 时,可用$(n-X)$查表,再用 100 减去查得的数值,即得所求可信区间。

二、正态近似法

当样本含量 n 足够大，如 $n>50$，且样本率 p 和 $(1-p)$ 均不太小，即 np 和 $n(1-p)$ 均大于 5 时，样本率的抽样分布近似服从正态分布，可按正态分布的理论来估计总体率的 $(1-\alpha)$ 可信区间，其计算为：

$$(p-u_{\alpha/2}S_p, p+u_{\alpha/2}S_p) \tag{6-3}$$

式中，$u_{\alpha/2}$ 为标准正态分布界值，医学研究中最常用的是估计总体率 95%的可信区间，$u_{\alpha/2}=1.96$。

【例 6-3】 针对例 6-1，估计 5 岁以下儿童缺铁性贫血患病率的 95%可信区间。

本例 $n=400$，$p=25.5\%$，可用正态近似法计算该地 5 岁以下儿童缺铁性贫血患病率的 95%可信区间。

按式 6-2 计算样本率的抽样误差 S_p：

$$S_p=\sqrt{\frac{0.255(1-0.255)}{400}}=0.021\ 8$$

按式 6-3 计算总体率的 95%可信区间：$25.5\%\pm1.96\times2.18\%$，即该地 5 岁以下儿童缺铁性贫血患病率的 95%可信区间为 21.22%～29.77%。

第三节　单样本设计的 *u* 检验

众所周知，率的抽样分布服从二项分布，当样本含量 n 足够大，如 $n>50$，且样本率 p 和 $(1-p)$ 均不太小，即 np 和 $n(1-p)$ 均大于 5 时，样本率的抽样分布近似服从正态分布。显然，这是一种近似方法，u 检验的目的是要推断样本率代表的未知总体率 π 是否与已知的总体率 π_0 相同。π_0 一般为标准值或理论值，也可以是通过大量观察获得的稳定值。按照假设检验的一般思路和一般步骤：

H_0：$\pi=\pi_0$

H_1：$\pi\neq\pi_0$（$\pi>\pi_0$ 或 $\pi<\pi_0$）

$\alpha=0.05$

$$u=\frac{|p-\pi_0|}{\sqrt{\frac{\pi_0(1-\pi_0)}{n}}} \tag{6-4}$$

u 近似服从于标准正态分布。查 t 分布界值表（附表 2）的最后一行（标准正态分布）判断是否有理由拒绝无效假设。

值得注意的是，如果样本率资料不能较好地近似于正态分布，可用直接概率法来解决样本率与总体率的比较问题（详见有关统计学专著）。

【例 6-4】 已知某市成年男性高血压患病率为 16.78%，某社区医生在所在社区随机抽取 500 名成年男性进行观察，有 92 人确诊为高血压，患病率为 18.4%。试问该社区成年男性人群高血压患病率是否高于该市成年男性？

分析思路：该市成年男性高血压患病率为 16.78% 是大量调查得到的一个稳定值，视为该地的高血压患病的总体率。社区医生在所在社区随机抽样得到患病率 18.4% 则是一个样本率，显然是一个单样本设计。现关心的是所在社区的男性高血压患病率是否高于本市水平，属于样本率与总体率的比较，可考虑用单侧检验，同时考虑资料的性质，能较好地近似正态分布，选择 u 检验。

(1) 建立检验假设，确定检验水平

H_0：该社区成年男性人群高血压患病率与该市成年男性相等，即 $\pi=\pi_0$

H_1：该社区成年男性人群高血压患病率高于该市成年男性，即 $\pi>\pi_0$

$\alpha=0.05$

(2) 计算 u 值

$$u=\frac{|0.184-0.1678|}{\sqrt{\frac{0.1678\times(1-0.1678)}{500}}}=0.969$$

(3) 确定 P 值，判断结果

按 $\alpha=0.05$ 的水准，$P>0.05$，不拒绝 H_0，差别无统计学意义。故不能认为所在社区的成年男性人群高血压患病率高于该市成年男性的高血压患病率。

第四节　卡方检验

卡方检验，亦称 χ^2 检验（chi-square test），是英国统计学家 K. Pearson 在 1900 年提出的以 χ^2 分布为理论依据的一种统计方法，经后人的不断完善形成了应用范围较广的一类统计方法，故亦称 Pearson's χ^2 检验。本书仅介绍用于完全随机设计、配对设计资料率或构成比比较的 χ^2 检验方法。

一、卡方检验的基本思想

为叙述方便，以两样本率比较为例，说明 χ^2 检验的基本思想。

【例 6-5】 某医生为评价化疗以及化疗＋放疗两种方案治疗某肿瘤病人的长期疗效，进行长期随访，用 5 年生存率来反映疗效。现观察到化疗组治疗 100 例，生存满 5 年者 59 例，化疗＋放疗组治疗 110 例，生存满 5 年者 85 例，结果见表 6-1。试问两种方案治疗该肿瘤的疗效有无不同？

表 6-1　两种方案治疗肿瘤 5 年生存率比较

治疗方案	生存例数	死亡例数	合　计	生存率(%)
化疗	a 59(68.6)	b 41(31.4)	$a+b$ 100	59.0
化疗＋放疗	c 85(75.4)	d 25(34.6)	$c+d$ 110	77.3
合　计	$a+c$ 144	$b+d$ 66	$n=a+b+c+d$ 210	68.6

在表 6-1 内，基本数据 a,b,c,d 为 59，41，85，25，其他合计数据以及生存率都是由这 4 个基本数据计算所得，故称这种资料为四格表资料(four fold table)。

χ^2 检验的基本思想可通过式 6-5 来理解：

$$\chi^2 = \sum \frac{(A-T)^2}{T} \tag{6-5}$$

式中，A 为实际频数(actual frequency)，即每个格子的实际发生数，T 为理论频数(theoretical frequency)，是根据无效假设推算出来的，在检验假设 $H_0:\pi_1=\pi_2$ 时，有

$$T_{RC}=\frac{n_R n_C}{n} \tag{6-6}$$

式 6-6 中，R 表示行(row)，C 表示列(column)，T_{RC} 表示第 R 行第 C 列的理论频数，n_R 表示第 R 行的合计数，n_C 表示第 C 列的合计数，n 为两组合计例数。如例 6-1 假设两种方案治疗该肿瘤的疗效相同，均等于合计的生存率 68.6%(144/210)，则化疗组的理论生存人数 $T_{11}=(100\times144)/210=68.6$，化疗＋放疗组的理论生存人数 $T_{21}=(110\times144)/210=75.4$，由此类推，可计算出两组理论上的死亡人数分别为 31.4 和 34.6(见表 6-1 括号内)。

χ^2 检验反映的是实际频数与理论频数的吻合程度。若检验假设 H_0 成立，实际频数与理论频数相差就不应该太大，因此得到较大 χ^2 值的可能性较小；反之，若实际频数与理论频数相差较大，则 χ^2 相应地也大，H_0 成立的可能性变小。当 $\chi^2\geqslant\chi^2_\alpha$ 时，$P\leqslant\alpha$，则在 α 水准上，拒绝 H_0，接受 H_1，可认为两样本率来自不同总体；当 $\chi^2<\chi^2_\alpha$ 时，$P>\alpha$，则无理由拒绝 H_0，可认为两样本率来自同一总体。

χ^2 的大小还受格子数多少的影响，因每个格子 $(A-T)^2/T$ 均为正数，所以格子数越多，则自由度(ν)越大，χ^2 值也越大。自由度为

$$\nu=(R-1)(C-1) \tag{6-7}$$

二、完全随机设计

(一) 四格表资料

在第二章中已介绍了完全随机设计，若是两组资料对比，同时效应指标是两分类变量(结果取值如阳性、阴性，生存、死亡，有毒副作用、无毒副作用等)，这样的研究结果可整理成形如表 6-2 的四格表。

表 6-2　完全随机设计两样本率比较的四格表

处理	属性		合计
	+	−	
1	$a(T_{11})$	$b(T_{12})$	n_1
2	$c(T_{21})$	$c(T_{22})$	n_2
合计	m_1	m_2	n

1. 四格表资料的 χ^2 检验

以例 6-5 资料说明四格表资料的 χ^2 检验的一般步骤。

【例 6-6】 (1) 建立假设，确定检验水准

H_0：两种治疗方案的总体生存率相等，$\pi_1=\pi_2$

H_1：两种治疗方案的总体生存率不等，$\pi_1\neq\pi_2$

$\alpha=0.05$

(2) 计算理论频数

按式 6-6 计算理论数，见表 6-1 括号内。

(3) 计算 χ^2 值

按式 6-5 和式 6-7 计算检验统计量值和相应的自由度。

$$\chi^2=\frac{(59-68.6)^2}{68.6}+\frac{(41-31.4)^2}{31.4}+\frac{(85-75.4)^2}{75.4}+\frac{(25-34.6)^2}{34.6}=8.115$$

$\nu=(2-1)(2-1)=1$

(4) 确定 P 值，作出推断结论

查 χ^2 界值表(附表 8)得 $\chi^2_{0.01(1)}=6.63$，本例 $\chi^2=8.164>6.63$，$P<0.01$，按 $\alpha=0.05$ 的检验水准，拒绝 H_0，接受 H_1，可认为两种治疗方案的总体生存率不相等，对该肿瘤用化疗＋放疗方案的生存率较高，远期效果较好。

2. 四格表资料的 χ^2 检验专用公式

从理论频数和 χ^2 值的计算可见，所用到的全部信息都是四格表中的四个基本数据。因此，经过数学推导可以直接计算 χ^2 值（式 6-8），称为四格表资料的 χ^2 检验专用公式，这就省去了计算理论频数的过程。

$$\chi^2=\frac{(ad-bc)^2 n}{(a+b)(c+d)(a+c)(b+d)} \tag{6-8}$$

式中，a,b,c,d 分别是四格表中的四个实际频数，n 为总例数。将例 6-5 的资料代入式 6-8 计算得

$$\chi^2=\frac{(59\times25-41\times85)^2\times210}{100\times110\times144\times66}=8.115$$

结果与前面计算相同。

3. 四格表资料的 χ^2 检验的连续性校正

英国统计学家 F. Yates 认为 χ^2 分布是一种连续性分布，而四格表中的资料属离散型，由此得到的 χ^2 统计量的抽样分布也是离散的。为改善 χ^2 统计量分布的连续性，他建议将实际频数与理论频数之差的绝对值减去 0.5 以作校正，称 χ^2 检验的 Yates's 校正，用 χ_c^2 表示。其计算用式 6-9 或式 6-10。

$$\chi_c^2=\sum\frac{(|A-T|-0.5)^2}{T} \tag{6-9}$$

$$\chi_c^2=\frac{\left(|ad-bc|-\frac{n}{2}\right)^2 n}{(a+b)(c+d)(a+c)(b+d)} \tag{6-10}$$

式 6-9 是式 6-5 的校正，式 6-10 是式 6-8 的校正，两者是等价的。对于四格表的连续性校正，统计学家尚有不同的意见。持连续性校正观点者认为：连续性校正可使 χ^2 检验统计量抽样分布的连续性和平滑性得到改善，从而减低第一类错误的概率。持相反观点者认为：连续性校正虽然可以减低第一类错误的概率，但也或多或少增加了第二类错误的概率，结论过于保守。

一般情况下，四格表资料统计方法的选择应考虑以下情况：① 四格表中所有格子 $T\geqslant5$，且 $n\geqslant40$ 时，χ^2 检验不必校正；② 四格表中任一格子出现 $1\leqslant T<5$，且 $n\geqslant40$ 时，χ^2 检验应行连续性校正；③ 四格表中任一格子出现 $T<1$ 或 $n<40$，不可用 χ^2 检验，只能用 Fisher 确切概率法（Fisher exact probabilities）。

【例 6-7】 某医院用黄芪注射液和胎盘球蛋白进行穴位注射，防治小儿支气管哮喘，结果如表 6-3，试比较两组有效率有无差别。

表 6-3 两组疗法有效率比较

级别	有效人数	无效人数	合计	有效率(%)
黄芪组	83(85.34)	9(6.66)	92	90.22
胎球组	58(55.66)	2(4.34)	60	96.67
合计	141	11	152	92.76

$H_0: \pi_1=\pi_2$

$H_1: \pi_1\neq\pi_2$

$\alpha=0.05$

本例 $n>40$,但有一个格子 $1<T<5$,故需用校正公式计算 χ^2 值。

$$\chi_c^2=\frac{\left(|83\times2-9\times58|-\frac{152}{2}\right)^2\times152}{(83+9)(58+2)(83+58)(9+2)}=1.39$$

$\nu=(2-1)(2-1)=1$

查表得 $\chi^2_{0.05(1)}=3.84$,现 $1.39<3.84$,$P>0.05$,故按 $\alpha=0.05$ 水准接受 H_0,可认为两组总体有效率无差别。

4. 精确概率检验法

当四格表资料中若 $n<40$ 或出现任一格子 $T<1$,需改用四格表资料的 Fisher 确切概率。该法理论依据是超几何分布(hypergeometric distribution),并非 χ^2 检验的范畴。但由于在实际应用中常用它作为四格表资料假设检验的补充,故将此法列入本节介绍。

四格表资料精确概率检验法的基本思想是:在周边合计数不变的条件下,四格表中的实际频数 a,b,c,d 可有多种组合,每种组合下的四格表出现概率可用特定公式计算。检验时,先求各种所需组合中每一种组合出现的概率,再求各种所需组合四格表出现的概率总和,与 α 比较后便可作出推断。所谓所需组合是指各种组合四格表中的 $|A-T|\geqslant$ 实际样本四格表 $|A-T|$ 的组合。单侧检验时只需求出一侧所需组合的概率总和,双侧检验时则需求出两侧所需组合概率总和。

各种组合下每种组合四格表出现概率的计算公式为:

$$P_r=\frac{(a+b)!(c+d)!(a+c)!(b+d)!}{a!b!c!d!n!} \tag{6-11}$$

式中,!表示阶乘,$n!=1\times2\times3\times4\times\cdots\times n$,数学上规定 $0!=1$。其余符号意义同四格表 χ^2 检验。数理统计可证明,各种组合四格表出现概率的分布服从超几何分布,且总和为 1。

【例 6-8】 某医生为研究乙肝免疫球蛋白预防胎儿宫内感染 HBV 的效果,将 33 例 HBsAg 阳性孕妇随机分为预防注射组和非预防组,结果见表 6-4。试问两组新生儿的 HBV

总体感染率有无差别？

表 6-4　两组新生儿 HBV 感染率的比较

组别	阳性	阴性	合计	感染率(%)
预防注射组	4	18	22	18.18
非预防组	5	6	11	45.45
合计	9	24	33	27.27

本例 $n=33<40$，宜用四格表资料的 Fisher 确切概率法直接计算累计概率。在四格表周边合计数不变的条件下，本资料 a,b,c,d 共有 10 种组合四格表（组合数为周边合计数中最小数＋1），现将 10 种组合四格表及其概率与 $|A-T|$ 值排列如表 6-5 所示：

表 6-5　10 种组合四格表及其概率与 $|A-T|$ 值

组合号	①	②	③	④	⑤
组合	0　22 9　2	1　21 8　3	2　20 7　4	3　19 6　5	4　18 5　6
P_r	0.000 001 43	0.000 094 12	0.001 976 56	0.018 447 85	0.087 627 28
$\|A-T\|$	6	5	4	3	2
组合号	⑥	⑦	⑧	⑨	⑩
组合	5　17 4　7	6　16 3　8	7　15 2　9	8　14 1　10	9　13 0　11
P_r	0.225 327 286	0.319 213 656	0.243 210 404	0.091 203 90	0.012 897 52
$\|A-T\|$	1	0	1	2	3

各种组合的排列方法是：以周边合计数不变为前提、实际样本组合为基础（本例第⑤号组合为实际样本组合），朝左排时，a,b 中小者依次减 1，大者依次加 1，c,d 作相应变动；朝右时相反，直到 a,b,c,d 中出现 0 为止。

从各种组合下四格表出现概率来看，中间组合四格表的出现概率 P_r 大，越往两边 P_r 越小，$|A-T|$ 则相反。$|A-T|$ 的求法是：由于四格表中 4 个 $|A-T|$ 相等，且理论频数 T 不随实际频数 A 的变化而改变，故只需求出一个 T 便可知所有 $|A-T|$。本例求与实际数 a 相应的 $T_{1.1}=22\times9\div33=6$，则实际组合样本组合 $|A-T|=|4-6|=2$，其余类推。

检验步骤如下：

(1) 建立检验假设，确定检验水平

H_0：$\pi_1=\pi_2$，即两组新生儿 HBV 的总体感染率相等

H_1：$\pi_1\neq\pi_2$，即两组新生儿 HBV 的总体感染率不等

$\alpha=0.05$

(2) 列出各种所需组合的四格表

实际检验时并不需要列出所有组合下的四格表,只需列出所需组合四格表,即 $|A-T|>$ 实际样本组合的 $|A-T|$,以及实际样本本身。本例所需组合共六种,即组合①、②、③、④、⑤和⑩。

(3) 计算 P 值

① 求实际样本组合 P_r 值:

$$P_{r5}=\frac{22!11!9!24!}{4!18!5!6!33!}=0.087\ 627\ 28$$

② 求其他所需组合 P_r 值(见表 6-5)。

③ 求各所需组合 P_r 值总和即为 P 值。

本例 P_{r1},P_{r2},P_{r3},P_{r4},P_{r5} 和 P_{r10} 满足条件,累计概率为:

$$P=P_{r1}+P_{r2}+P_{r3}+P_{r4}+P_{r5}+P_{r10}\approx 0.121\ 0$$

(4) 结果推断

因 $P\approx 0.121\ 0$,$P>0.05$,按 $\alpha=0.05$ 的检验水准不拒绝 H_0,尚不能认为预防注射与非预防的新生儿 HBV 的总体感染率不等。

(二) 行×列表资料

若是多组资料对比,效应指标是两分类变量,这样的研究结果就是多个率的比较;当然也可是列数大于 2 或行数、列数都大于 2 的情形,这样的资料统称为行×列表资料或 $R\times C$ 表资料。其基本数据有以下三种情况:① 多个样本率比较时,有 R 行 2 列,称为 $R\times 2$ 表;② 两个样本的构成比比较时,有 2 行 C 列,称 $2\times C$ 表;③ 多个样本的构成比比较,有 R 行 C 列,称为 $R\times C$ 表。

行×列表资料的 χ^2 检验仍可用 χ^2 公式,即式 6-5 计算检验统计量 χ^2 值。因该式需先计算理论频数 T_{RC},计算较繁琐,化简后得行×列表资料 χ^2 检验的专用公式:

$$\chi^2=n\left(\sum\frac{A^2}{n_R n_C}-1\right),\quad \nu=(R-1)(C-1) \qquad (6\text{-}12)$$

式中各符号的意义同前。

1. 行×列表资料 χ^2 检验

【例 6-9】 某医院用 3 种穴位针刺治疗急性腰扭伤,结果见表 6-6。试问 3 组治愈率有无差别?

表 6-6　针刺不同穴位治愈率比较

穴　位	治愈数	未愈数	合　计	治愈率(%)
后溪穴	82(56.7)	18(43.3)	100	82.0
人中穴	50(56.7)	50(43.3)	100	50.0
腰痛穴	38(56.7)	62(43.3)	100	38.0
合　计	170	130	300	56.7

表 6-6 资料为 3 组治愈率比较，属于双向无序 $R\times C$ 表。分析时，可先作 χ^2 检验，然后在多组间差别有显著性时，可再作两两比较。

(1) 建立假设、确定检验水准

H_0：3 组总体治愈率相等

H_1：3 组总体治愈率不相等或不全相等

$\alpha=0.05$。

(2) 计算理论数

按式 6-6 计算理论数 T(见表 6-6 括号内数字)，本例 T 均大于 5。

(3) 计算 χ^2 值

将数据代入式 6-5，得：

$$\chi^2=\frac{(82-56.7)^2}{56.7}+\frac{(18-43.3)^2}{43.3}+\frac{(50-56.7)^2}{56.7}+\frac{(50-43.3)^2}{43.3}+\frac{(38-56.7)^2}{56.7}+\frac{(62-43.3)^2}{43.3}=42.14$$

式 6-12 与式 6-5 完全等价，将表 6-5 数据代入式 6-12，得：

$$\chi^2=300\times\left(\frac{82^2}{100\times170}+\frac{18^2}{100\times130}+\frac{50^2}{100\times170}+\frac{50^2}{100\times130}+\frac{38^2}{100\times170}+\frac{62^2}{100\times130}-1\right)=42.14$$

(4) 确定 P 值，作出推断

本例自由度 $\nu=(3-1)(2-1)=2$，查 χ^2 界值表得 $\chi^2_{0.005(2)}=10.60$，本例 $\chi^2>\chi^2_{0.005(2)}$，$P<0.005$，故按 $\alpha=0.05$ 的水准拒绝 H_0，接受 H_1，可认为 3 组穴位的治愈率不同或不全相同。

2. 行×列表 χ^2 检验的注意事项

(1) 注意理论数的大小

一般认为，行×列表资料作 χ^2 检验时，理论频数不应小于 1，或 $1\leqslant T<5$ 的格子数不宜超过格子总数的 1/5。若出现上述情况，可通过以下方法解决：① 最好是增加样本含量，使理论频数 T 增大；② 根据专业知识，考虑能否将理论频数太小的行或列与性质相近的邻行

或邻列合并；③ $R \times C$ 表的 Fisher 确切概率法（只能借助有关统计软件计算，读者可参阅有关书籍）；④ 似然比 χ^2 检验（见有关专著）。

（2）最小理论数求法

上述 χ^2 检验时，采用专用公式计算 χ^2 值无须理论数，但也必须求出最小理论数，观察其大小是否满足上述各项条件。用行、列合计数中最小者相乘除以总例数即得到最小理论数，即

$$T_{\min} = \frac{n_{R(\min)} \cdot n_{C(\min)}}{n}$$

（3）多组资料比较

经 χ^2 检验拒绝 H_0 时，只能认为多组间总的看差别有显著性，并不说明两两之间差别有显著性。若需分析两两之间构成差别的显著性，可采用 χ^2 分割法或改变检验水准法进行分析。

3. 行×列表资料的两两比较

多组样本率或构成比比较，经 χ^2 检验后差别有统计学意义，可根据需要作进一步的两两比较。行×列表资料的两两比较可采用 χ^2 分割法或改变检验水准法。

（1）χ^2 分割法

χ^2 分割法是利用 χ^2 值的可加性原理，对原行×列表中率或构成比相差小的两组单独列成分割表；进行 χ^2 检验后，如结果有差别则保留原分组，如无差别则合并成一组，再与其他相差较小的组作比较，直到留下的行或列之间均有差别。

【例 6-10】 以表 6-6 资料为例进行卡方分割检验。因人中穴组和腰痛穴组治愈率相差较小，先对其进行检验，列成表 6-7。

表 6-7 人中穴和腰痛穴组 χ^2 分割表

穴 位	治愈率	未愈数	合 计
人中穴	20	20	40
腰痛穴	24	38	62
合 计	44	58	102

按四格表资料处理，求得 $\chi^2 = 1.26$，$\nu = 1$，$\chi^2_{0.05(1)} = 3.84$，现 $\chi^2 < 3.84$，$P > 0.05$，说明两组治愈率无差别，将其实际数合并后再与后溪穴组进行比较，列成表 6-8。

表 6-8　合并后的 χ^2 分割表

穴　位	治愈率	未愈数	合　计
后溪穴	80	18	98
人中穴和腰痛穴	44	58	102
合　计	124	76	200

按四格表处理，求得 $\chi^2=31.95$，$\upsilon=1$，$\chi^2_{0.005(1)}=7.88$，现 $\chi^2>7.88$，$P<0.005$，说明两组总体治愈率有差别。最后结论为：人中穴和腰痛穴两组治愈率无差别，而后溪穴与人中穴及腰痛穴之间的治愈率有差别。

(2) 改变检验水准法

为了使两两比较检验水准的总概率保持在原定显著性水平上(即保证不增加两两比较时犯第一类错误的概率)，需对 α 进行调整，调整的公式为：

$$\alpha'=\frac{\alpha}{2c} \tag{6-13}$$

式中，α'为调整后的检验水准，α 为原检验水准，c 为两两比较的次数。c 的求法有以下两种情况：

① 多个实验组与一个对照组比较时，$c=k-1$，k 为组数，则有

$$\alpha'=\frac{\alpha}{2(k-1)} \tag{6-14}$$

② 多组间两两比较时，$c=k(k-1)/2$，k 为组数，则有

$$\alpha'=\frac{\alpha}{k(k-1)} \tag{6-15}$$

分析时，先列出两两比较的四格表，按四格表 χ^2 检验方法求得 χ^2 值，然后查附表 8 确定 P 值，最后求得 α'后与 P 值比较，作出相应的推断。

现以例 6-9 为例，说明分析步骤。

(1) 建立检验假设，确定检验水平

H_0：两两比较的总体治愈率相等

H_1：两两比较的总体治愈率不等

$\alpha=0.05$

(2) 列两两比较表

本例为 3 组间的两两比较，需比较 3 次，分别列于表 6-9。

表 6-9　χ^2 分割简表

后溪穴	82	18	人中穴	50	50	后溪穴	82	18
人中穴	50	50	腰痛穴	38	62	腰痛穴	38	62
	$\chi^2=22.82$			$\chi^2=2.92$			$\chi^2=40.33$	
	$P<0.001$			$P>0.05$			$P<0.001$	

(3) 求 χ^2 值

按四格表资料计算 χ^2 值，结果见表 6-9。

(4) 确定 P 值

以 $\nu=1$ 查 χ^2 值表得：

$\chi^2_{0.05}(1)=3.84$，$\chi^2_{0.001}(1)=10.83$

(5) 求 α'

以 $\alpha=0.05$，组数 $k=3$，代入式 6-15，得：

$$\alpha'=\frac{0.05}{3(3-1)}=0.0083$$

(6) 作出推断

后溪穴与人中穴比较，$P<\alpha'$，两组治愈率差别有统计学意义；人中穴与腰痛穴比较，$P>\alpha'$，两组治愈率差别无统计学意义；后溪穴与腰痛穴比较，$P<\alpha'$，两组治愈率差别有统计学意义。

三、配对设计

配对设计是医学研究中常用的设计方法之一，已在第二章第四节中阐述。若效应指标是两分类变量，即其结果只有两种取值（如阳性、阴性），常用于比较两种检验方法检测同一指标结果是否有差别，这类问题的原始数据经过整理可以表示为配对四格表形式如表 6-10。

表 6-10　配对四格表的一般形式和符号

检验方法 1 的结果变量	检验方法 2 的结果变量		合　计
	阳性	阴性	
阳　性	a	b	n_1
阴　性	c	d	n_2
合　计	m_1	m_2	n

由表 6-10 得出：

检验方法 1 的结果变量的阳性率 $=\frac{n_1}{n}=\frac{a+b}{n}$；

检验方法 2 的结果变量的阳性率 $=\frac{m_1}{n}=\frac{a+c}{n}$；

两法结果变量阳性率之差 $=\frac{a+b}{n}-\frac{a+c}{n}=\frac{b-c}{n}$。

可见，两种检测方法结果变量的比较只和 b，c 有关，而与 a，d 无关。因此，对于配对设计其 χ^2 检验一般步骤如下：

H_0：两种方法的总体检测结果相同，即 $B=C$

H_1：两种方法的总体检测结果不相同，即 $B\neq C$

$\alpha=0.05$

若 H_0 成立，两种检测方法所示的结果不一致的两个格子理论频数都应该是 $(b+c)/2$。由 χ^2 检验基本公式得

$$\chi^2=\frac{\left[b-\frac{b+c}{2}\right]^2}{\frac{b+c}{2}}+\frac{\left[c-\frac{b+c}{2}\right]^2}{\frac{b+c}{2}}$$

化简后得到 χ^2 统计量的计算公式为：

$$\chi^2=\frac{(b-c)^2}{b+c},\quad \nu=1 \tag{6-16}$$

若 $b+c<40$，需对式 6-16 校正，校正公式为：

$$\chi_c^2=\frac{(|b-c|-1)^2}{b+c},\quad \nu=1 \tag{6-17}$$

式中，b 与 c 分别代表两种方法处理结果不同的实际频数。以上 χ^2 检验的思路是统计学家 McNemar 提出，故称为 McNemar 检验。将两变量不一致的总例数（$b+c$）视为固定值，在此条件下进行推断无需考虑两结果变量一致的例数 a 和 d 的大小。这类方法在统计学中称为条件推断方法。

【例 6-11】 某医生进行食物中微生物学检测，采用常规培养法和 ELISA 法进行检测，结果见表 6-11，试比较两种检测方法的结果有无差别。

表 6-11　两种检测方法的结果比较

常规培养法	ELISA 法		合　计
	+	−	
+	78	45	123
−	9	14	23
合　计	87	59	146

(1) 建立检验假设和确定检验水平

H_0：两种检测方法的总体结果相同

H_1：两种检测方法的总体结果不相同

$\alpha=0.05$

(2) 计算 McNemar χ^2 值

本例，$b+c>40$，按式 6-16 计算：

$$\chi^2=\frac{(45-9)^2}{45+9}=24.0$$

配对四格表的自由度 $\nu=1$。

(3) 确定 P 值和判定结果

查附表 8，得 $\chi^2_{0.01(1)}=6.63$，$P<0.01$，按 $\alpha=0.05$ 的水准拒绝 H_0，认为两种检测方法结果有差别。

【本章小结】

本章介绍了分类资料的统计推断，包括率的抽样误差与标准误、总体率的区间估计、率和比的假设检验方法。

率与均数一样，也存在抽样误差，即样本率与总体率或各样本率之间存在着差异，这种差异称为率的抽样误差，率的抽样误差用率的标准误表示。根据样本含量 n 和样本率 p 的大小，总体率的可信区间可用精确概率法(查表法)或正态近似法估计。

当样本含量 n 足够大，样本率 p 和 $(1-p)$ 均不太小，且 np 和 $n(1-p)$ 均大于 5 时，样本率与总体率、两样本率间差别进行比较可用 u 检验。对于四格表资料，$T\geqslant5$，且 $n\geqslant40$ 时，用不校正公式计算 χ^2 值；$1\leqslant T\leqslant5$，且 $n\geqslant40$ 时，用连续性校正 χ^2 检验；$T<1$ 或 $n<40$，用 Fisher 确切概率法。多个样本率或构成比比较可采用行×列表 χ^2 检验，两两比较可采用 χ^2 分割法。配对设计的两分类资料的比较(配对四格表资料)可采用 McNemar 检验，如果 $b+c<40$应作校正。

【复习思考题】

1. 某校医随机抽取 120 名学生，发现 9 人感染沙眼，计算该校学生沙眼感染率的 95%的可信区间，可用________计算。

A. $p\pm1.96S$　　B. $p\pm2.58S$　　C. $p\pm1.96S_p$　　D. $p\pm2.58S_p$

E. 查表法

2. 两组分类配对资料比较，当 b+c<40 时，用________公式计算检验统计量来判断两组差异的适当。

A. $\frac{(b-c)^2}{b+c}$　　B. $\sum\frac{(|A-T|-0.5)^2}{T}$

C. $\sum\frac{|A-T|-0.5}{T}$　　D. $\frac{(|b-c|-1)^2}{b+c}$

E. $\frac{(ad-bc)^2 n}{(a+b)(c+d)(a+c)(b+d)}$

3. 四格表如果有一个实际数为 0，则________。

A. 不能作 χ^2 检验　　B. 可以作 χ^2 检验

C. 还不能决定是否可作 χ^2 检验　　D. 可用校正 χ^2 检验

E. 无法计算

4. 进行四个样本率比较的 χ^2 检验，如果 $\chi^2>\chi^2_{0.01(3)}$，可认为________。

A. 各总体率不同或不全相同　　B. 各总体率均不相同

C. 各总体率相同　　D. 三个样本率不相同

E. 各样本率不同或不全相同

5. 从甲、乙两文中，查到同类研究的两个率比较的四格表资料，对其进行 χ^2 检验，甲文 $\chi^2>\chi^2_{0.01(1)}$，乙文 $\chi^2>\chi^2_{0.05(1)}$，可认为________。

A. 两文结果有矛盾　　B. 两文结果基本一致

C. 甲文结果更可信　　D. 乙文结果更为可信

E. 甲文说明总体的差异较大

6. 四格表资料的 χ^2 检验，如果需要校正而未进行校正，结果________。

A. P 值不变　　B. P 值减小

C. P 值增大　　D. P 值可能增大，也可能减小

E. P 值等于零

7. 通常分析四格表在________情况下需要用 Fisher 确切概率计算法。

A. $T<5$　　B. $T<1$，或 $n<40$

C. $T<1$，且 $n<40$　　D. $1\leqslant T<5$，且 $n<40$

E. $T<5$，或 $n<40$

8. 四格表资料确切概率法为什么要求多种组合的概率总和？

9. 对于四格表资料，如何正确选用检验方法？

10. 在进行行×列表 χ^2 检验时，用哪些方法来解决理论频数过小的问题？

11. 某地男性成年人高血压患病率为 17%，经干预研究数年后，随机抽查 2 000 人，查出高血压患者 200 人，患病率为 10%。试问，经干预后该地成年男性高血压患病率是否降低？

12. 某医生用两种方法治疗脑血管栓塞,结果见下表。试问两种方法的疗效是否相同?

两种方法治疗脑血管栓塞效果比较

疗法	有效	无效	合计	有效率(%)
甲疗法	25	6	31	80.65
乙疗法	29	3	32	90.63
合计	54	9	63	85.71

13. 为比较甲、乙两种方法的诊断效果,某医生随机抽查100份血样,同时用甲、乙两种方法对血样进行检测,结果如下表。试问两种方法的检测结果有无差别?

甲、乙两种方法检测血样的结果

甲法	乙法	例数
+	+	40
+	−	10
−	+	25
−	−	25

第七章　两变量关系的统计描述与统计推断

客观世界中的种种现象可分为确定性现象和非确定性现象两类。因此，在某一现象或过程中变量之间的关系可能是确定性关系，也可能是非确定性关系。就两个变量而言，如果对一个变量的每个可能取值，另一个变量都有完全确定的值与之对应，则称这两个变量之间的关系呈函数关系。然而，在医学研究领域中，许多有关变量之间的关系并不是确定的，如儿童的年龄与体重、成人的年龄与血压之间的关系。一般说来，儿童年龄愈大，体重也重一些；成人年龄愈长者，血压也高些。这表明年龄与体重、年龄与血压之间确实存在着某种关系，但这种关系显然不是一一对应的函数关系。

研究两变量之间非确定性关系的统计方法又分为两类：一是研究变量间数量上依存关系用函数形式表示，用一个变量来推测另一变量的估计值及波动范围，即为回归分析（regression analysis）；二是只研究变量间相互关系的密切程度和变化趋势，并用适当的统计指标表达，即为相关分析（correlation analysis）。本章仅介绍这两类统计方法中最为简单和常用的直线回归与相关分析方法。

第一节　直线回归

一、直线回归的概念

【例 7-1】 某医生随机测量了 12 名正常儿童的尿肌酐含量，得到儿童的年龄与尿肌酐含量之间的关系（见表 7-1）。试分析儿童尿肌酐含量与年龄间的关系。

表 7-1　12 名正常儿童的年龄(岁)与尿肌酐含量(mmol/24 h)数据

编号	1	2	3	4	5	6	7	8	9	10	11	12
年龄 X	13	12	11	8	9	10	6	11	10	8	12	7
尿肌酐含量 Y	3.54	3.23	3.01	2.60	3.09	3.42	2.48	3.23	3.36	2.56	3.18	2.65

为了更好地理解儿童年龄与尿肌酐含量之间的关系，我们以儿童年龄(X)为横轴，以测定的尿肌酐含量(Y)为纵轴，绘制散点图(scatter diagram)，如图 7-1 所示。

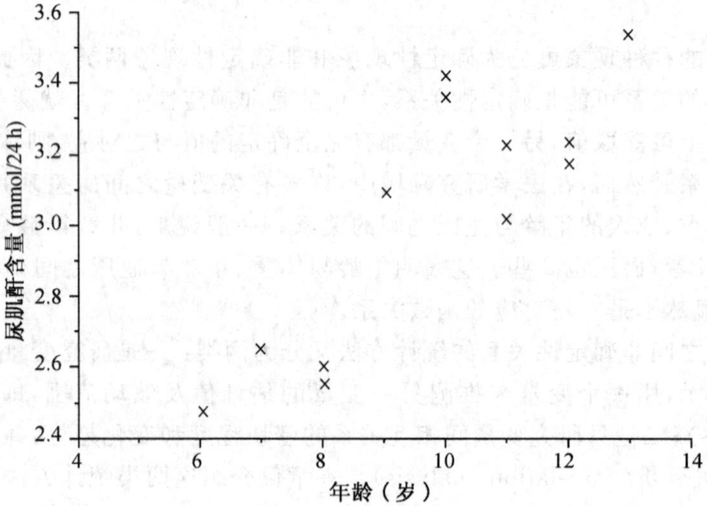

图 7-1　正常儿童的年龄与尿肌酐含量的散点图

如果各散点$(X_i, Y_i)(i=1,2,\cdots,n)$能大体分布在一条直线附近，就会联想到 X 与 Y 间确实存在着某种近似的直线关系。直线回归分析就是要定量描述这两个变量(儿童尿肌酐含量与年龄)的依存关系，这种依存关系可以借助函数的表达式(式 7-1)进行描述，为了区别于一般的函数，统计学称之为直线回归方程。

直线回归分析的主要内容包括：

① 找出变量间依存关系的近似数学表达式，即回归方程；

② 判断回归方程的效果是否具有统计学意义；

③ 通过回归方程来预测或控制另一变量的值。

在回归分析中，首先要确定自变量(independent variable)和应变量(dependent variable)。自变量用 X 表示，应变量用 Y 表示。如果在专业上存在较为明确的依赖关系，两个变量是容易确定的，如血糖与胰岛素水平间的关系，显然以血糖作为应变量较为合适，因血糖依赖于胰岛素水平改变而改变；有时从应用的角度来确定自变量与应变量，通常以容易得到的变量作为自变量，不容易得到的变量作为应变量，如体重与体表面积，常以前者作为自变量；在统计分析中，有时以严格控制或能精确测量的变量称为自变量，另一个与自变量有密切关系，但取值却具有随机性的变量作为应变量。

直线回归方程的一般表达式为：

$$\hat{Y}=a+bX \tag{7-1}$$

式中，X 为自变量，$\hat{Y}$（读作 y hat）为应变量 Y 的估计值（亦称回归值）；a，b 是决定回归直线的两个参数的估计值。a 是回归直线在 Y 轴上的截距（intercept），统计学称为常数项（constant），即 $X=0$ 时 Y 的估计值；b 是直线的斜率（slope），统计学称为回归系数（regression coefficient），表示当自变量 X 每改变一个单位时，应变量 Y 平均变化 b 个单位。

二、回归方程的建立与检验

如何求出式 7-1 中的两个系数 a 与 b，从而得到回归方程？统计学所依据的原则是最小二乘法（least squares method，LSM）——通俗地讲，LSM 是在图 7-1 中的各实测点与待求直线（回归线，见图 7-2）的铅垂（纵向）距离最近，使得 $\sum(Y-\hat{Y})^2$ 最小，在这个原则指导下可以求出回归线的截距 a、斜率 b。其具体做法如下：

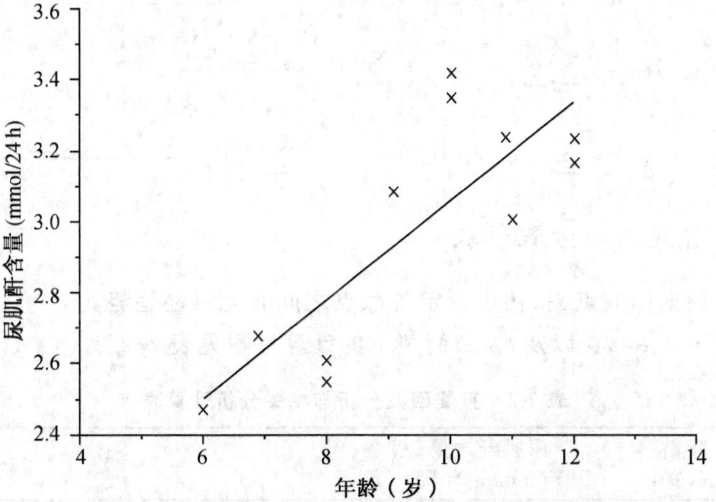

图 7-2　正常儿童的年龄与尿肌酐含量的回归线

令
$$Q=\sum(Y-\hat{Y})^2=\sum[Y-(a+bX)]^2 \tag{7-2}$$

要使式 7-2 达到最小，可取 Q 分别关于 a，b 的偏导数，并令其等于零。

$$\begin{cases}\dfrac{\partial Q}{\partial a}=-2\sum(Y-a-bX)=0\\ \dfrac{\partial Q}{\partial b}=-2\sum(Y-a-bX)X=0\end{cases}\tag{7-3}$$

得正规方程组：

$$\begin{cases}na+(\sum X)b=\sum Y\\ (\sum X)a+(\sum X^2)b=\sum XY\end{cases}\tag{7-4}$$

方程组(式 7-4)有唯一解：

$$b=\frac{\sum(X-\bar{x})(Y-\bar{y})}{\sum(X-\bar{x})^2}=\frac{\sum XY-\dfrac{\sum X\sum Y}{n}}{\sum X^2-\dfrac{(\sum X)^2}{n}}=\frac{l_{XY}}{l_{XX}}\tag{7-5}$$

$$a=\bar{y}-b\bar{x}\tag{7-6}$$

式中，$\bar{x}$，$\bar{y}$ 分别为 X，Y 的均数；l_{XX} 为 X 的离均差平方和，l_{YY} 为 Y 的离均差平方和，l_{XY} 为 X 与 Y 离均差积和，其计算公式分别为：

$$l_{XX}=\sum(X-\bar{x})^2=\sum X^2-\frac{(\sum X)^2}{n}\tag{7-7}$$

$$l_{YY}=\sum(Y-\bar{y})^2=\sum Y^2-\frac{(\sum Y)^2}{n}\tag{7-8}$$

$$l_{XY}=\sum(X-\bar{x})(Y-\bar{y})=\sum XY-\frac{(\sum X)(\sum Y)}{n}\tag{7-9}$$

（一）建立直线回归方程步骤

（1）由原始数据作散点图，初步判定各散点之间有无线性趋势。

（2）计算 $\bar{x}$，$\bar{y}$，l_{XX}，l_{XY} 以及 l_{YY}。例 7-1 的计算过程见表 7-2。

表 7-2　直线回归分析与相关分析计算表

编号	年龄 X(岁)	尿肌酐含量 Y(mmol/24 h)	X^2	Y^2	XY
1	13	3.54	169	12.531 6	46.02
2	12	3.23	144	10.432 9	38.76
3	11	3.01	121	9.060 1	33.11
4	8	2.60	64	6.760 0	20.80

续表

编号	年龄 X(岁)	尿肌酐含量 Y(mmol/24 h)	X^2	Y^2	XY
5	9	3.09	81	9.548 1	27.81
6	10	3.42	100	11.696 4	34.20
7	6	2.48	36	6.150 4	14.88
8	11	3.23	121	10.432 9	35.53
9	10	3.36	100	11.289 6	33.60
10	8	2.56	64	6.553 6	20.48
11	12	3.18	144	10.112 4	38.16
12	7	2.65	49	7.022 5	18.55
合　计	$\sum X=117$	$\sum Y=36.35$	$\sum X^2=1\,193$	$\sum Y^2=111.590\,5$	$\sum XY=361.90$

进一步计算得出：

$\bar{x}=9.75$，$\bar{y}=3.03$，$l_{XX}=52.25$，$l_{XY}=7.49$，$l_{YY}=1.48$

(3) 将数据 $\bar{x}$、$\bar{y}$，l_{XX}，l_{XY} 代入式 7-5 和式 7-6，可得到回归系数和常数项。

$$b=\frac{l_{XY}}{l_{XX}}=\frac{7.49}{52.25}=0.143\,3$$

$$a=\bar{y}-b\bar{x}=3.03-0.143\,3\times 9.75=1.632\,0$$

本例回归系数 $b=0.143\,3$，表明正常儿童每增加 1 岁，体内肌酐含量平均增加 0.143 3 mmol/24 h。截距 $a=1.632\,0$，理论上可以说刚出生 0 岁儿童的基础肌酐含量已经达到1.632 0 mmol/24 h(常数项有时无实际意义，事实上本例这样的解释是毫无意义的)。

(4) 建立直线回归方程：$\hat{Y}=1.632\,0+0.143\,3X$。

(二) 直线回归方程的检验

前面所求得的回归方程是否能表达 X 与 Y 存在直线关系，这是回归分析首要考虑的问题。我们知道，即使 X,Y 的总体回归系数 β 为零(总体并不存在回归关系)，由于存在抽样误差，其样本回归系数 b 也不一定为零。即无论 Y 对 X 的回归是否为线性函数，线性方程 $\hat{Y}=a+bX$ 都可能成立。因此，即使当用样本计算出不等于零的回归系数 b 后，还不能武断下结论为 $\beta\neq 0$，即不能确定 X 与 Y 间是否一定存在线性回归关系。我们还须考虑回归系数的抽样误差问题，对 β 是否为零进行假设检验。回归系数的假设检验可用方差分析或 t 检验。

1. 方差分析方法

在进行假设检验之前，先对应变量 Y 的离均差平方和 l_{YY} 进行分析。绘制应变量 Y 的平方和划分示意图(图 7-3),图中任一点 $P(X,Y)$ 点的纵坐标被回归直线$\hat{Y}$与均数 $\bar{y}$ 截成三个线段。

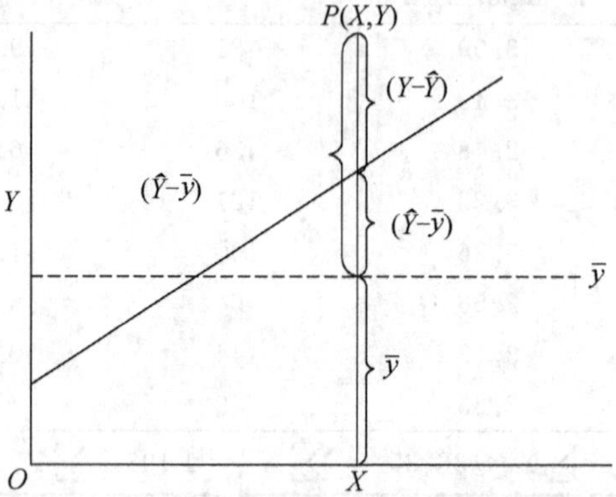

图 7-3 应变量 Y 的平方和划分示意图

第一段 $\bar{y}$ 是应变量 Y 的均数。表示当 $|b|=0$ 时实测值 Y 的走向。此时 Y 与 X 没有任何线性关系。

第二段 $(\hat{Y}-\bar{y})$,即估计值$\hat{Y}$与均数 $\bar{y}$ 之差,它与回归系数的大小有关。$|b|$越大,$\hat{Y}$与 $\bar{y}$ 之差越大,反之亦然。这是由于回归变异造成,即由自变量 X 所解释的部分。

第三段 $(Y-\hat{Y})$,表示 P 点到达回归直线的纵向距离,即实测值 Y 与$\hat{Y}$之差,是由于随机误差所造成。这一部分变异是自变量 X 解释所剩余下的,称为剩余误差或残差。

上述三线段的代数和为:

$$Y=\bar{y}+(\hat{Y}-\bar{y})+(Y-\hat{Y})$$

即

$$Y-\bar{y}=(\hat{Y}-\bar{y})+(Y-\hat{Y})$$

这里的 P 点是散点图中任取的一点,将全部点都按上述方法处理,并将等式两边平方后再求和,则有:

$$\sum(Y-\bar{y})^2=\sum(\hat{Y}-\bar{y})^2+\sum(Y-\hat{Y})^2$$

上述关系用符号表示为:

$$SS_{总}=SS_{回}+SS_{剩} \tag{7-10}$$

式中,$SS_{总}$ 为应变量 Y 的离均差平方和 l_{YY},又称总平方和(total sum of square),它说明在未考虑 X 与 Y 的回归关系时,应变量 Y 取值的变异。

$SS_{回}$ 为回归平方和(regression sum of square),它反映应变量 Y 的总变异中由于 X 与 Y 的直线关系而使 Y 变异的部分,也就是在总平方和中可以用自变量 X 解释的部分。$SS_{回}$越大,说明回归效果越好。

$SS_{剩}$ 为剩余平方和(residual sum of square),亦称为残差平方和。它反映 X 对 Y 的线

性影响之外的一切因素(包括 X 对 Y 的非线性影响及其他一切未加控制的随机因素)对 Y 变异的作用,也就是在总平方和中无法用 X 解释的部分。在散点图中,各实测点离回归直线越近,$\sum(Y-\hat{Y})^2$ 也就越小,说明直线回归的估计误差越小。

上述三离均差平方和,各有其相应的自由度 ν,并有如下关系:

$$\nu_{总}=\nu_{回}+\nu_{剩}$$

$$\nu_{总}=n-1, \nu_{回}=1, \nu_{剩}=n-2 \tag{7-11}$$

在实际运算过程中,用式 7-12 和 7-13 可简化运算过程。

$$SS_{回}=\sum(X-\overline{x})(Y-\overline{y})=bl_{XY}=\frac{l_{XY}^2}{l_{XX}}=b^2 l_{XX} \tag{7-12}$$

$$SS_{剩}=SS_{总}-SS_{回}$$

方差分析的基本思想就是:将 $SS_{总}$ 分解为 $SS_{回}$ 与 $SS_{剩}$ 两部分,相应的自由度也进行分解。然后按公式 7-13 计算检验统计量 F 值。

$$F=\frac{\frac{SS_{回}}{\nu_{回}}}{\frac{SS_{剩}}{\nu_{剩}}}=\frac{MS_{回}}{MS_{剩}} \tag{7-13}$$

$$\nu_{回}=1, \nu_{剩}=n-2$$

现对例 7-1 资料所得回归方程 $\hat{Y}=1.632\,0+0.143\,3X$ 进行检验,说明该回归方程有无统计学意义。实质上,对回归方程检验就是对回归系数检验,检验其是否来自总体回归系数为零的总体。

H_0:总体回归系数 $\beta=0$,即正常儿童的年龄与尿肌酐含量之间无直线回归关系

H_1:总体回归系数 $\beta\neq0$,即正常儿童的年龄与尿肌酐含量之间存在直线回归关系

$\alpha=0.05$

将有关数值列成方差分析表,如表 7-3。

表 7-3　回归系数检验方差分析表

变异来源	SS	ν	MS	F 值
总变异	1.480 3	11		
回归	1.073 0	1	1.073 0	26.363 6
剩余	0.407 3	10	0.040 7	

以 $\nu_1=1, \nu_2=10$,查 F 界值表,得 $F_{0.01(1,10)}=10.04$,现 $F=26.34>F_{0.01(1,10)}$,所以 $P<0.01$,按 $\alpha=0.05$ 的水准,拒绝 H_0,接受 H_1,可以认为该调查研究中的正常儿童的年龄与尿肌酐含量之间存在直线回归关系,即所拟合的样本直线回归方程有意义。

2. t 检验方法

H_0：总体回归系数 $\beta=0$，即正常儿童的年龄与尿肌酐含量之间无直线回归关系

H_1：总体回归系数 $\beta\neq0$，即正常儿童的年龄与尿肌酐含量之间存在直线回归关系

$\alpha=0.05$

$$t_b=\frac{|b-0|}{S_b} \tag{7-14}$$

S_b 为样本回归系数的标准误，其计算公式为：

$$S_b=\frac{S_{Y\cdot X}}{\sqrt{l_{XX}}} \tag{7-15}$$

式中，$S_{Y\cdot X}$ 为剩余标准差（standard deviation of residuals），亦称标准估计误差（standard error estimation）。

$$S_{Y\cdot X}=\sqrt{\frac{\sum(Y-\hat{Y})^2}{n-2}} \tag{7-16}$$

$$\sum(Y-\hat{Y})^2=l_{YY}-\frac{l_{XY}^2}{l_{XX}} \tag{7-17}$$

本例中有：

$$\sum(Y-\hat{Y})^2=1.48-\frac{(7.49)^2}{52.25}=0.406\ 3$$

$$S_{Y\cdot X}=\sqrt{\frac{\sum(Y-\hat{Y})^2}{n-2}}=\sqrt{\frac{0.406\ 3}{12-2}}=0.201\ 6$$

$$S_b=\frac{S_{Y\cdot X}}{\sqrt{l_{XX}}}=\frac{0.201\ 6}{\sqrt{52.25}}=0.027\ 9$$

$$t_b=\frac{|b-0|}{S_b}=\frac{|0.143\ 3-0|}{0.027\ 9}=5.136\ 2$$

$\nu=12-2=10$

查 t 界值表，$t_{0.001(10)}=4.587$，$t_b>t_{0.001(10)}$，$P<0.001$，按 $\alpha=0.05$ 水准拒绝 H_0，接受 H_1，认为正常儿童的年龄与尿肌酐含量之间存在直线回归关系，即所拟合的样本直线回归方程有统计学意义。

三、直线回归方程的应用

（一）描述两变量间的依存关系

经过回归系数的假设检验后，若回归方程有统计学意义，认为两变量间存在着直线回归

关系，则可用直线回归方程$\hat{Y}=a+bX$来定量地描述两变量间的依存关系。由例 7-1 算得的回归方程$\hat{Y}=1.6320+0.1433X$就是儿童尿肌酐含量与年龄之间依存关系的定量表达式。

（二）利用回归方程进行预测

这是回归方程的一个重要的应用。所谓预测（forecast）就是把预测因子（自变量 X）代入回归方程对预报量（应变量 Y）进行估计，其波动范围可按求 Y 值容许区间的方法计算。

Y 值的$(1-\alpha)$的容许区间可按下式计算：

$$\hat{Y}\pm t_{\alpha(n-2)}S_Y \tag{7-18}$$

$$S_Y=S_{Y\cdot X}\sqrt{1+\frac{1}{n}+\frac{(X-\bar{x})^2}{\sum(X-\bar{x})^2}} \tag{7-19}$$

在例 7-1 中，预测某地区 11 岁儿童的肌酐含量所在范围可作如下计算：

$$S_Y=0.2016\times\sqrt{1+\frac{1}{12}+\frac{(11-9.75)^2}{52.25}}=0.2127$$

按 $\alpha=0.05$，$\nu=12-2$，查 t 界值表得 $t_{0.05(10)}=2.228$，又因$\hat{Y}=1.6320+0.1433\times11=3.2083$，按式 7-18，肌酐含量 95%容许区间为：

$(3.2083-2.228\times0.2127,3.2083+2.228\times0.2127)=(2.7344,3.6822)$

因此，预测该地区 11 岁正常儿童肌酐含量的波动范围为 2.734 4～3.682 2 mmol/24 h。

（三）利用回归方程进行统计控制

所谓统计控制就是利用回归方程进行逆估计，即通过控制自变量 X 的取值来实现应变量 Y 在一定范围内波动。

【例 7-2】 某医生以 20 例糖尿病患者研究血糖（mmol/L）与胰岛素（mU/L）间的关系，建立了血糖（Y）与胰岛素（X）的回归方程为$\hat{Y}=18.965-0.463X$，剩余标准差 $S_{Y\cdot X}=1.672$。现欲使某糖尿病患者的血糖水平控制在正常范围上限 6.72 mmol/L 之内，试问该患者血中的胰岛素应控制在什么水平上？

取 95%的控制水准，按式 7-18，以 $S_{Y\cdot X}$代替 S_Y，将 6.72 作为单侧预测区间的 95%的上限，则有：

$\hat{Y}+t_{0.05(18)}S_{Y\cdot X}=6.72$

已知 $S_{Y\cdot X}=1.672$，按自由度 18 查 t 界值表，单侧 $t_{0.05(18)}=1.734$，则：

$(18.965-0.463X)+1.734\times1.672=6.72$

解上述方程得 $X=32.71$。因此，只要将胰岛素水平控制在 32.71 mU/L 以上，就有 95%可能使血糖不超过正常范围上限 6.72 mmol/L。

第二节 直线相关

一、直线相关的概念

直线相关分析不同于直线回归能反映两变量之间的依存关系，它的基本任务是根据 X，Y 的测量数据，分析两变量间有无线性关系及关系的密切程度和方向。直线相关分析的任务是计算相关系数并对其进行是否具有统计学意义的检验，相关系数是定量分析 X，Y 两个变量间直线关系的重要指标。

为了直观地描述两变量间的相关关系，仍可由散点图来说明关系的方向和密切程度。然而对于相关分析而言，理论上并无自变量、应变量之分，两变量的地位是平等的，两变量的关系是相互的。因此，这两变量分别称为第一变量和第二变量，为表述方便，仍用 X，Y 表示。

图 7-4 是医学实践中常见的几种散点图：

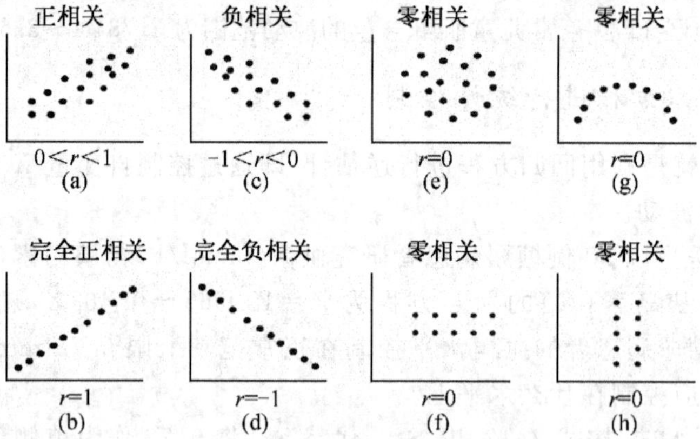

图 7-4 两变量相关关系示意图

图(a)表示两变量的散点呈椭圆形分布，线性变化趋势同向，为正相关(positive correlation)；

图(b)表示两变量之散点在一条直线上，即 X 与 Y 有函数关系，为完全正相关(perfect positive correlation)；

图(c)表示两变量的线性变化趋势反向，为负相关(negative correlation)；

图(d)表示两变量之散点亦在一条直线上，但趋势反向，为完全负相关(perfect negative correlation)；

图(e)表示散点呈圆形分布，无任何趋势，故 X 和 Y 无相关关系；

图(f)表示散点分布平行于 X 轴，表示 X 增加或减少时，Y 的取值范围并没有变化，故 X 和 Y 亦无相关关系；

图(g)中散点呈很规则的抛物线形，表示 X 和 Y 间有非线性关系；

图(h)与图(f)相似，Y 增加或减少时，X 的取值范围并没有变化，故两者亦无相关关系。

其中，图(e)～图(h)统称为零相关(zero correlation)，可见零相关并非指没有任何关系，而是特指没有线性关系。

二、相关系数的计算与检验

(一) 相关系数的定义

相关系数(correlation coefficient)又称为积差相关系数(coefficient of product-moment correlation)，皮尔逊相关系数(Pearson's correlation coefficient)、简单相关系数(simple correlation coefficient)等。它是说明具有线性关系的两个变量间相互关系的密切程度和方向的指标。样本相关系数用符号 r 表示，总体相关系数用希腊字母 ρ 表示，计算公式为：

$$r=\frac{\sum(X-\bar{x})(Y-\bar{y})}{\sqrt{\sum(X-\bar{x})^2\sum(Y-\bar{y})^2}}=\frac{l_{XY}}{\sqrt{l_{XX}l_{YY}}} \tag{7-20}$$

(二) 相关系数的意义

相关系数没有度量单位，其值为 $-1\leqslant r\leqslant 1$。r 为正值表示正相关，r 为负值表示负相关。$|r|$ 愈接近于 1，说明两变量间的关系愈密切，$|r|$ 等于 1 表示完全相关，$r=0$ 表示零相关。在生物医药领域，由于影响变量间关系的因素众多，完全相关的例子不多见，故 r 值通常在 -1 与 1 之间。

(三) 相关系数的计算

【例 7-3】 现仍以例 7-1 的资料，试分析某地区的正常儿童年龄与尿肌酐含量之间有无直线相关关系？

前面介绍的回归分析计算的中间结果为：

$$l_{XX}=\sum(X-\bar{x})^2=52.25$$

$$l_{YY}=\sum(Y-\bar{y})^2=1.48$$

$$l_{XY}=\sum(X-\bar{x})(Y-\bar{y})=7.49$$

按式 7-20 计算相关系数：

$$r=\frac{7.49}{\sqrt{52.25\times1.48}}=0.8517$$

（四）相关系数的假设检验

上述计算得出的相关系数 r 是样本相关系数，它是总体相关系数 ρ 的估计值。和其他统计量一样，根据样本资料计算出来的相关系数也有抽样误差，在 $\rho=0$ 的总体中随机抽样，由于抽样误差的影响，所计算得到的 r 值不一定恰好等于零。因此，在计算得到相关系数后，还不能根据 $|r|$ 的大小对 X,Y 间是否有相关关系作出判断，而应进行 r 是否来自 $\rho=0$ 的假设检验。相关系数的假设检验可用 t 检验法，其计算统计量 t 值的公式为：

$$t_r=\frac{r}{\sqrt{\frac{1-r^2}{n-2}}},\quad \nu=n-2 \tag{7-21}$$

在本例中，$r=0.8517$，$n=12$，代入公式，得：

$$t_r=\frac{0.8517}{\sqrt{\frac{1-(0.8517)^2}{12-2}}}\approx5.1362$$

查 t 界值表得 $t_{0.001(10)}=4.587$，现 $t_r>t_{0.001(10)}$，$P<0.001$，故可认为正常儿童的年龄与尿肌酐含量之间存在线性相关关系，而且是正相关关系。

相关系数的假设检验亦可按 $\nu=n-2$，直接查相关系数 r 界值表（附表 15），当 $|r|<r_{\alpha(\nu)}$ 时，$P>\alpha$；当 $|r|\geqslant r_{\alpha(\nu)}$ 时，$P\leqslant\alpha$。本例 $r=0.8517$，按 $\nu=n-2=12-2=10$，查 r 界值表，$r_{0.001(10)}=0.823$，因 $r>r_{0.001(10)}$，故 $P<0.001$。

不难验证在直线相关回归计算中，有下面关系式成立：

$$t_r=t_b=\sqrt{F} \tag{7-22}$$

说明在直线相关与直线回归中，相关系数 r 的 t 检验、回归系数的 t 检验与回归方程的方差分析是等价的。

第三节　直线回归与相关分析时的注意事项

一、直线回归与相关的区别与联系

（一）直线回归与相关的区别

（1）在资料要求上，相关分析要求 X，Y 为随机变量且都要服从双变量正态分布。而在回归分析中则分两种情况：如果 X 可以精确测量和严格控制，回归只要求应变量 Y 作为随机变量且服从正态分布，此种回归属于Ⅰ型回归；如果 X 和 Y 需要相互推断就属于Ⅱ型回归，要求 X，Y 测量数据须服从线性（linearity）、独立性（independence）、正态性（normality）和方差齐性（equal variance）四项前提，简称为 LINE。

（2）在应用上，回归分析用于说明两变量间的依存关系，可以用一个变量的数值推算另一个变量的数值；而相关分析用于说明两变量间的相互关系，描述两变量相互之间线性关系的密切程度和方向。此外，回归系数与原度量单位有关，而相关系数则无单位。

（二）直线回归与相关的联系

（1）正负符号：对于同一资料，计算 r 与 b 值的符号应该相同。

（2）假设检验：对于同一资料，r 与 b 的假设检验等价，检验统计量 t 值相等，即 $t_r=t_b$（见式 7-22）。

（3）r 与 b 换算关系如下：$b=r\sqrt{l_{XY}/l_{XX}}$。在Ⅱ型回归中：$r=b\sqrt{l_{XX}/l_{YY}}=\sqrt{b_{X\cdot Y}b_{Y\cdot X}}$。

（4）用回归解释相关：相关系数 r 的平方称为决定系数（coefficient of determination）。计算公式为：

$$r^2=\frac{l_{XY}^2}{l_{XX}l_{YY}}=\frac{l_{XY}^2/l_{XX}}{l_{YY}}=\frac{SS_{回}}{SS_{总}}$$

决定系数的值在 0～1 之间且无度量单位。决定系数表示应变量 Y 的总变异可由自变量 X 解释的部分占 Y 总变异的比例。因此，r^2 越接近于 1，说明 Y 的变量由 X 解释的比例越大，用回归方程进行预测越有统计学意义。

二、直线回归与相关分析时的注意事项

（1）作回归与相关分析要有实际意义。不要把毫无关联的两个事物或现象用作相关分析或回归分析。若事先不管两个变量间是否有实际意义，只凭散点图上一些杂乱的散点来绘制一条回归直线，也是毫无意义的。

（2）根据分析目的来选择变量及统计方法。相关分析的两个变量地位是平等的，无自变量与应变量之分，而回归分析要正确选择自变量和应变量；要注意两变量间的关系是否为线性，可事先绘制散点图，直观地观察两变量间的趋势，同时也可发现是否存在异常点（outlier），这些点很可能对正确评价两变量间的关系产生较大的影响。

（3）回归系数的统计学意义。不能仅根据回归系数假设检验的 P 值判断回归效果的优劣，因 P 值除与相关系数的大小有关外，还与样本含量有关。判断大样本回归系数的统计学意义时尤其要谨慎。若要说明回归的贡献大小，需用决定系数 r^2 作定量的度量。

（4）对相关分析的作用要正确理解。相关分析只是以相关系数来描述两个变量间直线关系的密切程度和方向，并不能阐明两事物或现象间存在联系的本质；即使存在相关关系，也并不能证明是因果关系（相关关系中有的是因果关系，有的不是因果关系）。要证明两事物间的内在联系，必须凭借专业知识从理论上加以阐明。但是，当事物间的内在联系尚未被认识时，可根据相关分析的数量关系给理论研究提供线索。

（5）回归方程的使用范围为自变量 X 原观察数据的范围，不能随意外推，因为并不知道在这些观察值的范围之外，两变量间是否也存在同样的直线关系。

（6）相关分析或回归分析无统计学意义也不完全等于没有任何关系，也可能存在非线性关系等。

第四节　等级相关

一、等级相关的概念

等级相关（rank correlation）属于非参数统计范畴，适用于下列情况：① 不服从双变量正态分布而不宜作线性相关分析的资料；② 总体数据的分布类型未知的资料；③ 原始数据是用等级资料表示的资料。等级相关的分析方法有多种，最常用的为 Spearman 法。

Spearman 等级相关的基本思想是：将 n 对观察值 X_i、Y_i 分别由小到大编秩，再对 X_i

和 Y_i 作秩变换，分别用秩次 R_X 和 R_Y 表示，样本等级相关系数用 r_S 表示，总体等级相关系数用 ρ_S 表示。r_S 的计算公式为：

$$r_S=\frac{\sum(R_X-\bar{R}_X)(R_Y-\bar{R}_Y)}{\sqrt{\sum(R_X-\bar{R}_X)^2\sum(R_Y-\bar{R}_Y)^2}}$$

$$=\frac{\sum R_XR_Y-\left(\sum R_X\right)\left(\sum R_Y\right)/n}{\sqrt{\left[\sum R_X^2-\left(\sum R_X\right)^2/n\right]\left[\sum R_Y^2-\left(\sum R_Y\right)^2/n\right]}} \tag{7-23}$$

式中，R_X 和 R_Y 分别表示 X，Y 的秩次，n 为样本含量（数据的对子数）。

样本等级相关系数 r_S 也是总体等级相关系数 ρ_S 的估计值。r_S 介于 $-1\sim1$ 之间，其意义类似于线性相关系数，r_S 为正表示正相关，r_S 为负表示负相关，r_S 等于零为零相关。

二、等级相关系数的计算与检验

【例 7-4】 某地研究 2～7 岁急性白血病患儿的血小板数与出血症状程度之间的相关性，结果见表 7-4，试进行等级相关分析。

表 7-4　急性白血病患儿的血小板（10^9/L）和出血症状的关系

病人编号	血小板数 X (1)	出血症状 Y (2)	R_X (3)	R_Y (4)	R_X^2 (5)	R_Y^2 (6)	R_XR_Y (7)
1	121	＋＋＋	1	11.5	1	132.25	11.5
2	138	＋＋	2	9.0	4	81	18
3	165	＋	3	7.0	9	49	21
4	310	－	4	3.5	16	12.25	14
5	426	＋＋	5	9.0	25	81	45
6	540	＋＋	6	9.0	36	81	54
7	740	－	7	3.5	49	12.25	24.5
8	1 060	－	8	3.5	64	12.25	28
9	1 260	－	9	3.5	81	12.25	31.5
10	1 290	－	10	3.5	100	12.25	35
11	1 438	＋＋＋	11	11.5	121	132.25	126.5
12	2 004	－	12	3.5	144	12.25	42

分析思路：考虑到原始数据的非正态性，同时出血症状是等级资料，无法计算简单相关系数，只能用等级相关分析来解决。

H_0：总体的相关系数 $\rho_S=0$

H_1：总体的相关系数 $\rho_S\neq 0$

$\alpha=0.05$

$$r_S=\frac{451-\frac{78\times 78}{12}}{\sqrt{\left(650-\frac{78^2}{12}\right)\left(630-\frac{78^2}{12}\right)}}=-0.4222$$

(1) 当 $n\leqslant 50$ 时可用查表法，利用样本含量 n 查等级相关系数 r_S 界值表(附表16)。

本例 $|r_S|=0.4222$，查 r_S 界值表 $r_{S\,0.05(12)}=0.587$，$r_S<r_{S\,0.05(12)}$，$P>0.05$ 的按 $\alpha=0.05$ 的水准，不能拒绝检验假设 H_0，可以认为急性白血病患儿的出血症状与血小板数之间无等级相关关系。

(2) 当 $n>50$ 时，可按式7-24计算统计量 u 值，u 近似于标准正态分布，可查 t 界值表的最后一行(当自由度为无穷大时，t 分布就是标准正态分布)来判断 P 值。

$$u=r_S\sqrt{n-1} \qquad (7\text{-}24)$$

【本章小结】

本章讨论研究两变量之间的关系的统计方法。直线回归是用直线回归方程表示两个数值变量间依存关系的统计分析方法。直线回归建立一个描述应变量依自变量变化而变化的直线方程，并要求各点与该直线纵向距离的平方和为最小。回归系数 b 的意义是 X 变化一个单位对应 Y 平均变化 b 个单位。直线相关分析是描述两变量间是否有直线关系及直线关系的方向和密切程度的分析方法，总体相关系数用 ρ 表示，样本相关系数用 r 表示，r 没有单位，其值为 $-1\leqslant r\leqslant 1$。和其他统计量一样，根据样本资料计算出的相关系数 r 和回归系数 b 也有抽样误差，需进行假设检验。不满足双变量正态分布的资料可以进行 Spearman 等级相关分析。

【复习思考题】

1. 根据样本资料算得相关系数 r，经 t 检验，$P<0.01$，则________。

A. 两变量有高度相关　　B. r 来自有显著相关的总体

C. r 来自总体相关系数不为0的总体　　D. r 来自总体相关系数大于0的总体

E. r 来自总体相关系数小于0的总体

2. 在直线回归分析中，对 b 进行假设检验，$P>0.05$，则认为________。

A. 两变量间有关系　　B. 两变量间无任何关系
C. 两变量间有线性关系　　D. 两变量间无线性关系
E. 很难判断两变量间的关系是依存关系还是相互关系

3. $\hat{Y}=8+2X$ 是 1～7 岁儿童以年龄(岁)估计体重(kg)的回归方程，若体重以市斤(500 g)为单位，则此方程________。
A. 截距改变　　B. 回归系数改变
C. 截距和回归系数均改变　　D. 截距和回归系数均不改变
E. 无法确定

4. 相关系数和回归系数的关系是________。
A. $|r|$越大，$|b|$越大　　B. $|r|$越大，$|b|$越小
C. $r^2=b^2$　　D. $r^2=b_{X \cdot Y}b_{Y \cdot X}$
E. r 与 b 之间毫无关系

5. 两变量的相关与回归分析中，若散点图的散点完全在一条直线上，则________。
A. $r=1$　　B. $r=-1$　　C. $|r|=1$
D. $a=1$　　E. $b\neq 0$

6. 直线回归分析中，对回归系数作假设检验，其目的是________。
A. 检验回归系数 b 是否等于 0　　B. 判断回归方程代表实测值的好坏
C. 推断两变量间是否存在直线依存关系　　D. 确定回归方程的拟合程度
E. 检验两总体回归系数是否相等

7. 直线回归方程 $\hat{Y}=a+bX$ 中，b 的统计意义为________。
A. 如果 X 改变一个单位，Y 一定改变 b 个单位
B. 如果 X 改变一个单位，Y 最大可能改变 b 个单位
C. 如果 X 改变一个单位，Y 平均改变 b 个单位
D. b 是回归直线在 Y 轴上的截距
E. b 是回归直线在 X 轴上的截距

8. 简述回归分析与相关分析的区别与联系。

9. 简述应用直线回归和相关分析的注意事项。

10. 举例说明如何用直线回归方程进行预测和控制？

11. 如何衡量一个回归方程的好坏？

12. 某资料的 X 与 Y 的相关系数 $r=-0.8$，可否认为 X 与 Y 有较密切的负相关关系？请说明理由。

13. 身高由低到高排列的 12 名女生的体重(kg)分别是：45，47，48，51，52，55，56，57，59，59，60，62。试分析身高与体重的相关性。

14. 某医生研究糖化血红蛋白(%)与血糖(mmol/L)的关系，结果如下。试进行相关分析与回归分析。

糖化血红蛋白(%)	7.9	7.1	8.7	7.8	9.9	6.9	10.5	8.0	10.3	7.1	8.9	9.8	11.5
血糖(mmol/L)	9.6	8.4	9.3	10.6	8.8	9.0	10.9	10.1	13.8	9.0	10.8	11.5	12.1

第八章　医学论文中的统计图表

统计表与统计图是对医学科研资料进行统计描述的重要方法，也是医学科研数据表达的主要工具。统计图表可以替代冗长繁琐的文字叙述，使得资料更加清晰、直观和条理化。常用Excel、SPSS 等软件快速高效地制作规范的统计图或统计表。

第一节　统　计　表

统计表是使用简明的表格形式，将数据或指标有条理地列出，从而方便阅读、比较和计算的一种资料表达方式。本书仅介绍医学文献中对统计表的基本要求。

一、统计表的结构与制作要求

（一）统计表的列表原则

1. 重点突出，简单明了

一张表最好表达一个中心内容，有多个中心内容时可以另外列表。

2. 主谓分明，层次清楚

将要描述的对象（主语）安排在表的左边，描述对象的相关指标（谓语）放在右边，使统计表从左到右阅读顺畅；另外标目不能设置过多，分组或分层要合理。

（二）统计表的具体结构以及相应的基本要求

1. 标题

标题应概括说明表的主要内容，必要时注明时间、地点，一篇文章中有多张表时还需要对表进行编号，按顺序编排。

2. 标目

标目分为横标目与纵标目。横标目一般都是被统计分析的事物，即表的主语，放在表的左侧；纵标目则是用来说明主语的各项统计指标，即表的谓语，放在表的上方。

3. 线条

统计表至少有三条横线：顶线、底线以及纵标目与数据间分隔线，原则上不允许出现竖线和斜线。

4. 数字

数字一律使用阿拉伯数字。同一指标保留小数点的位数要一致，数据一般靠右对齐，表内不应留有空格，如果没有数字可用"—"表示，数字缺失时用"…"表示。

5. 备注

备注不是必须的，若要对统计表中内容或数据作补充说明，可以用"＊""＊＊"等符号上标的形式标出，然后在统计表的下方用文字进行说明。

二、统计表的种类

统计表可以根据分组标志的多少分为简单表和组合表。

（一）简单表

简单表的分组标志只有一个，也就是要统计分析的事物只有一个，表中只有一组横标目和一组纵标目，如表 8-1 所示。

表 8-1　某医院针刺不同穴位治疗急性腰扭伤治愈率比较

穴位	治愈数	未愈数	治愈率(%)
后溪	90	23	79.6
人中	30	19	61.2
腰痛穴	48	30	61.5
合计	168	72	70.0

（二）组合表

组合表有两个或两个以上分组标志，有一组横标目和两组或两组以上纵标目，能够对事物进行多种特征的比较和分析。组合表形式比简单表复杂，表达的内容更加丰富，有时也可以分割成几个简单表。表 8-2 就属于组合表。

表 8-2　某工厂工人 2006 年、2008 年两项检测指标异常检出率

检测指标	2006 年			2008 年		
	受检人数	异常人数	检出率(%)	受检人数	异常人数	检出率(%)
血压	335	27	8.06	370	21	5.68
心率	335	20	5.97	370	20	5.41

三、统计表的常见错误

如果不遵守统计表的制作原则和基本要求就会使统计表条理不清，不便于阅读，影响资料的描述和比较。常见的不规范以及解决办法有以下几点：

1. 内容繁杂

一张表一般只有一个主题，如果有多个主题就应该把表分开。

2. 标题不恰当

标题要能反映表的主要内容，并且要简明扼要，不可冗长。

3. 标目安排不合理

标目是表的框架，要层次分明，符合阅读顺畅的原则。

4. 数字或线条不规范

相同指标小数位数要求一致，缺失值的填写要规范，不要出现斜线或竖线。

【例 8-1】　指出表 8-3 的缺陷，并作合理修改。

表 8-3　某中药的疗效观察(原表)

<table>
<tr><td rowspan="3">效果
总例数</td><td colspan="6">有　效</td><td colspan="2" rowspan="2">无　效</td></tr>
<tr><td colspan="2">小　计</td><td colspan="2">治　愈</td><td colspan="2">好　转</td></tr>
<tr><td>例</td><td>%</td><td>例</td><td>%</td><td>例</td><td>%</td><td>例</td><td>%</td></tr>
<tr><td>100</td><td>94</td><td>94.0</td><td>34</td><td>34.0</td><td>60</td><td>60.0</td><td>6</td><td>6.0</td></tr>
</table>

表 8-3(原表)的目的是表达某中药治疗胃溃疡的疗效，所以存在标题不明确的情况，表格从左至右阅读不顺畅是由于标目设计不合理导致的。此外，表格中出现了竖线和斜线，也不符合制表原则。表 8-4(修改表)对这些不规范作了修改。

表 8-4 某年某医院某中药治疗胃溃疡疗效观察(修改表)

疗 效	病例数	构成比(%)
治 愈	34	34.0
好 转	60	60.0
无 效	6	6.0
合 计	100	100.0

第二节 统 计 图

统计图是用点的位置、线条的变化、直条的长短或面积大小等来表达不同指标数量变化关系的一种重要的资料描述方法。统计图比统计表更加直观、生动,但是由于不易看出准确的指标数据,有时需要配合统计表一起使用。在医学资料的描述中,常常会用到条图、误差条图、圆图、线图、半对数线图、直方图、散点图和箱式图等。

一、制图的基本要求

(1) 根据资料的类型、分析目的,选择合适的统计图来表达。

(2) 统计图要有贴切的标题以说明图的主要内容,必要时进行编号,注明时间、地点等,编号和标题一般要求写在图的正下方。

(3) 图有坐标轴时,横轴从左到右,纵轴自下而上,数值一律从小到大排列,纵横轴对应指标的单位要求标注,纵轴横轴比例宜为 5∶7。

(4) 同一图中出现多个事物比较时,常用不同的颜色或者纹理表达,常常在图的右上方或图与标题之间附上图例。

二、常见统计图的绘制

(一) 条图(bar graph)

条图是用等宽直条的长短来表示相互独立事物的数值大小,有单式条图(图 8-1)和复式条图(图 8-2)等。

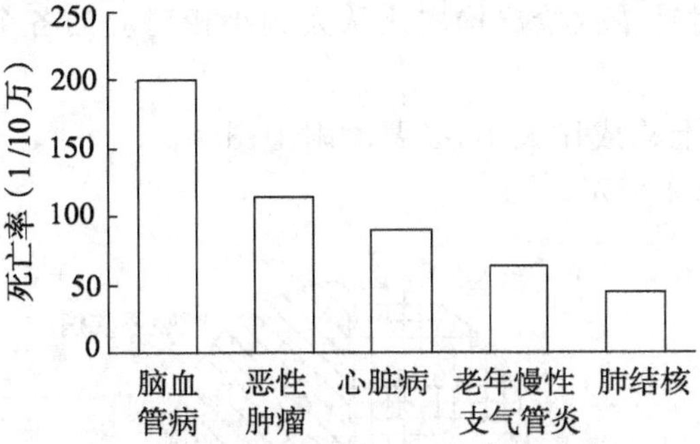

图 8-1　某年某地几种主要疾病死亡率

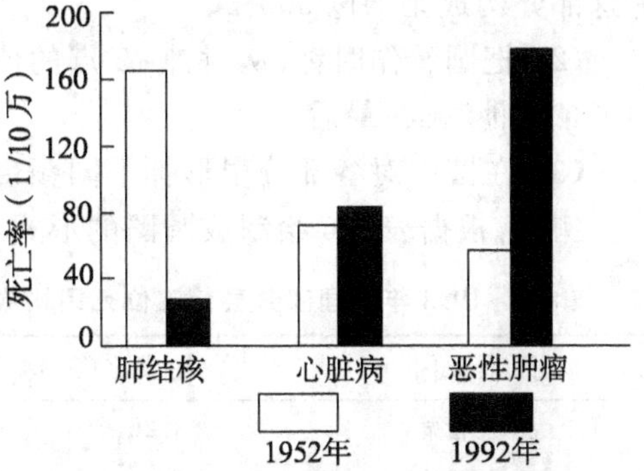

图 8-2　某地1952年与1992年三种疾病死亡率

条图绘制步骤：

(1) 先绘制坐标轴，横轴为各个指标，纵轴是指标的数值大小，纵轴必须从 0 开始。

(2) 在横轴上画出等宽的直条，直条高度与指标的数值大小要相等，直条之间保持相同间距。

(3) 复式条图要注意用不同颜色或纹理加以区分，并附上图例。

此外，尚有一种条图称为误差条图(err-bar graph)，在有重复测量的医学研究中应用日益广泛。图中直条的高度代表均数，"天线"代表标准差或标准误；当直条代表率时，"天线"则代表率的标准误。

在用直条表示均数的基础上，同时附上标准差的范围，以反映每组数据的离散情况。

例如，将表 8-5 的数据绘制成误差条图的形式，如图 8-3 所示。

表 8-5　三种营养素喂养小鼠三周的体重均数(g)与标准差

营养素	均数	标准差
A	32.64	5.05
B	51.18	5.42
C	65.57	6.23

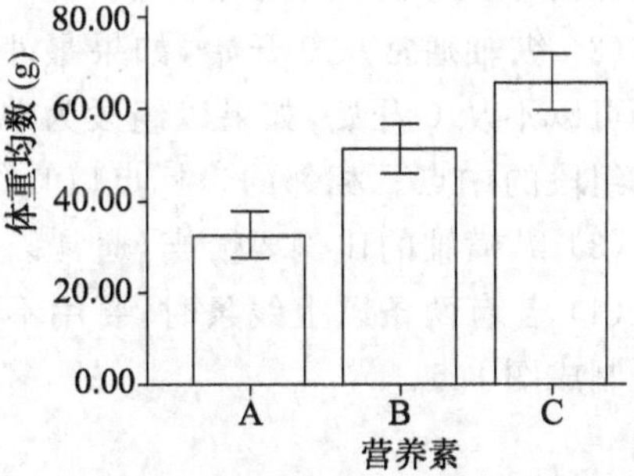

图 8-3　三种营养素下小鼠体重的误差条图

(二) 圆图(pie graph)

圆图常用来表示事物内部各部分的构成比。

圆图的绘制步骤如下：

(1) 绘制一圆。圆的整个 360°算为 100%，每一部分从圆中分割一个扇形，扇形的弧度为这部分构成比乘以 360°。

(2) 把圆看作时钟,从时钟 12 点的位置顺时针依次绘出构成比从大到小相对应的各个扇形,“其他”排在最后。

(3) 在圆中对各部分扇形标不同颜色,并注上构成比大小,必要时附上图例。

例如,根据表 8-6 绘制成圆图的形式,如图 8-4 所示。

表 8-6 1998 年我国部分县前五位死因构成

死亡原因	构成比(%)
脑血管病	25.70
呼吸系病	16.07
恶性肿瘤	15.04
损伤与中毒	11.56
心脏疾病	11.41
其他疾病	20.22

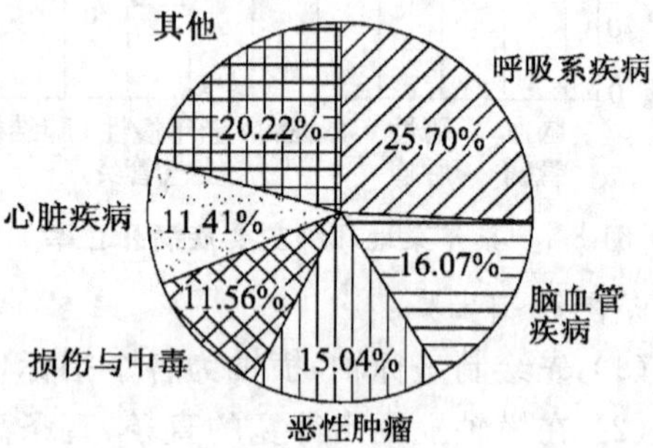

图 8-4 我国部分县 1998 年的死因构成比

(三) 线图(line graph)

线图是用线段的升降来表示统计指标的变化趋势,或某现象随另一现象的变迁情况,适用于连续型变量资料。

绘制线图时需要注意以下几点:

(1) 普通线图的纵横轴都是算术尺度,横轴通常为连续性的变量,如年份、年龄等,纵轴为统计指标,如均数、频数、率等。

(2) 纵轴通常从 0 开始,如果最小值与 0 差距很大,可在纵轴基部作断口,以求美观。横轴可以不从 0 开始,如果以组段为单位,则每组均以组段下限为起点,但绘制的坐标点应采用组段的中点。相邻的坐标点以直线相连,不要绘制成光滑的曲线。

(3) 纵横轴的比例要恰当,通常以 5∶7 为宜。

(4) 若有两条以上线条时,要用不同颜色或线型加以区别,并附上图例。如将表 8-7 资料绘制成图 8-5。

表 8-7　某市 1949—1957 年 15 岁以下儿童结核病和白喉死亡率

年　份	结核死亡率(1/10 万)	白喉死亡率(1/10 万)
1949	150.2	20.1
1950	148.0	16.6
1951	141.0	14.0
1952	130.0	11.8
1953	110.4	10.7
1954	98.2	6.5
1955	72.6	3.9
1956	68.0	2.4
1957	54.8	1.3

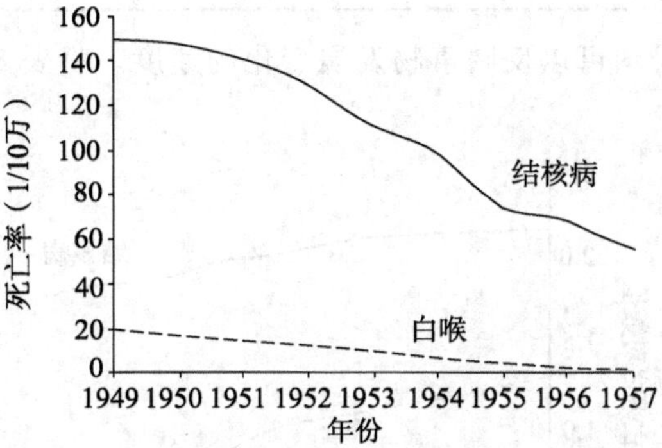

图 8-5　某市1949—1957年15岁以下儿童结核病和白喉死亡率

(5) 误差线图是线图的扩展，当每个点是重复测量的资料时，此时各点是重复数据的均数，用标准差表示其变异范围，如图 8-6 所示。

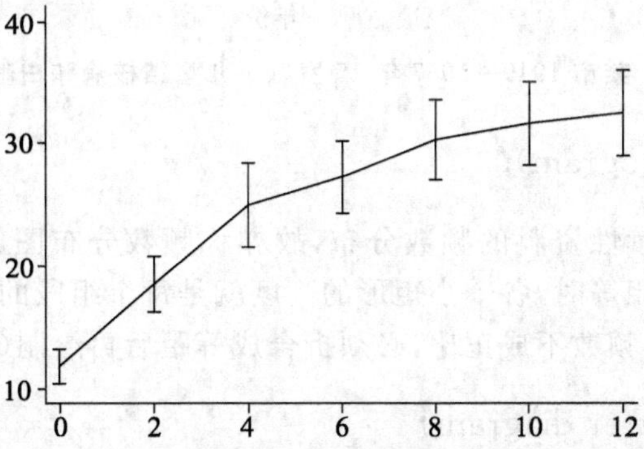

图 8-6　误差线图

（四）半对数线图(semi-logarithmic line graph)

半对数线图用来表示事物的变化速度(相对比)。绘制时,横轴为算术尺度,通常为连续型的变量,如时间等,纵轴为对数尺度。表 8-8 反映出由 A 到 B 的变化,分别在算术坐标纸和半对数坐标纸上呈现的不同效果。从表中可以看出,这三次变化绝对差相差悬殊,但是其变化速度却是相同的。

表 8-8　绝对差与相对差的比较

A→B	绝对差(A－B)	相对比(A/B)	对数差(lgA－lgB)
1000→100	900	10	1
100→10	90	10	1
10→1	9	10	1

由此可见,半对数线图可以反映事物发展变化的速度。将表 8-6 中的资料绘制成半对数线图,如图 8-7 所示。

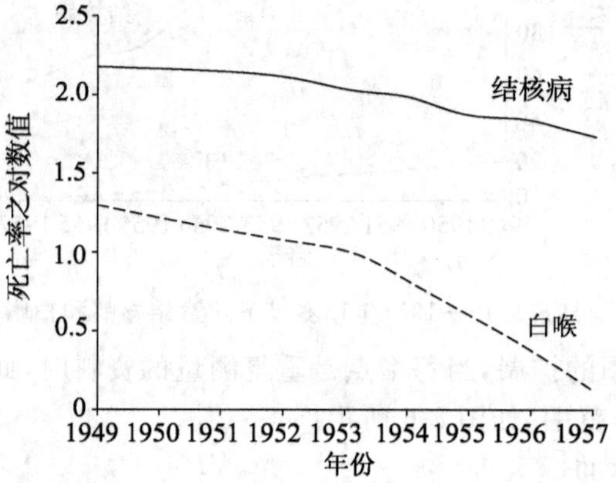

图 8-7　某市 1949—1957 年 15 岁以下儿童结核病和白喉死亡率

（五）直方图(histogram)

直方图用于表示连续性资料的频数分布,故亦称频数分布图,各矩形面积总和为总频数。当每个组段的组距相等时,各个小矩形的高度就是每个组段的频数;当每个组段的组距不相等时,矩形的高度与频数不成正比,必须折合成等距后再绘制(见第三章图 3-1)。

（六）散点图(scatter diagram)

散点图用于描述两变量之间的相互关系,横轴和纵轴各代表一个变量(见第七章图 7-1)。

（七）箱式图(box chart)

箱子上端为75%的百分位数，下端为25%百分位数，中间为中位数，箱子的上下两柄表示最大和最小值。箱式图多用于数值变量的描述比较，如图8-8所示。

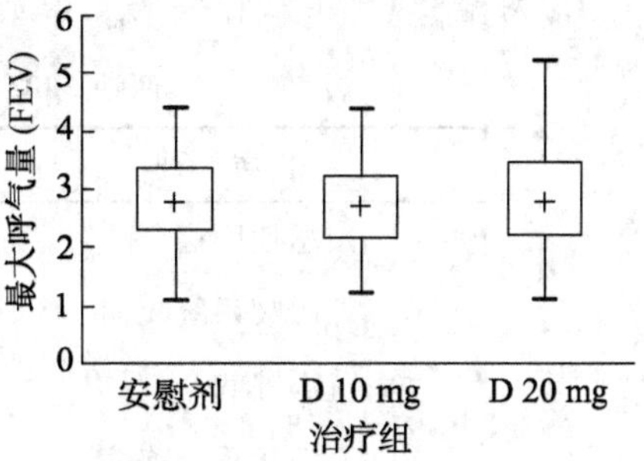

图8-8　箱式图

【本章小结】

统计表和统计图是对资料进行统计描述的重要手段，选择恰当、绘制规范的统计图表可以代替冗长的文字叙述，便于计算、分析和对比。统计图表的选择必须结合研究目的以及资料的特点。

【复习思考题】

1. 选择题

(1) 描述某工厂200名工人血清胆固醇含量的分布，应绘制________。

(2) 描述年龄与血压值之间的关系，应绘制________。

(3) 比较两种药物的有效率，应绘制________。

(4) 比较某地20年间恶性肿瘤与心脑血管疾病发病率的变化速度，应绘制________。

(5) 描述某地20年间恶性肿瘤发病率的变动，应绘制________。

(6) 描述某地居民死因构成，应绘制________。

A. 条图　　B. 普通线图　　C. 圆图　　D. 半对数线图

E. 直方图　　F. 散点图

2. 某研究者用下表资料绘制成了线图，你认为合理吗？为什么？

某地2003年几种疾病的死亡率比较

病　种	死亡率(1/10万)
恶性肿瘤	162.90
呼吸系统疾病	138.78
心脏病	122.65
消化系统疾病	18.50

3. 两地 2003 年三种疾病死因别死亡率如下表，请将该资料绘制成统计图。

两地 2003 年三种死因别死亡率(1/10 万)

病　种	甲　地	乙　地
恶性肿瘤	162.90	120.34
呼吸系统疾病	138.78	67.50
心脏病	122.65	88.99
消化系统疾病	18.50	25.36

4. 医学科研论文统计表列表的原则和基本要求是什么？

5. 常用的统计图有哪些？它们各自的适用条件是什么？

第九章　医学科研中的基本统计方法选择

许多读者学完统计学之后，均有一个共同的感受，即上课时似乎听懂了，但遇到实际资料的处理却无从下手的尴尬局面。本章针对当前医务工作者的实际情况，介绍基本医学统计方法的选择。

第一节　基本统计方法选择

统计学是人们认识客观世界的一种重要手段，现代医学科研人员进行研究或撰写论文经常用到医学统计学。医学研究的对象主要是人以及与人体有关的各种因素。由于生物现象的个体间变异较大，各种影响因素又错综复杂，加上医学研究常常是抽样研究，使得生物现象间的本质差异与抽样误差混杂。统计学可帮助人们透过偶然现象来探测内部的规律性。可以说，医学研究各领域中只要涉及数字的资料，没有经过正确统计学处理，就算不上是一篇合格的科学文献。医药卫生界人才密集，在各种新技术、新疗法不断涌现的同时又不得不与数据打交道，如何科学评价这些新技术、新方法，就需要统计学的支持。然而不容忽视的是，部分医学科技工作者，虽然专业水平非常高，但由于统计学上的偏差或失误，将本来成功的结果当作失败而放弃，或将失败的教训误认为成功而加以推广宣传，造成一些不良的后果。

许多统计学教材（包括医学统计学教材）关于统计方法的选择都是从资料的类型出发，更多的是从统计专业人员的视角来加以概括和总结。本章从研究设计类型出发，更多从医学专业人员应用的视角来对统计方法加以总结和概括，便于他们在医学研究中理解和掌握。

一、重视研究设计和搜集资料

部分临床研究人员在进行研究的过程中不太重视研究的设计，其直接后果是，数据无法进行统计分析，甚至结论严重偏性。

关于研究设计与统计分析之间的关系，著名卫生统计学家 W C Schefler 的一段非常精辟的描述：“We might think of the study's design as the dog and the statistical analysis as the tail of the dog and it should fit the dog. Dogs are supposed to wag tails, tails are not supposed to wag dogs.”作为研究人员，首先需搞清楚研究的对象、处理因素以及效应指标这三个要素，同时必须考虑干扰因素的影响；其次要考虑研究设计的类型(如是完全随机设计还是配对设计等)；第三，必须明白研究效应指标的类型(属定量资料还是定性资料)，特别是资料的分布。这些都决定了统计方法的选择。

搜集资料除考虑及时性外，更要考虑资料的准确性和完整性，切勿弄虚作假。

二、正确选择统计方法

无论何种研究设计，无论何种类型的资料，其统计分析都应包括统计描述和统计推断两个方面。

(一) 正确描述样本信息

医学研究大都研究的是样本。对于未进行任何加工处理的原始数据，很难得到有用的信息，有必要对样本进行统计描述。

(1) 对于定量数据，必须从平均水平和离散程度两方面描述。描述平均水平和离散程度的统计量有很多，如何选择非常关键。选择的依据是数据的分布类型：对于对称分布，尤其是正态分布或近似正态分布资料，常用均数和标准差($\bar{x}\pm S$)来描述其平均水平和离散程度；对于偏态分布资料或分布不清楚的资料可用中位数和四分位数间距($M\pm QR$)来描述其平均水平和离散程度；对于等比级数资料或对数正态分布资料可用几何均数和原始数据取对数后的标准差($G\pm \lg^{-1} S_{\lg X}$)来描述其平均水平和离散程度。

(2) 对于定性数据，应用率、构成比等相对数来描述，同时可计算其标准误来描述样本统计量的可靠性。

(二) 正确选择统计推断方法

医学科研常研究样本，然而研究样本不是目的，而是通过样本的信息推测总体的特征，称为统计推断。其内容包括参数估计(如总体均数的可信区间、总体率的可信区间)和假设检验(如 t 检验、χ^2 检验等)两方面。

在数据统计分析之前,必须清楚研究的变量类型(即效应指标的类型),同时也要弄清研究的设计类型、数据的分布类型和研究目的,方可选择统计分析方法。

1. 单样本资料——样本与总体(或理论值)之间的比较

(1) 资料是定量的(数值变量),且近似正态分布,该样本可用($\bar{x} \pm S$)描述,假设检验可用样本均数与总体均数(μ_0)比较的 t 检验。

(2) 资料是定性的(分类变量),该样本可用($p \pm S_p$)描述。当样本含量较大,np 与 $n(1-p)$ 均大于 5 时,可用正态近似原理进行样本率与总体率(π_0)比较的 u 检验。

2. 成组设计两独立样本间的比较

(1) 资料是定量的(数值变量),且近似正态分布、两组资料的方差相差不大(方差齐性),第一组资料可用 $\bar{x}_1 \pm S_1$ 描述,第二组可用 $\bar{x}_2 \pm S_2$ 描述。假设检验可用两样本均数比较的 t 检验。当资料的正态性与方差齐性条件不满足时,可考虑用秩和检验。

(2) 定性资料,最常用的是四格表形式。比较两组资料的阳性率,一般从以下五方面着手:当 $n \geqslant 40$,且四个格子的理论频数 $T \geqslant 5$,可直接用 χ^2 检验;当 $n \geqslant 40$,且四个格子有任一格的理论频数 $1 \leqslant T < 5$,可进行校正的 χ^2 检验;当 $n \geqslant 40$,且四个格子有任一格的理论频数 $T < 1$,χ^2 检验失效;当 $n < 40$,χ^2 检验失效;若 χ^2 检验计算的统计量(χ^2 值)与界值接近时,结论应慎重。后面三种情况,可用 Fisher 确切概率法解决。

3. 配对设计的比较

(1) 资料是定量的(数值变量),若研究设计属配对设计,且配对数据之差近似正态分布,可用配对 t 检验;否则,可用变量转换或直接进行符号秩检验。

(2)定性资料,最常用的是配对四格表形式。对于该资料可用配对 χ^2 检验比较两法之差别有无统计学意义。

4. 完全随机设计多组间的比较

(1) 对于多个均数的比较,若多组资料间满足方差齐性、正态性的要求,可进行单向方差分析(one-way ANOVA),对于配伍设计,可用双向方差分析(two-way ANOVA);若上述条件不满足,可进行相应设计的秩和检验,或者进行变量转换后满足方差分析的条件,再进行方差分析。另要注意的是,方差分析的组间差别若有统计学意义,根据需要可进行多组间的两两比较(如 SNK 法—q 检验等)。

(2) 对于多个率或构成比的比较,可用行×列表 χ^2 检验。但在应用时要注意其条件,即:理论频数不宜太小,不能有 1/5 以上的格子理论数小于 5,或者不能有一个格子的理论数小于 1,否则将导致分析偏性。出现以上情况时可采取以下措施:① 在可能的情况下继续增加样本含量;② 如果条件允许可将太小的理论数所在的行或列的实际数与性质相邻的行或列中的实际数合并;③ 计算精确概率或用似然比 χ^2 检验(可用有关统计软件计算)。

另外，行×列表资料的 χ^2 检验结果有统计意义时，对于所得结果的解释必须谨慎，只能认为各总体率(或总体构成比)之间总的来说有差别，但不能说明它们彼此都有差别，或某两者间有差别。若要进一步解决此问题，可用 χ^2 分割法等解决。

5. 两个数值变量间的关系

(1) 线性相关分析

相关系数是用来定量描述两变量之间相互关系的密切程度以及相关的方向的统计指标，符号为 r。r 值没有单位，r 的绝对值大小表示 X 与 Y 间相关的密切程度，$|r|$ 越大，表明两变量间的相关关系就越密切。r 的符号表示了相关的方向，r 为正值时，表示 X 由小变大，同时 Y 也相应地由小变大，称 X 与 Y 间呈正相关；r 为负值时，表示 X 由小变大，同时 Y 相应地由大变小，称 X 与 Y 间呈负相关；若 X,Y 间呈完全确定的函数关系，各点都在直线上，则 $r=1$ 或 -1，分别称为完全正相关或完全负相关；若 X 由小变大，而 Y 的大小无一定规律，这时 $r\approx0$，称之为零相关。由于影响生物现象间关系的因素很多，医学研究中两变量间很少出现完全相关，故 r 值大多在 $-1\sim+1$ 之间。

当然，相关系数 r 也是由样本的信息计算所得，必然存在抽样误差，有必要对其进行显著性检验，只有在它有统计学意义时(一般 $P<0.05$)，方可认为所研究的两变量间相关关系存在。还应注意，该方法要求双变量正态分布，若条件不满足可考虑用 Spearman 等级相关。

(2) 线性回归分析

若要定量描述两变量间的依存关系，可用回归方程来描述。直线回归方程的一般表达式为：$\hat{Y}=a+bX$。可通过最小二乘法求出这两个系数，当然所求的 a 与 b 都是通过样本计算而来，抽样误差在所难免，有必要对其进行检验(通常只检验回归系数 b)。只有当 b 具有统计学意义($P<0.05$)，回归方程才可被接受，但回归方程若无统计学意义，并不等于两变量间不存在任何数量关系，两者间也可能有曲线关系。应注意的是，该方法要求因变量 Y 为数值变量且服从正态分布，同时在进行直线回归之前，应绘制散点图，如观察点的分布有直线趋势，才适宜作直线回归分析。如散点图明显呈曲线趋势，应参照有关统计专著使之直线化再进行分析或直接作曲线回归。

回归分析除了描述变量间依存关系，也可用于预测、因素分析及统计控制(预测的逆过程)等。

6. 其他统计方法*

若自变量(影响 Y 的因素)不止一个，此时可考虑用多元线性回归。若要在多个因素中筛选出对因变量有统计意义的因素，可考虑用逐步回归。实际工作中，并非所有两变量间的

* 其他统计方法旨在拓宽研究思路，本书未述及。

关系都是线性的，经常会遇到非线性的情景，此时可用曲线回归来拟合，常用的有指数回归、双曲线回归、多项式回归等。研究者希望将变量或记录根据“物以类聚”的原则分成若干个类别，可用聚类分析；根据一批已知类别的资料建立判别方程，对以后新的案例进行所属类别的预测判断，可用判别分析；需要探索多个变量间的内在联系或内在结构，主成分分析、因子分析、对应分析等可作为选择；若因变量是分类数据，logistic 回归是理想的方法；对于随访资料，生存时间和生存结局都是研究者所关心的，同时这类数据中常存在失访，资料比较特殊，应使用生存分析（包括非参数法、参数法以及半参数法——Cox 模型等）；若是时间序列数据，需要对以后的情形加以预测，可考虑时间序列分析；考察的特征需要有多个因变量来表示，同时研究多个自变量对它们的影响，多元方差分析模型是应该考虑的方法。

第二节　基本统计方法选择流程图

一、从研究设计类型出发

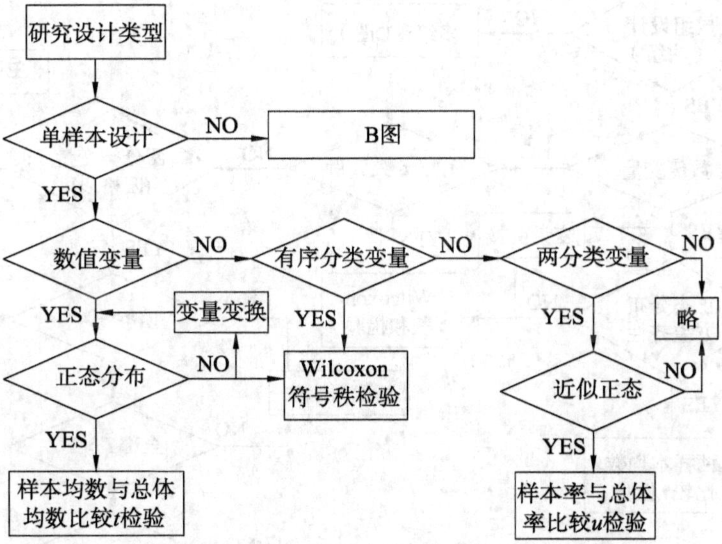

注：流程图中▭表示执行框；◇表示判断框。

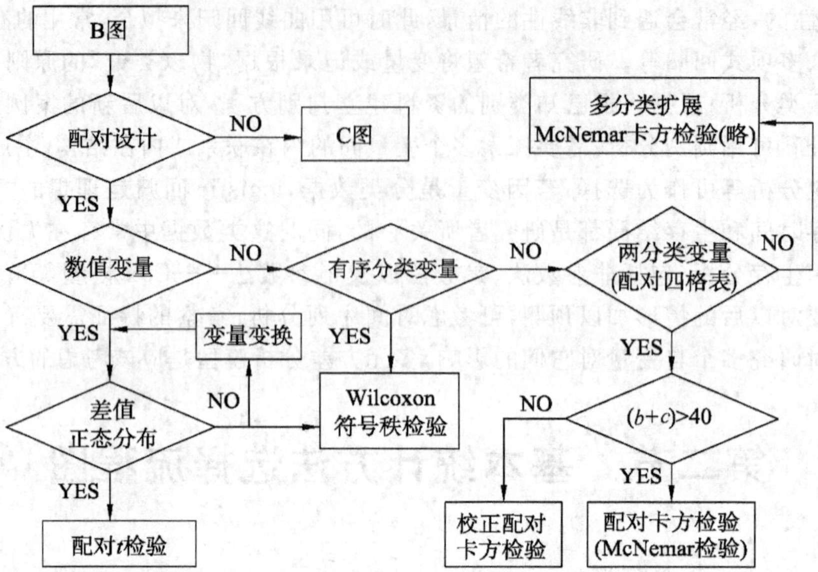
B图
配对设计
NO
C图
YES
数值变量
NO
有序分类变量
NO
两分类变量
(配对四格表)
NO
多分类扩展
McNemar卡方检验(略)
YES
变量变换
YES
YES
差值
正态分布
NO
Wilcoxon
符号秩检验
(b+c)>40
NO
YES
YES
配对t检验
校正配对
卡方检验
配对卡方检验
(McNemar检验)

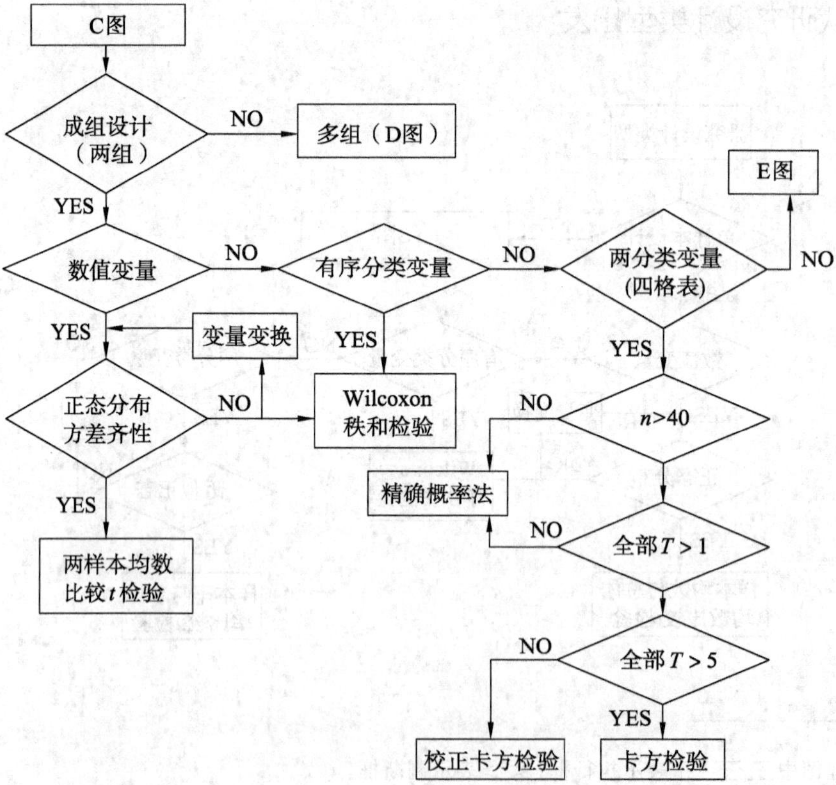
C图
成组设计
(两组)
NO
多组（D图）
YES
数值变量
NO
有序分类变量
NO
两分类变量
(四格表)
NO
E图
YES
变量变换
YES
YES
正态分布
方差齐性
NO
Wilcoxon
秩和检验
n>40
NO
精确概率法
YES
全部T > 1
NO
两样本均数
比较t检验
全部T > 5
NO
YES
校正卡方检验
卡方检验

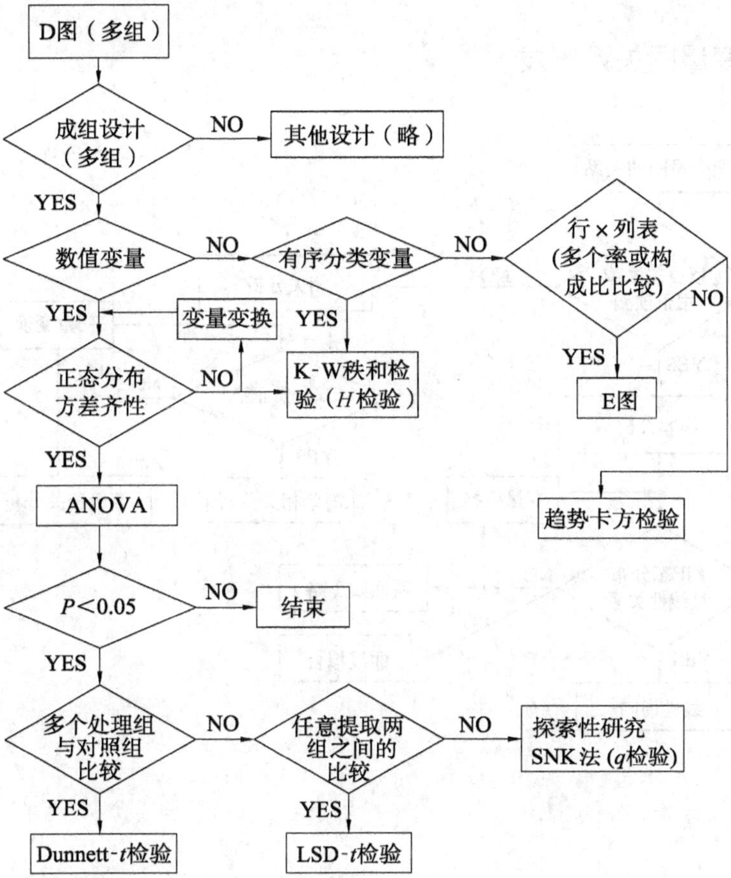
D图（多组）
成组设计（多组）
NO
其他设计（略）
YES
数值变量
NO
有序分类变量
NO
行×列表(多个率或构成比比较)
NO
YES
变量变换
YES
K-W秩和检验（H检验）
YES
E图
正态分布方差齐性
NO
YES
ANOVA
趋势卡方检验
P<0.05
NO
结束
YES
多个处理组与对照组比较
NO
任意提取两组之间的比较
NO
探索性研究SNK法(q检验)
YES
YES
Dunnett-t检验
LSD-t检验

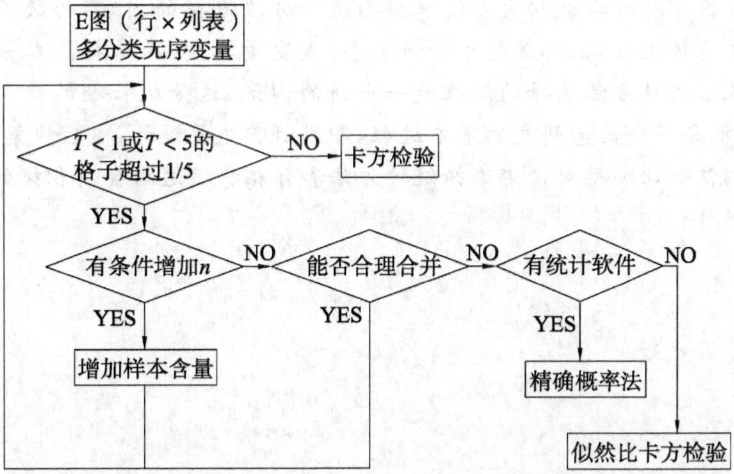
E图（行×列表）多分类无序变量
T<1或T<5的格子超过1/5
NO
卡方检验
YES
有条件增加n
NO
能否合理合并
NO
有统计软件
NO
YES
YES
YES
增加样本含量
精确概率法
似然比卡方检验

二、从两变量间关系出发

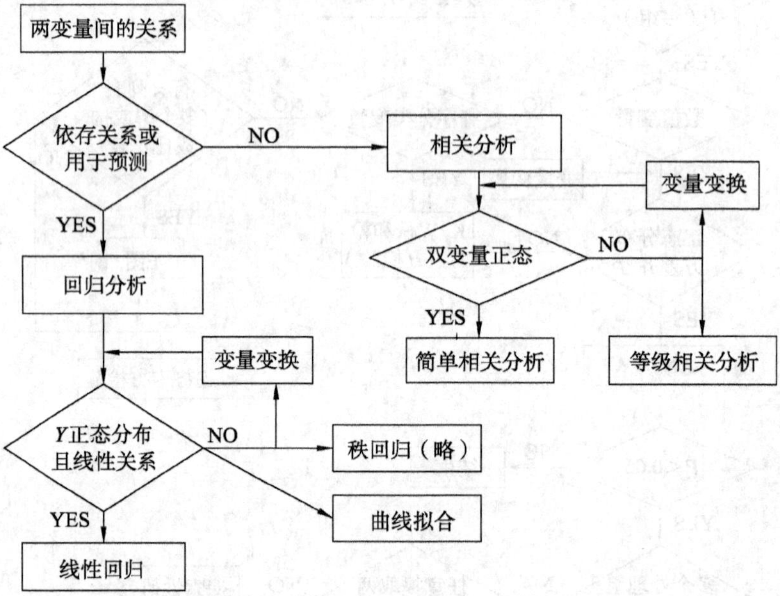

【本章小结】

目前国内外医学统计学教材大多没有编排统计方法选择的内容，为数不多的教材即使编排了统计方法选择流程，但都是基于资料类型（或变量类型）来选择。本章从研究设计类型入手来归纳基本统计方法选择的流程是一个新的尝试，这是从长期的教学实践和科研咨询中总结而来，也是符合医学研究的基本过程，即科研首先要设计，然后搜集资料、整理资料和分析资料。相信如此编排对读者选择统计方法和开拓科研思路会有积极的启发作用。

参 考 文 献

[1] 陈启光,主编.医学统计学.2版.南京:东南大学出版社,2007.

[2] 方积乾,陆盈,主编.现代医学统计学.北京:人民卫生出版社,2005.

[3] 李君荣,杨江林,主编.医疗保险统计学.北京:人民卫生出版社,2004.

[4] 陆守曾,主编.医学统计学.北京:中国统计出版社,2002.

[5] 陆守曾,董玉恒,编著.医用统计工具表.长春:吉林人民出版社,1978.

[6] 饶克勤,主编.卫生统计方法与应用进展:第1卷.北京:人民卫生出版社,2008.

[7] 孙振球,主编.医学统计学.2版.北京:人民卫生出版社,2006.

[8] 于浩,主编.医学统计学.2版.北京:中国统计出版社,2005.

[9] Armitage P, Berry G, Matthews J N S. Statistical methods in medical research. 4th ed. Blackwell science,2002.

[10] Rosner B. Fundamentals of biostatistics. 5th ed. Brooks/Cole, a division of Thomson Learning,2000.

[11] Rowe P. Essential statistics for the pharmaceutical science. John Wiley & sons, 2007.

附录 A 统计用表

附表 1 标准正态分布曲线下的面积，$\Phi(-u)$值

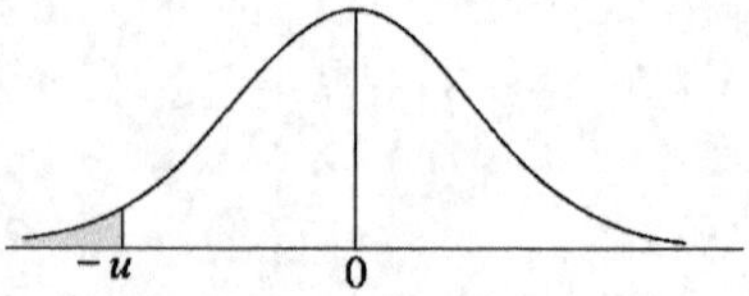

$-u$	0.00	0.01	0.02	0.03	0.04	0.05	0.06	0.07	0.08	0.09
−3.0	0.0013	0.0013	0.0013	0.0012	0.0012	0.0011	0.0011	0.0011	0.0010	0.0010
−2.9	0.0019	0.0018	0.0018	0.0017	0.0016	0.0016	0.0015	0.0015	0.0014	0.0014
−2.8	0.0026	0.0025	0.0024	0.0023	0.0023	0.0022	0.0021	0.0021	0.0020	0.0019
−2.7	0.0035	0.0034	0.0033	0.0032	0.0031	0.0030	0.0029	0.0028	0.0027	0.0026
−2.6	0.0047	0.0045	0.0044	0.0043	0.0041	0.0040	0.0039	0.0038	0.0037	0.0036
−2.5	0.0062	0.0060	0.0059	0.0057	0.0055	0.0054	0.0052	0.0051	0.0049	0.0048
−2.4	0.0082	0.0080	0.0078	0.0075	0.0073	0.0071	0.0069	0.0068	0.0066	0.0064
−2.3	0.0107	0.0104	0.0102	0.0099	0.0096	0.0094	0.0091	0.0089	0.0087	0.0084
−2.2	0.0139	0.0136	0.0132	0.0129	0.0125	0.0122	0.0119	0.0116	0.0113	0.0110
−2.1	0.0179	0.0174	0.0170	0.0166	0.0162	0.0158	0.0154	0.0150	0.0146	0.0143
−2.0	0.0228	0.0222	0.0217	0.0212	0.0207	0.0202	0.0197	0.0192	0.0188	0.0183
−1.9	0.0287	0.0281	0.0274	0.0268	0.0262	0.0256	0.0250	0.0244	0.0239	0.0233
−1.8	0.0359	0.0351	0.0344	0.0336	0.0329	0.0322	0.0314	0.0307	0.0301	0.0294
−1.7	0.0446	0.0436	0.0427	0.0418	0.0409	0.0401	0.0392	0.0384	0.0375	0.0367
−1.6	0.0548	0.0537	0.0526	0.0516	0.0505	0.0495	0.0485	0.0475	0.0465	0.0455
−1.5	0.0668	0.0655	0.0643	0.0630	0.0618	0.0606	0.0594	0.0582	0.0571	0.0559
−1.4	0.0808	0.0793	0.0778	0.0764	0.0749	0.0735	0.0721	0.0708	0.0694	0.0681
−1.3	0.0968	0.0951	0.0934	0.0918	0.0901	0.0885	0.0869	0.0853	0.0838	0.0823
−1.2	0.1510	0.1131	0.1112	0.1093	0.1075	0.1056	0.1038	0.1020	0.1003	0.0985
−1.1	0.1357	0.1335	0.1314	0.1292	0.1271	0.1251	0.1230	0.1210	0.1190	0.1170
−1.0	0.1587	0.1562	0.1539	0.1515	0.1492	0.1469	0.1446	0.1423	0.1401	0.1379
−0.9	0.1841	0.1814	0.1788	0.1762	0.1736	0.1711	0.1685	0.1660	0.1635	0.1611
−0.8	0.2119	0.2090	0.2061	0.2033	0.2005	0.1977	0.1949	0.1922	0.1894	0.1867
−0.7	0.2420	0.2389	0.2358	0.2327	0.2296	0.2266	0.2236	0.2206	0.2177	0.2148
−0.6	0.2743	0.2709	0.2676	0.2643	0.2611	0.2578	0.2546	0.2514	0.2483	0.2451
−0.5	0.3085	0.3050	0.3015	0.2981	0.2946	0.2912	0.2877	0.2843	0.2810	0.2776
−0.4	0.3446	0.3409	0.3372	0.3336	0.3300	0.3264	0.3228	0.3192	0.3156	0.3121
−0.3	0.3821	0.3783	0.3745	0.3707	0.3669	0.3632	0.3594	0.3557	0.3520	0.3483
−0.2	0.4207	0.4168	0.4129	0.4090	0.4052	0.4013	0.3974	0.3936	0.3897	0.3859
−0.1	0.4602	0.4562	0.4522	0.4483	0.4443	0.4404	0.4364	0.4325	0.4286	0.4247
−0.0	0.5000	0.4960	0.4920	0.4880	0.4840	0.4801	0.4761	0.4721	0.4681	0.4641

注：$\Phi(u)=1-\Phi(-u)$。

附表 2　*t* 界值表

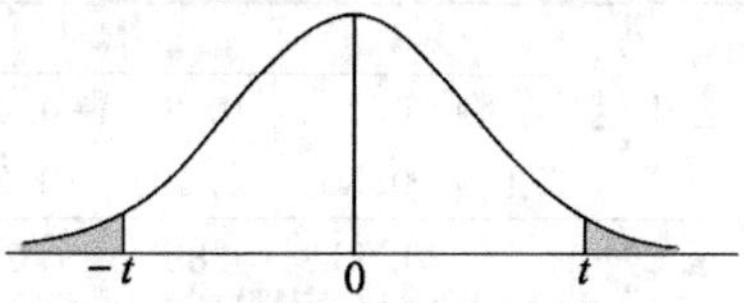

自由度 ν		概率 *P*									
	单侧	0.25	0.20	0.10	0.05	0.025	0.01	0.005	0.0025	0.001	0.0005
	双侧	0.50	0.40	0.20	0.10	0.050	0.02	0.010	0.0050	0.002	0.0010
1		1.000	1.376	3.078	6.314	12.706	31.821	63.657	127.321	318.309	636.619
2		0.816	1.061	1.886	2.920	4.303	6.965	9.925	14.089	22.327	31.599
3		0.765	0.978	1.638	2.353	3.182	4.541	5.841	7.453	10.215	12.924
4		0.741	0.941	1.533	2.132	2.776	3.747	4.604	5.598	7.173	8.610
5		0.727	0.920	1.476	2.015	2.571	3.365	4.032	4.773	5.893	6.869
6		0.718	0.906	1.440	1.943	2.447	3.143	3.707	4.317	5.208	5.959
7		0.711	0.896	1.415	1.895	2.365	2.998	3.499	4.029	4.785	5.408
8		0.706	0.889	1.397	1.860	2.306	2.896	3.355	3.833	4.501	5.041
9		0.703	0.883	1.383	1.833	2.262	2.821	3.250	3.690	4.297	4.781
10		0.700	0.879	1.372	1.812	2.228	2.764	3.169	3.581	4.144	4.587
11		0.697	0.876	1.363	1.796	2.201	2.718	3.106	3.497	4.025	4.437
12		0.695	0.873	1.356	1.782	2.179	2.681	3.055	3.428	3.930	4.318
13		0.694	0.870	1.350	1.771	2.160	2.650	3.012	3.372	3.852	4.221
14		0.692	0.868	1.345	1.761	2.145	2.624	2.977	3.326	3.787	4.140
15		0.691	0.866	1.341	1.753	2.131	2.602	2.947	3.286	3.733	4.073
16		0.690	0.865	1.337	1.746	2.120	2.583	2.921	3.252	3.686	4.015
17		0.689	0.863	1.333	1.740	2.110	2.567	2.898	3.222	3.646	3.965
18		0.688	0.862	1.330	1.734	2.101	2.552	2.878	3.197	3.610	3.922
19		0.688	0.861	1.328	1.729	2.093	2.539	2.861	3.174	3.579	3.883
20		0.687	0.860	1.325	1.725	2.086	2.528	2.845	3.153	3.552	3.850
21		0.686	0.859	1.323	1.721	2.080	2.518	2.831	3.135	3.527	3.819
22		0.686	0.858	1.321	1.717	2.074	2.508	2.819	3.119	3.505	3.792
23		0.685	0.858	1.319	1.714	2.069	2.500	2.807	3.104	3.485	3.768
24		0.685	0.857	1.318	1.711	2.064	2.492	2.797	3.091	3.467	3.745
25		0.684	0.856	1.316	1.708	2.060	2.485	2.787	3.078	3.450	3.725
26		0.684	0.856	1.315	1.706	2.056	2.479	2.779	3.067	3.435	3.707

续表

自由度 ν	概率 P									
单侧	0.25	0.20	0.10	0.05	0.025	0.01	0.005	0.0025	0.001	0.0005
双侧	0.50	0.40	0.20	0.10	0.050	0.02	0.010	0.0050	0.002	0.0010
27	0.684	0.855	1.314	1.703	2.052	2.473	2.771	3.057	3.421	3.690
28	0.683	0.855	1.313	1.701	2.048	2.467	2.763	3.047	3.408	3.674
29	0.683	0.854	1.311	1.699	2.045	2.462	2.756	3.038	3.396	3.659
30	0.683	0.854	1.310	1.697	2.042	2.457	2.750	3.030	3.385	3.646
31	0.682	0.853	1.309	1.696	2.040	2.453	2.744	3.022	3.375	3.633
32	0.682	0.853	1.309	1.694	2.037	2.449	2.738	3.015	3.365	3.622
33	0.682	0.853	1.308	1.692	2.035	2.445	2.733	3.008	3.356	3.611
34	0.682	0.852	1.307	1.691	2.032	2.441	2.728	3.002	3.348	3.601
35	0.682	0.852	1.306	1.690	2.030	2.438	2.724	2.996	3.340	3.591
36	0.681	0.852	1.306	1.688	2.028	2.434	2.719	2.990	3.333	3.582
37	0.681	0.851	1.305	1.687	2.026	2.431	2.715	2.985	3.326	3.574
38	0.681	0.851	1.304	1.686	2.024	2.429	2.712	2.980	3.319	3.566
39	0.681	0.851	1.304	1.685	2.023	2.426	2.708	2.976	3.313	3.558
40	0.681	0.851	1.303	1.684	2.021	2.423	2.704	2.971	3.307	3.551
50	0.679	0.849	1.299	1.676	2.009	2.403	2.678	2.937	3.261	3.496
60	0.679	0.848	1.296	1.671	2.000	2.390	2.660	2.915	3.232	3.460
70	0.678	0.847	1.294	1.667	1.994	2.381	2.648	2.899	3.211	3.435
80	0.678	0.846	1.292	1.664	1.990	2.374	2.639	2.887	3.195	3.416
90	0.677	0.846	1.291	1.662	1.987	2.368	2.632	2.878	3.183	3.402
100	0.677	0.845	1.290	1.660	1.984	2.364	2.626	2.871	3.174	3.390
200	0.676	0.843	1.286	1.653	1.972	2.345	2.601	2.839	3.131	3.340
500	0.675	0.842	1.283	1.648	1.965	2.334	2.586	2.820	3.107	3.310
1000	0.675	0.842	1.282	1.646	1.962	2.330	2.581	2.813	3.098	3.300
∞	0.6745	0.8416	1.2816	1.6449	1.9600	2.3264	2.5758	2.8070	3.0902	3.2905

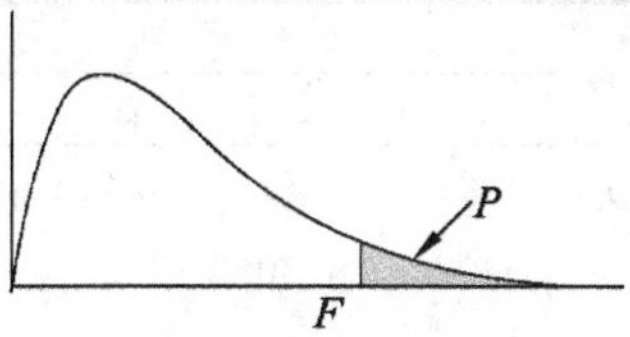

附表 3　*F* 界值表(方差分析用)

上行：$P=0.05$　下行：$P=0.01$

ν_2	ν_1											
	1	2	3	4	5	6	7	8	9	10	11	12
1	161.45	199.50	215.71	224.58	230.16	233.99	236.77	238.88	240.54	241.88	242.98	243.91
	4052.18	4999.50	5403.35	5624.58	5763.65	5858.99	5928.36	5981.07	6022.47	6055.85	6083.32	6106.32
2	18.51	19.00	19.16	19.25	19.30	19.33	19.35	19.37	19.38	19.40	19.40	19.41
	98.50	99.00	99.17	99.25	99.30	99.33	99.36	99.37	99.39	99.40	99.41	99.42
3	10.13	9.55	9.28	9.12	9.01	8.94	8.89	8.85	8.81	8.79	8.76	8.74
	34.12	30.82	29.46	28.71	28.24	27.91	27.67	27.49	27.35	27.23	27.13	27.05
4	7.71	6.94	6.59	6.39	6.26	6.16	6.09	6.04	6.00	5.96	5.94	5.91
	21.20	18.00	16.69	15.98	15.52	15.21	14.98	14.80	14.66	14.55	14.45	14.37
5	6.61	5.79	5.41	5.19	5.05	4.95	4.88	4.82	4.77	4.74	4.70	4.68
	16.26	13.27	12.06	11.39	10.97	10.67	10.46	10.29	10.16	10.05	9.96	9.89
6	5.99	5.14	4.76	4.53	4.39	4.28	4.21	4.15	4.10	4.06	4.03	4.00
	13.75	10.92	9.78	9.15	8.75	8.47	8.26	8.10	7.98	7.87	7.79	7.72
7	5.59	4.74	4.35	4.12	3.97	3.87	3.79	3.73	3.68	3.64	3.60	3.57
	12.25	9.55	8.45	7.85	7.46	7.19	6.99	6.84	6.72	6.62	6.54	6.47
8	5.32	4.46	4.07	3.84	3.69	3.58	3.50	3.44	3.39	3.35	3.31	3.28
	11.26	8.65	7.59	7.01	6.63	6.37	6.18	6.03	5.91	5.81	5.73	5.67
9	5.12	4.26	3.86	3.63	3.48	3.37	3.29	3.23	3.18	3.14	3.10	3.07
	10.56	8.02	6.99	6.42	6.06	5.80	5.61	5.47	5.35	5.26	5.18	5.11
10	4.96	4.10	3.71	3.48	3.33	3.22	3.14	3.07	3.02	2.98	2.94	2.91
	10.04	7.56	6.55	5.99	5.64	5.39	5.20	5.06	4.94	4.85	4.77	4.71
11	4.84	3.98	3.59	3.36	3.20	3.09	3.01	2.95	2.90	2.85	2.82	2.79
	9.65	7.21	6.22	5.67	5.32	5.07	4.89	4.74	4.63	4.54	4.46	4.40
12	4.75	3.89	3.49	3.26	3.11	3.00	2.91	2.85	2.80	2.75	2.72	2.69
	9.33	6.93	5.95	5.41	5.06	4.82	4.64	4.50	4.39	4.30	4.22	4.16

续表

ν_2	ν_1											
	1	2	3	4	5	6	7	8	9	10	11	12
13	4.67	3.81	3.41	3.18	3.03	2.92	2.83	2.77	2.71	2.67	2.63	2.60
	9.07	6.70	5.74	5.21	4.86	4.62	4.44	4.30	4.19	4.10	4.02	3.96
14	4.60	3.74	3.34	3.11	2.96	2.85	2.76	2.70	2.65	2.60	2.57	2.53
	8.86	6.51	5.56	5.04	4.69	4.46	4.28	4.14	4.03	3.94	3.86	3.80
15	4.54	3.68	3.29	3.06	2.90	2.79	2.71	2.64	2.59	2.54	2.51	2.48
	8.68	6.36	5.42	4.89	4.56	4.32	4.14	4.00	3.89	3.80	3.73	3.67
16	4.49	3.63	3.24	3.01	2.85	2.74	2.66	2.59	2.54	2.49	2.46	2.42
	8.53	6.23	5.29	4.77	4.44	4.20	4.03	3.89	3.78	3.69	3.62	3.55
17	4.45	3.59	3.20	2.96	2.81	2.70	2.61	2.55	2.49	2.45	2.41	2.38
	8.40	6.11	5.18	4.67	4.34	4.10	3.93	3.79	3.68	3.59	3.52	3.46
18	4.41	3.55	3.16	2.93	2.77	2.66	2.58	2.51	2.46	2.41	2.37	2.34
	8.29	6.01	5.09	4.58	4.25	4.01	3.84	3.71	3.60	3.51	3.43	3.37
19	4.38	3.52	3.13	2.90	2.74	2.63	2.54	2.48	2.42	2.38	2.34	2.31
	8.18	5.93	5.01	4.50	4.17	3.94	3.77	3.63	3.52	3.43	3.36	3.30
20	4.35	3.49	3.10	2.87	2.71	2.60	2.51	2.45	2.39	2.35	2.31	2.28
	8.10	5.85	4.94	4.43	4.10	3.87	3.70	3.56	3.46	3.37	3.29	3.23
21	4.32	3.47	3.07	2.84	2.68	2.57	2.49	2.42	2.37	2.32	2.28	2.25
	8.02	5.78	4.87	4.37	4.04	3.81	3.64	3.51	3.40	3.31	3.24	3.17
22	4.30	3.44	3.05	2.82	2.66	2.55	2.46	2.40	2.34	2.30	2.26	2.23
	7.95	5.72	4.82	4.31	3.99	3.76	3.59	3.45	3.35	3.26	3.18	3.12
23	4.28	3.42	3.03	2.80	2.64	2.53	2.44	2.37	2.32	2.27	2.24	2.20
	7.88	5.66	4.76	4.26	3.94	3.71	3.54	3.41	3.30	3.21	3.14	3.07
24	4.26	3.40	3.01	2.78	2.62	2.51	2.42	2.36	2.30	2.25	2.22	2.18
	7.82	5.61	4.72	4.22	3.90	3.67	3.50	3.36	3.26	3.17	3.09	3.03
25	4.24	3.39	2.99	2.76	2.60	2.49	2.40	2.34	2.28	2.24	2.20	2.16
	7.77	5.57	4.68	4.18	3.85	3.63	3.46	3.32	3.22	3.13	3.06	2.99

续附表 3 *F* 界值表(方差分析用)

ν_2	ν_1 14	16	20	24	30	40	50	75	100	200	500	∞
1	245.36	246.46	248.01	249.05	250.10	251.14	251.77	252.62	253.04	253.68	254.06	254.31
	6142.67	6170.10	6208.73	6234.63	6260.65	6286.78	6302.52	6323.56	6334.11	6349.97	6359.50	6365.86
2	19.42	19.43	19.45	19.45	19.46	19.47	19.48	19.48	19.49	19.49	19.49	19.50
	99.43	99.44	99.45	99.46	99.47	99.47	99.48	99.49	99.49	99.49	99.50	99.50
3	8.71	8.69	8.66	8.64	8.62	8.59	8.58	8.56	8.55	8.54	8.53	8.53
	26.92	26.83	26.69	26.60	26.50	26.41	26.35	26.28	26.24	26.18	26.15	26.13
4	5.87	5.84	5.80	5.77	5.75	5.72	5.70	5.68	5.66	5.65	5.64	5.63
	14.25	14.15	14.02	13.93	13.84	13.75	13.69	13.61	13.58	13.52	13.49	13.46
5	4.64	4.60	4.56	4.53	4.50	4.46	4.44	4.42	4.41	4.39	4.37	4.37
	9.77	9.68	9.55	9.47	9.38	9.29	9.24	9.17	9.13	9.08	9.04	9.02
6	3.96	3.92	3.87	3.84	3.81	3.77	3.75	3.73	3.71	3.69	3.68	3.67
	7.60	7.52	7.40	7.31	7.23	7.14	7.09	7.02	6.99	6.93	6.90	6.88
7	3.53	3.49	3.44	3.41	3.38	3.34	3.32	3.29	3.27	3.25	3.24	3.23
	6.36	6.28	6.16	6.07	5.99	5.91	5.86	5.79	5.75	5.70	5.67	5.65
8	3.24	3.20	3.15	3.12	3.08	3.04	3.02	2.99	2.97	2.95	2.94	2.93
	5.56	5.48	5.36	5.28	5.20	5.12	5.07	5.00	4.96	4.91	4.88	4.86
9	3.03	2.99	2.94	2.90	2.86	2.83	2.80	2.77	2.76	2.73	2.72	2.71
	5.01	4.92	4.81	4.73	4.65	4.57	4.52	4.45	4.41	4.36	4.33	4.31
10	2.86	2.83	2.77	2.74	2.70	2.66	2.64	2.60	2.59	2.56	2.55	2.54
	4.60	4.52	4.41	4.33	4.25	4.17	4.12	4.05	4.01	3.96	3.93	3.91
11	2.74	2.70	2.65	2.61	2.57	2.53	2.51	2.47	2.46	2.43	2.42	2.40
	4.29	4.21	4.10	4.02	3.94	3.86	3.81	3.74	3.71	3.66	3.62	3.60
12	2.64	2.60	2.54	2.51	2.47	2.43	2.40	2.37	2.35	2.32	2.31	2.30
	4.05	3.97	3.86	3.78	3.70	3.62	3.57	3.50	3.47	3.41	3.38	3.36
13	2.55	2.51	2.46	2.42	2.38	2.34	2.31	2.28	2.26	2.23	2.22	2.21
	3.86	3.78	3.66	3.59	3.51	3.43	3.38	3.31	3.27	3.22	3.19	3.17
14	2.48	2.44	2.39	2.35	2.31	2.27	2.24	2.21	2.19	2.16	2.14	2.13
	3.70	3.62	3.51	3.43	3.35	3.27	3.22	3.15	3.11	3.06	3.03	3.00

续表

ν_2	ν_1											
	14	16	20	24	30	40	50	75	100	200	500	∞
15	2.42	2.38	2.33	2.29	2.25	2.20	2.18	2.14	2.12	2.10	2.08	2.07
	3.56	3.49	3.37	3.29	3.21	3.13	3.08	3.01	2.98	2.92	2.89	2.87
16	2.37	2.33	2.28	2.24	2.19	2.15	2.12	2.09	2.07	2.04	2.02	2.01
	3.45	3.37	3.26	3.18	3.10	3.02	2.97	2.90	2.86	2.81	2.78	2.75
17	2.33	2.29	2.23	2.19	2.15	2.10	2.08	2.04	2.02	1.99	1.97	1.96
	3.35	3.27	3.16	3.08	3.00	2.92	2.87	2.80	2.76	2.71	2.68	2.65
18	2.29	2.25	2.19	2.15	2.11	2.06	2.04	2.00	1.98	1.95	1.93	1.92
	3.27	3.19	3.08	3.00	2.92	2.84	2.78	2.71	2.68	2.62	2.59	2.57
19	2.26	2.21	2.16	2.11	2.07	2.03	2.00	1.96	1.94	1.91	1.89	1.88
	3.19	3.12	3.00	2.92	2.84	2.76	2.71	2.64	2.60	2.55	2.51	2.49
20	2.22	2.18	2.12	2.08	2.04	1.99	1.97	1.93	1.91	1.88	1.86	1.84
	3.13	3.05	2.94	2.86	2.78	2.69	2.64	2.57	2.54	2.48	2.44	2.42
21	2.20	2.16	2.10	2.05	2.01	1.96	1.94	1.90	1.88	1.84	1.83	1.81
	3.07	2.99	2.88	2.80	2.72	2.64	2.58	2.51	2.48	2.42	2.38	2.36
22	2.17	2.13	2.07	2.03	1.98	1.94	1.91	1.87	1.85	1.82	1.30	1.78
	3.02	2.94	2.83	2.75	2.67	2.58	2.53	2.46	2.42	2.36	2.33	2.31
23	2.15	2.11	2.05	2.01	1.96	1.91	1.88	1.84	1.82	1.79	1.77	1.76
	2.97	2.89	2.78	2.70	2.62	2.54	2.48	2.41	2.37	2.32	2.28	2.26
24	2.13	2.09	2.03	1.98	1.94	1.89	1.86	1.82	1.80	1.77	1.75	1.73
	2.93	2.85	2.74	2.66	2.58	2.49	2.44	2.37	2.33	2.27	2.24	2.21
25	2.11	2.07	2.01	1.96	1.92	1.87	1.84	1.80	1.78	1.75	1.73	1.71
	2.89	2.81	2.70	2.62	2.54	2.45	2.40	2.33	2.29	2.23	2.19	2.17

续附表 3　*F* 界值表(方差分析用)

ν_2	ν_1 1	2	3	4	5	6	7	8	9	10	11	12
26	4.23	3.37	2.98	2.74	2.59	2.47	2.39	2.32	2.27	2.22	2.18	2.15
	7.72	5.53	4.64	4.14	3.82	3.59	3.42	3.29	3.18	3.09	3.02	2.96
27	4.21	3.35	2.96	2.73	2.57	2.46	2.37	2.31	2.25	2.20	2.17	2.13
	7.68	5.49	4.60	4.11	3.78	3.56	3.39	3.26	3.15	3.06	2.99	2.93
28	4.20	3.34	2.95	2.71	2.56	2.45	2.36	2.29	2.24	2.19	2.15	2.12
	7.64	5.45	4.57	4.07	3.75	3.53	3.36	3.23	3.12	3.03	2.96	2.90
29	4.18	3.33	2.93	2.70	2.55	2.43	2.35	2.28	2.22	2.18	2.14	2.10
	7.60	5.42	4.54	4.04	3.73	3.50	3.33	3.20	3.09	3.00	2.93	2.87
30	4.17	3.32	2.92	2.69	2.53	2.42	2.33	2.27	2.21	2.16	2.13	2.09
	7.56	5.39	4.51	4.02	3.70	3.47	3.30	3.17	3.07	2.98	2.91	2.84
32	4.15	3.29	2.90	2.67	2.51	2.40	2.31	2.24	2.19	2.14	2.10	2.07
	7.50	5.34	4.46	3.97	3.65	3.43	3.26	3.13	3.02	2.93	2.86	2.80
34	4.13	3.28	2.88	2.65	2.49	2.38	2.29	2.23	2.17	2.12	2.08	2.05
	7.44	5.29	4.42	3.93	3.61	3.39	3.22	3.09	2.98	2.89	2.82	2.76
36	4.11	3.26	2.87	2.63	2.48	2.36	2.28	2.21	2.15	2.11	2.07	2.03
	7.40	5.25	4.38	3.89	3.57	3.35	3.18	3.05	2.95	2.86	2.79	2.72
38	4.10	3.24	2.85	2.62	2.46	2.35	2.26	2.19	2.14	2.09	2.05	2.02
	7.35	5.21	4.34	3.86	3.54	3.32	3.15	3.02	2.92	2.83	2.75	2.69
40	4.08	3.23	2.84	2.61	2.45	2.34	2.25	2.18	2.12	2.08	2.04	2.00
	7.31	5.18	4.31	3.83	3.51	3.29	3.12	2.99	2.89	2.80	2.73	2.66
42	4.07	3.22	2.83	2.59	2.44	2.32	2.24	2.17	2.11	2.06	2.03	1.99
	7.28	5.15	4.29	3.80	3.49	3.27	3.10	2.97	2.86	2.78	2.70	2.64
44	4.06	3.21	2.82	2.58	2.43	2.31	2.23	2.16	2.10	2.05	2.01	1.98
	7.25	5.12	4.26	3.78	3.47	3.24	3.08	2.95	2.84	2.75	2.68	2.62
46	4.05	3.20	2.81	2.57	2.42	2.30	2.22	2.15	2.09	2.04	2.00	1.97
	7.22	5.10	4.24	3.76	3.44	3.22	3.06	2.93	2.82	2.73	2.66	2.60
48	4.04	3.19	2.80	2.57	2.41	2.29	2.21	2.14	2.08	2.03	1.99	1.96
	7.19	5.08	4.22	3.74	3.43	3.20	3.04	2.91	2.80	2.71	2.64	2.58

续表

ν_2	ν_1											
	1	2	3	4	5	6	7	8	9	10	11	12
50	4.03	3.18	2.79	2.56	2.40	2.29	2.20	2.13	2.07	2.03	1.99	1.95
	7.17	5.06	4.20	3.72	3.41	3.19	3.02	2.89	2.78	2.70	2.63	2.56
60	4.00	3.15	2.76	2.53	2.37	2.25	2.17	2.10	2.04	1.99	1.95	1.92
	7.08	4.98	4.13	3.65	3.34	3.12	2.95	2.82	2.72	2.63	2.56	2.50
70	3.98	3.13	2.74	2.50	2.35	2.23	2.14	2.07	2.02	1.97	1.93	1.89
	7.01	4.92	4.07	3.60	3.29	3.07	2.91	2.78	2.67	2.59	2.51	2.45
80	3.96	3.11	2.72	2.49	2.33	2.21	2.13	2.06	2.00	1.95	1.91	1.88
	6.96	4.88	4.04	3.56	3.26	3.04	2.87	2.74	2.64	2.55	2.48	2.42
100	3.94	3.09	2.70	2.46	2.31	2.19	2.10	2.03	1.97	1.93	1.89	1.85
	6.90	4.82	3.98	3.51	3.21	2.99	2.82	2.69	2.59	2.50	2.43	2.37
125	3.92	3.07	2.68	2.44	2.29	2.17	2.08	2.01	1.96	1.91	1.87	1.83
	6.84	4.78	3.94	3.47	3.17	2.95	2.79	2.66	2.55	2.47	2.39	2.33
150	3.90	3.06	2.66	2.43	2.27	2.16	2.07	2.00	1.94	1.89	1.85	1.82
	6.81	4.75	3.91	3.45	3.14	2.92	2.76	2.63	2.53	2.44	2.37	2.31
200	3.89	3.04	2.65	2.42	2.26	2.14	2.06	1.98	1.93	1.88	1.84	1.80
	6.76	4.71	3.88	3.41	3.11	2.89	2.73	2.60	2.50	2.41	2.34	2.27
400	3.86	3.02	2.63	2.39	2.24	2.12	2.03	1.96	1.90	1.85	1.81	1.78
	6.70	4.66	3.83	3.37	3.06	2.85	2.68	2.56	2.45	2.37	2.29	2.23
1000	3.85	3.00	2.61	2.38	2.22	2.11	2.02	1.95	1.89	1.84	1.80	1.76
	6.66	4.63	3.80	3.34	3.04	2.82	2.66	2.53	2.43	2.34	2.27	2.20
∞	3.84	3.00	2.60	2.37	2.21	2.10	2.01	1.94	1.88	1.83	1.79	1.75
	6.64	4.60	3.78	3.32	3.02	2.80	2.64	2.51	2.41	2.32	2.24	2.18

续附表 3 *F* 界值表(方差分析用)

ν_2	ν_1 14	16	20	24	30	40	50	75	100	200	500	∞
26	2.09	2.05	1.99	1.95	1.90	1.85	1.82	1.78	1.76	1.73	1.71	1.69
	2.86	2.78	2.66	2.58	2.50	2.42	2.36	2.29	2.25	2.19	2.16	2.13
27	2.08	2.04	1.97	1.93	1.88	1.84	1.81	1.76	1.74	1.71	1.69	1.67
	2.82	2.75	2.63	2.55	2.47	2.38	2.33	2.26	2.22	2.16	2.12	2.10
28	2.06	2.02	1.96	1.91	1.87	1.82	1.79	1.75	1.73	1.69	1.67	1.65
	2.79	2.72	2.60	2.52	2.44	2.35	2.30	2.23	2.19	2.13	2.09	2.06
29	2.05	2.01	1.94	1.90	1.85	1.81	1.77	1.73	1.71	1.67	1.65	1.64
	2.77	2.69	2.57	2.49	2.41	2.33	2.27	2.20	2.16	2.10	2.06	2.03
30	2.04	1.99	1.93	1.89	1.84	1.79	1.76	1.72	1.70	1.66	1.64	1.62
	2.74	2.66	2.55	2.47	2.39	2.30	2.25	2.17	2.13	2.07	2.03	2.01
32	2.01	1.97	1.91	1.86	1.82	1.77	1.74	1.69	1.67	1.63	1.61	1.59
	2.70	2.62	2.50	2.42	2.34	2.25	2.20	2.12	2.08	2.02	1.98	1.96
34	1.99	1.95	1.89	1.84	1.80	1.75	1.71	1.67	1.65	1.61	1.59	1.57
	2.66	2.58	2.46	2.38	2.30	2.21	2.16	2.08	2.04	1.98	1.94	1.91
36	1.98	1.93	1.87	1.82	1.78	1.73	1.69	1.65	1.62	1.59	1.56	1.55
	2.62	2.54	2.43	2.35	2.26	2.18	2.12	2.04	2.00	1.94	1.90	1.87
38	1.96	1.92	1.85	1.81	1.76	1.71	1.68	1.63	1.61	1.57	1.54	1.53
	2.59	2.51	2.40	2.32	2.23	2.14	2.09	2.01	1.97	1.90	1.86	1.84
40	1.95	1.90	1.84	1.79	1.74	1.69	1.66	1.61	1.59	1.55	1.53	1.51
	2.56	2.48	2.37	2.29	2.20	2.11	2.06	1.98	1.94	1.87	1.83	1.80
42	1.94	1.89	1.83	1.78	1.73	1.68	1.65	1.60	1.57	1.53	1.51	1.49
	2.54	2.46	2.34	2.26	2.18	2.09	2.03	1.95	1.91	1.85	1.80	1.78
44	1.92	1.88	1.81	1.77	1.72	1.67	1.63	1.59	1.56	1.52	1.49	1.48
	2.52	2.44	2.32	2.24	2.15	2.07	2.01	1.93	1.89	1.82	1.78	1.75
46	1.91	1.87	1.80	1.76	1.71	1.65	1.62	1.57	1.55	1.51	1.48	1.46
	2.50	2.42	2.30	2.22	2.13	2.04	1.99	1.91	1.86	1.80	1.76	1.73
48	1.90	1.86	1.79	1.75	1.70	1.64	1.61	1.56	1.54	1.49	1.47	1.45
	2.48	2.40	2.28	2.20	2.12	2.02	1.97	1.89	1.84	1.78	1.73	1.70

续表

ν_2	ν_1 14	16	20	24	30	40	50	75	100	200	500	∞
50	1.89	1.85	1.78	1.74	1.69	1.63	1.60	1.55	1.52	1.48	1.46	1.44
	2.46	2.38	2.27	2.18	2.10	2.01	1.95	1.87	1.82	1.76	1.71	1.68
60	1.86	1.82	1.75	1.70	1.65	1.59	1.56	1.51	1.48	1.44	1.41	1.39
	2.39	2.31	2.20	2.12	2.03	1.94	1.88	1.79	1.75	1.68	1.63	1.60
70	1.84	1.79	1.72	1.67	1.62	1.57	1.53	1.48	1.45	1.40	1.37	1.35
	2.35	2.27	2.15	2.07	1.98	1.89	1.83	1.74	1.70	1.62	1.57	1.54
80	1.82	1.77	1.70	1.65	1.60	1.54	1.51	1.45	1.43	1.38	1.35	1.32
	2.31	2.23	2.12	2.03	1.94	1.85	1.79	1.70	1.65	1.58	1.53	1.49
100	1.79	1.75	1.68	1.63	1.57	1.52	1.48	1.42	1.39	1.34	1.31	1.28
	2.27	2.19	2.07	1.98	1.89	1.80	1.74	1.65	1.60	1.52	1.47	1.43
125	1.77	1.73	1.66	1.60	1.55	1.49	1.45	1.40	1.36	1.31	1.27	1.25
	2.23	2.15	2.03	1.94	1.85	1.76	1.69	1.60	1.55	1.47	1.41	1.37
150	1.76	1.71	1.64	1.59	1.54	1.48	1.44	1.38	1.34	1.29	1.25	1.22
	2.20	2.12	2.00	1.92	1.83	1.73	1.66	1.57	1.52	1.43	1.38	1.33
200	1.74	1.69	1.62	1.57	1.52	1.46	1.41	1.35	1.32	1.26	1.22	1.19
	2.17	2.09	1.97	1.89	1.79	1.69	1.63	1.53	1.48	1.39	1.33	1.28
400	1.72	1.67	1.60	1.54	1.49	1.42	1.38	1.32	1.28	1.22	1.17	1.13
	2.13	2.05	1.92	1.84	1.75	1.64	1.58	1.48	1.42	1.32	1.25	1.19
1000	1.70	1.65	1.58	1.53	1.47	1.41	1.36	1.30	1.26	1.19	1.13	1.08
	2.10	2.02	1.90	1.81	1.72	1.61	1.54	1.44	1.38	1.28	1.19	1.11
∞	1.69	1.64	1.57	1.52	1.46	1.39	1.35	1.28	1.24	1.17	1.11	1.00
	2.08	2.00	1.88	1.79	1.70	1.59	1.52	1.42	1.36	1.25	1.15	1.00

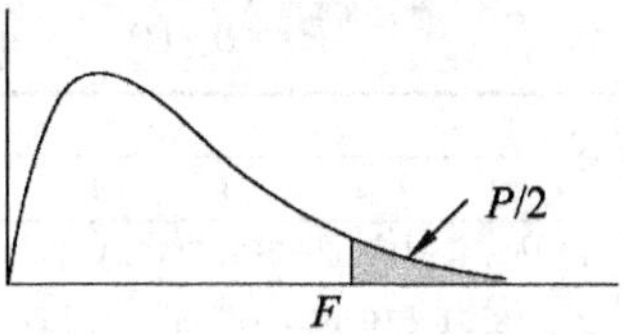

附表 4 *F* 界值表(方差齐性检验用)

$P=0.05$

ν_2	ν_1 1	2	3	4	5	6	7	8	9	10	12	15	20	30	60	∞
1	647.79	799.50	864.16	899.58	921.85	937.11	948.22	956.66	963.28	968.63	976.71	984.87	993.10	1001.4	1009.8	1018.3
2	38.51	39.00	39.17	39.25	39.30	39.33	39.36	39.37	39.39	39.40	39.41	39.43	39.45	39.46	39.48	39.50
3	17.44	16.04	15.44	15.10	14.88	14.73	14.62	14.54	14.47	14.42	14.34	14.25	14.17	14.08	13.99	13.90
4	12.22	10.65	9.98	9.60	9.36	9.20	9.07	8.98	8.90	8.84	8.75	8.66	8.56	8.46	8.36	8.26
5	10.01	8.43	7.76	7.39	7.15	6.98	6.85	6.76	6.68	6.62	6.52	6.43	6.33	6.23	6.12	6.02
6	8.81	7.26	6.60	6.23	5.99	5.82	5.70	5.60	5.52	5.46	5.37	5.27	5.17	5.07	4.96	4.85
7	8.07	6.54	5.89	5.52	5.29	5.12	4.99	4.90	4.82	4.76	4.67	4.57	4.47	4.36	4.25	4.14
8	7.57	6.06	5.42	5.05	4.82	4.65	4.53	4.43	4.36	4.30	4.20	4.10	4.00	3.89	3.78	3.67
9	7.21	5.71	5.08	4.72	4.48	4.32	4.20	4.10	4.03	3.96	3.87	3.77	3.67	3.56	3.45	3.33
10	6.94	5.46	4.83	4.47	4.24	4.07	3.95	3.85	3.78	3.72	3.62	3.52	3.42	3.31	3.20	3.08
11	6.72	5.26	4.63	4.28	4.04	3.88	3.76	3.66	3.59	3.53	3.43	3.33	3.23	3.12	3.00	2.88
12	6.55	5.10	4.47	4.12	3.89	3.73	3.61	3.51	3.44	3.37	3.28	3.18	3.07	2.96	2.85	2.72
13	6.41	4.97	4.35	4.00	3.77	3.60	3.48	3.39	3.31	3.25	3.15	3.05	2.95	2.84	2.72	2.60
14	6.30	4.86	4.24	3.89	3.66	3.50	3.38	3.29	3.21	3.15	3.05	2.95	2.84	2.73	2.61	2.49
15	6.20	4.77	4.15	3.80	3.58	3.41	3.29	3.20	3.12	3.06	2.96	2.86	2.76	2.64	2.52	2.40
16	6.12	4.69	4.08	3.73	3.50	3.34	3.22	3.12	3.05	2.99	2.89	2.79	2.68	2.57	2.45	2.32
17	6.04	4.62	4.01	3.66	3.44	3.28	3.16	3.06	2.98	2.92	2.82	2.72	2.62	2.50	2.38	2.25
18	5.98	4.56	3.95	3.61	3.38	3.22	3.10	3.01	2.93	2.87	2.77	2.67	2.56	2.44	2.32	2.19
19	5.92	4.51	3.90	3.56	3.33	3.17	3.05	2.96	2.88	2.82	2.72	2.62	2.51	2.39	2.27	2.13
20	5.87	4.46	3.86	3.51	3.29	3.13	3.01	2.91	2.84	2.77	2.68	2.57	2.46	2.35	2.22	2.09
21	5.83	4.42	3.82	3.48	3.25	3.09	2.97	2.87	2.80	2.73	2.64	2.53	2.42	2.31	2.18	2.04
22	5.79	4.38	3.78	3.44	3.22	3.05	2.93	2.84	2.76	2.70	2.60	2.50	2.39	2.27	2.14	2.00
23	5.75	4.35	3.75	3.41	3.18	3.02	2.90	2.81	2.73	2.67	2.57	2.47	2.36	2.24	2.11	1.97
24	5.72	4.32	3.72	3.38	3.15	2.99	2.87	2.78	2.70	2.64	2.54	2.44	2.33	2.21	2.08	1.94
25	5.69	4.29	3.69	3.35	3.13	2.97	2.85	2.75	2.68	2.61	2.51	2.41	2.30	2.18	2.05	1.91
26	5.66	4.27	3.67	3.33	3.10	2.94	2.82	2.73	2.65	2.59	2.49	2.39	2.28	2.16	2.03	1.88
27	5.63	4.24	3.65	3.31	3.08	2.92	2.80	2.71	2.63	2.57	2.47	2.36	2.25	2.13	2.00	1.85
28	5.61	4.22	3.63	3.29	3.06	2.90	2.78	2.69	2.61	2.55	2.45	2.34	2.23	2.11	1.98	1.83
29	5.95	4.20	3.61	3.27	3.04	2.88	2.76	2.67	2.59	2.53	2.43	2.32	2.21	2.09	1.96	1.81
30	5.57	4.18	3.59	3.25	3.03	2.87	2.75	2.65	2.57	2.51	2.41	2.31	2.20	2.07	1.94	1.79
40	5.42	4.05	3.46	3.13	2.90	2.74	2.62	2.53	2.45	2.39	2.29	2.18	2.07	1.94	1.80	1.64
60	5.29	3.93	3.34	3.01	2.79	2.63	2.51	2.41	2.33	2.27	2.17	2.06	1.94	1.82	1.67	1.48
120	5.15	3.80	3.23	2.89	2.67	2.52	2.39	2.30	2.22	2.16	2.05	1.94	1.82	1.69	1.53	1.31
∞	5.02	3.69	3.12	2.79	2.57	2.41	2.29	2.19	2.11	2.05	1.94	1.83	1.71	1.57	1.39	1.00

续附表 4　*F* 界值表(方差齐性检验用)

$P=0.10$

ν_2	ν_1: 1	2	3	4	5	6	7	8	9	10	12	15	20	30	60	∞
1	161.45	199.50	215.71	224.58	230.16	233.99	236.77	238.88	240.54	241.88	243.91	245.95	248.01	250.10	252.20	254.31
2	18.51	19.00	19.16	19.25	19.30	19.33	19.35	19.37	19.38	19.40	19.41	19.43	19.45	19.46	19.48	19.50
3	10.13	9.55	9.28	9.12	9.01	8.94	8.89	8.85	8.81	8.79	8.74	8.70	8.66	8.62	8.57	8.53
4	7.71	6.94	6.59	6.39	6.26	6.16	6.09	6.04	6.00	5.96	5.91	5.86	5.80	5.75	5.69	5.63
5	6.61	5.79	5.41	5.19	5.05	4.95	4.88	4.82	4.77	4.74	4.68	4.62	4.56	4.50	4.43	4.37
6	5.99	5.14	4.76	4.53	4.39	4.28	4.21	4.15	4.10	4.06	4.00	3.94	3.87	3.81	3.74	3.67
7	5.59	4.74	4.35	4.12	3.97	3.87	3.79	3.73	3.68	3.64	3.57	3.51	3.44	3.38	3.30	3.23
8	5.32	4.46	4.07	3.84	3.69	3.58	3.50	3.44	3.39	3.35	3.28	3.22	3.15	3.08	3.01	2.93
9	5.12	4.26	3.86	3.63	3.48	3.37	3.29	3.23	3.18	3.14	3.07	3.01	2.94	2.86	2.79	2.71
10	4.96	4.10	3.71	3.48	3.33	3.22	3.14	3.07	3.02	2.98	2.91	2.85	2.77	2.70	2.62	2.54
11	4.84	3.98	3.59	3.36	3.20	3.09	3.01	2.95	2.90	2.85	2.79	2.72	2.65	2.57	2.49	2.40
12	4.75	3.89	3.49	3.26	3.11	3.00	2.91	2.85	2.80	2.75	2.69	2.62	2.54	2.47	2.38	2.30
13	4.67	3.81	3.41	3.18	3.03	2.92	2.83	2.77	2.71	2.67	2.60	2.53	2.46	2.38	2.30	2.21
14	4.60	3.74	3.34	3.11	2.96	2.85	2.76	2.70	2.65	2.60	2.53	2.46	2.39	2.31	2.22	2.13
15	4.54	3.68	3.29	3.06	2.90	2.79	2.71	2.64	2.59	2.54	2.48	2.40	2.33	2.25	2.16	2.07
16	4.49	3.63	3.24	3.01	2.85	2.74	2.66	2.59	2.54	2.49	2.42	2.35	2.28	2.19	2.11	2.01
17	4.45	3.59	3.20	2.96	2.81	2.70	2.61	2.55	2.49	2.45	2.38	2.31	2.23	2.15	2.06	1.96
18	4.41	3.55	3.16	2.93	2.77	2.66	2.58	2.51	2.46	2.41	2.34	2.27	2.19	2.11	2.02	1.92
19	4.38	3.52	3.13	2.90	2.74	2.63	2.54	2.48	2.42	2.38	2.31	2.23	2.16	2.07	1.98	1.88
20	4.35	3.49	3.10	2.87	2.71	2.60	2.51	2.45	2.39	2.35	2.28	2.20	2.12	2.04	1.95	1.84
21	4.32	3.47	3.07	2.84	2.68	2.57	2.49	2.42	2.37	2.32	2.25	2.18	2.10	2.01	1.92	1.81
22	4.30	3.44	3.05	2.82	2.66	2.55	2.46	2.40	2.34	2.30	2.23	2.15	2.07	1.98	1.89	1.78
23	4.28	3.42	3.03	2.80	2.64	2.53	2.44	2.37	2.32	2.27	2.20	2.13	2.05	1.96	1.86	1.76
24	4.26	3.40	3.01	2.78	2.62	2.51	2.42	2.36	2.30	2.25	2.18	2.11	2.03	1.94	1.84	1.73
25	4.24	3.39	2.99	2.76	2.60	2.49	2.40	2.34	2.28	2.24	2.16	2.09	2.01	1.92	1.82	1.71
26	4.23	3.37	2.98	2.74	2.59	2.47	2.39	2.32	2.27	2.22	2.15	2.07	1.99	1.90	1.80	1.69
27	4.21	3.35	2.96	2.73	2.57	2.46	2.37	2.31	2.25	2.20	2.13	2.06	1.97	1.88	1.79	1.67
28	4.20	3.34	2.95	2.71	2.56	2.45	2.36	2.29	2.24	2.19	2.12	2.04	1.96	1.87	1.77	1.65
29	4.18	3.33	2.93	2.70	2.55	2.43	2.35	2.28	2.22	2.18	2.10	2.03	1.94	1.85	1.75	1.64
30	4.17	3.32	2.92	2.69	2.53	2.42	2.33	2.27	2.21	2.16	2.09	2.01	1.93	1.84	1.74	1.62
40	4.08	3.23	2.84	2.61	2.45	2.34	2.25	2.18	2.12	2.08	2.00	1.92	1.84	1.74	1.64	1.51
60	4.00	3.15	2.76	2.53	2.37	2.25	2.17	2.10	2.04	1.99	1.92	1.84	1.75	1.65	1.53	1.39
120	3.92	3.07	2.68	2.45	2.29	2.18	2.09	2.02	1.96	1.91	1.83	1.75	1.66	1.55	1.43	1.25
∞	3.84	3.00	2.60	2.37	2.21	2.10	2.01	1.94	1.88	1.83	1.75	1.67	1.57	1.46	1.32	1.00

附表 5　*q* 界值表(Student-Newman-Keuls 法)

上行：$P=0.05$　下行：$P=0.01$

ν	组数 *a*								
	2	3	4	5	6	7	8	9	10
5	3.64	4.60	5.22	5.67	6.03	6.33	6.58	6.80	6.99
	5.70	6.98	7.80	8.42	8.91	9.32	9.67	9.97	10.24
6	3.46	4.34	4.90	5.30	5.63	5.90	6.12	6.32	6.49
	5.24	6.33	7.03	7.56	7.97	8.32	8.61	8.87	9.10
7	3.34	4.16	4.68	5.06	5.36	5.61	5.82	6.00	6.16
	4.95	5.92	6.54	7.01	7.37	7.68	7.94	8.17	8.37
8	3.26	4.04	4.53	4.89	5.17	5.40	5.60	5.77	5.92
	4.75	5.64	6.20	6.62	6.96	7.24	7.77	7.68	7.86
9	3.20	3.95	4.41	4.76	5.02	5.24	5.43	5.59	5.74
	4.60	5.43	5.96	6.35	6.66	6.91	7.13	7.33	7.49
10	3.15	3.88	4.33	4.15	4.91	5.12	5.30	5.46	5.60
	4.48	5.27	5.77	6.14	6.43	6.67	6.87	7.05	7.21
12	3.08	3.77	4.20	4.51	4.75	4.95	5.12	5.27	5.39
	4.32	5.05	5.50	5.84	6.10	6.32	6.51	6.67	6.81
14	3.03	3.70	4.11	4.41	4.64	4.83	4.99	5.13	5.25
	4.21	4.89	5.32	5.63	5.88	6.08	6.26	6.41	6.54
16	3.00	3.65	4.05	4.33	4.56	4.74	4.90	5.03	5.15
	4.13	4.79	5.19	5.49	5.72	5.92	6.08	6.22	6.35
18	2.97	3.61	4.00	4.28	4.49	4.67	4.82	4.96	5.07
	4.07	4.70	5.09	5.38	5.60	5.79	5.94	6.08	6.20
20	2.95	3.58	3.96	4.23	4.45	4.62	4.77	4.90	5.01
	4.02	4.64	5.02	5.29	5.51	5.69	5.84	5.97	6.09
30	2.89	3.49	3.85	4.10	4.30	4.46	4.60	4.72	4.82
	3.89	4.45	4.80	5.05	5.24	5.40	5.54	5.65	5.76
40	2.86	3.44	3.79	4.04	4.23	4.39	4.52	4.63	4.73
	3.82	4.37	4.70	4.93	5.11	5.26	5.39	5.50	5.60
60	2.83	3.40	3.74	3.98	4.16	4.31	4.44	4.55	4.65
	3.76	4.28	4.59	4.82	4.99	5.13	5.25	5.36	5.45
120	2.80	3.36	3.68	3.92	4.10	4.24	4.36	4.47	4.56
	3.70	4.20	4.50	4.71	4.87	5.01	5.12	5.21	5.30
∞	2.77	3.31	3.63	3.86	4.03	4.17	4.29	4.39	4.47
	3.64	4.12	4.40	4.60	4.76	4.88	4.99	5.08	5.16

附表 6　q'界值表(Dunnett 法)

上行：$P=0.05$　下行：$P=0.01$

ν	组数 a							
	2	3	4	5	6	7	8	9	10
5	2.57	3.03	3.29	3.48	3.62	3.73	3.82	3.90	3.97
	4.03	4.63	4.98	5.22	5.41	5.56	5.69	5.80	5.89
6	2.45	2.86	3.10	3.26	3.39	3.49	3.57	3.64	3.71
	3.71	4.21	4.51	4.71	4.87	5.00	5.10	5.20	5.28
7	2.36	2.75	2.97	3.12	3.24	3.33	3.41	3.47	3.53
	3.50	3.95	4.21	4.39	4.53	4.64	4.74	4.82	4.89
8	2.31	2.67	2.88	3.02	3.13	3.22	3.29	3.35	3.41
	3.36	3.77	4.00	4.17	4.29	4.40	4.48	4.56	4.62
9	2.26	2.61	2.81	2.95	3.05	3.14	3.20	3.26	3.32
	3.25	3.63	3.85	4.01	4.12	4.22	4.30	4.37	4.43
10	2.23	2.57	2.76	2.89	2.99	3.07	3.14	3.19	3.24
	3.17	3.53	3.74	3.88	3.99	4.08	4.16	4.22	4.28
11	2.20	2.53	2.72	2.84	2.94	3.02	3.08	3.14	3.19
	3.11	3.45	3.65	3.79	3.89	3.98	4.05	4.11	4.16
12	2.18	2.50	2.68	2.87	2.90	2.98	3.04	3.09	3.14
	3.05	3.39	3.58	3.71	3.81	3.89	3.96	4.02	4.07
13	2.16	2.48	2.65	2.78	2.87	2.94	3.00	3.06	3.10
	3.01	3.33	3.52	3.65	3.74	3.82	3.89	3.94	3.99
14	2.14	2.46	2.63	2.75	2.84	2.91	2.97	3.02	3.07
	2.98	3.29	3.47	3.59	3.69	3.76	3.83	3.88	3.93
15	2.13	2.44	2.61	2.73	2.82	2.89	2.95	3.00	3.04
	2.95	3.25	3.43	3.55	3.64	3.71	3.78	3.83	3.88
16	2.12	2.42	2.59	2.71	2.80	2.87	2.92	2.97	3.02
	2.92	3.22	3.39	3.51	3.60	3.67	3.73	3.78	3.83
17	2.11	2.41	2.58	2.69	2.78	2.85	2.90	2.95	3.00
	2.90	3.19	3.36	3.47	3.56	3.63	3.69	3.74	3.79
18	2.10	2.40	2.56	2.68	2.76	2.83	2.89	2.94	2.98
	2.88	3.17	3.33	3.44	3.53	3.60	3.66	3.71	3.75
19	2.09	2.39	2.55	2.66	2.75	2.81	2.87	2.92	2.96
	2.86	3.15	3.31	3.42	3.50	3.57	3.63	3.68	3.72
20	2.09	2.38	2.54	2.65	2.73	2.80	2.86	2.90	2.95
	2.85	3.13	3.29	3.40	3.48	3.55	3.60	3.65	3.69
24	2.06	2.35	2.51	2.61	2.70	2.76	2.81	2.86	2.90
	2.80	3.07	3.22	3.32	3.40	3.47	3.52	3.57	3.61
30	2.04	2.32	2.47	2.58	2.66	2.72	2.77	2.82	2.86
	2.75	3.01	3.15	3.25	3.33	3.39	3.44	3.49	3.52
40	2.02	2.29	2.44	2.54	2.62	2.68	2.73	2.77	2.81
	2.70	2.95	3.09	3.19	3.26	3.32	3.37	3.41	3.44
60	2.00	2.27	2.41	2.51	2.58	2.64	2.69	2.73	2.77
	2.66	2.90	3.03	3.12	3.19	3.25	3.29	3.33	3.37
120	1.98	2.24	2.38	2.47	2.55	2.60	2.65	2.69	2.73
	2.62	2.85	2.97	3.06	3.12	3.18	3.22	3.26	3.29
∞	1.96	2.21	2.35	2.44	2.51	2.57	2.61	2.65	2.69
	2.58	2.79	2.92	3.00	3.06	3.11	3.15	3.19	3.22

附表7 百分率的可信区间

$1-\alpha=95\%$

n	X													
	0*	1	2	3	4	5	6	7	8	9	10	11	12	13
1	0—97.5													
2	0—84.2	1.3—98.7												
3	0—70.8	0.8—90.6	9.4—99.2											
4	0—60.2	0.6—80.6	6.8—93.2											
5	0—52.2	0.5—71.6	5.3—85.3	14.7—94.7										
6	0—45.9	0.4—64.1	4.3—77.7	11.8—88.2										
7	0—41.0	0.4—57.9	3.7—71.0	9.9—81.6	18.4—90.1									
8	0—36.9	0.3—52.7	3.2—65.1	8.5—75.5	15.7—84.3									
9	0—33.6	0.3—48.2	2.8—60.0	7.5—70.1	13.7—78.8	21.2—86.3								
10	0—30.8	0.3—44.5	2.5—55.6	6.7—65.2	12.2—73.8	18.7—81.3								
11	0—28.5	0.2—41.3	2.3—51.8	6.0—61.0	10.9—69.2	16.7—76.6	23.4—83.3							
12	0—26.5	0.2—38.5	2.1—48.4	5.5—57.2	9.9—65.1	15.2—72.3	21.1—78.9							
13	0—24.7	0.2—36.0	1.9—45.4	5.0—53.8	9.1—61.4	13.9—68.4	19.2—74.9	25.1—80.8						
14	0—23.2	0.2—33.9	1.8—42.8	4.7—50.8	8.4—58.1	12.8—64.9	17.7—71.1	23.0—77.0						
15	0—21.8	0.2—31.9	1.7—40.5	4.3—48.1	7.8—55.1	11.8—61.6	16.3—67.7	21.3—73.4	26.6—78.7					
16	0—20.6	0.2—30.2	1.6—38.3	4.0—45.6	7.3—52.4	11.0—58.7	15.2—64.6	19.8—70.1	24.7—75.3					
17	0—19.5	0.1—28.7	1.5—36.4	3.8—43.4	6.8—49.9	10.3—56.0	14.2—61.7	18.4—67.1	23.0—72.2	27.8—77.0				
18	0—18.5	0.1—27.3	1.4—34.7	3.6—41.4	6.4—47.6	9.7—53.5	13.3—59.0	17.3—64.3	21.5—69.2	26.0—74.0				
19	0—17.6	0.1—26.0	1.3—33.1	3.4—39.6	6.1—45.6	9.1—51.2	12.6—56.6	16.3—61.6	20.3—66.5	24.4—71.1	28.9—75.6			
20	0—16.8	0.1—24.9	1.2—31.7	3.2—37.9	5.7—43.7	8.7—49.1	11.9—54.3	15.4—59.2	19.1—63.9	23.1—68.5	27.2—72.8			
21	0—16.1	0.1—23.8	1.2—30.4	3.0—36.3	5.4—41.9	8.2—47.2	11.3—52.2	14.6—57.0	18.1—61.6	21.8—66.0	25.7—70.2	29.8—74.3		
22	0—15.4	0.1—22.8	1.1—29.2	2.9—34.9	5.2—40.3	7.8—45.4	10.7—50.2	13.9—54.9	17.2—59.3	20.7—63.6	24.4—67.8	28.2—71.8		
23	0—14.8	0.1—21.9	1.1—28.0	2.8—33.6	5.0—38.8	7.5—43.7	10.2—48.4	13.2—52.9	16.4—57.3	19.7—61.5	23.2—65.5	26.8—69.4	30.6—73.2	
24	0—14.2	0.1—21.1	1.0—27.0	2.7—32.4	4.7—37.4	7.1—42.2	9.8—46.7	12.6—51.1	15.6—55.3	18.8—59.4	22.1—63.4	25.6—67.2	29.1—70.9	
25	0—13.7	0.1—20.4	1.0—26.0	2.5—31.2	4.5—36.1	6.8—40.7	9.4—45.1	12.1—49.4	14.9—53.5	18.0—57.5	21.1—61.3	24.4—65.1	27.8—68.7	31.3—72.2

* 单侧97.5%可信区间。

续附表 7　百分率的可信区间

$1-\alpha=95\%$

n	X: 0*	1	2	3	4	5	6	7	8	9	10	11	12	13
26	0—13.2	0.1—19.6	0.9—25.1	2.4—30.2	4.4—34.9	6.6—39.4	9.0—43.6	11.6—47.8	14.3—51.8	17.2—55.7	20.2—59.4	23.4—63.1	26.6—66.6	29.9—70.1
27	0—12.8	0.1—19.0	0.9—24.3	2.4—29.2	4.2—33.7	6.3—38.1	8.6—42.3	11.1—46.3	13.8—50.2	16.5—54.0	19.4—57.6	22.4—61.2	25.5—64.7	28.7—68.1
28	0—12.3	0.1—18.3	0.0—23.5	2.3—28.2	4.0—32.7	6.1—36.9	8.3—41.0	10.7—44.9	13.2—48.7	15.9—52.4	18.6—55.9	21.5—59.4	24.5—62.8	27.5—66.1
29	0—11.9	0.1—17.8	0.8—22.8	2.2—27.4	3.9—31.7	5.8—35.8	8.0—39.7	10.3—43.5	12.7—47.2	15.3—50.8	17.9—54.3	20.7—57.7	23.5—61.1	26.4—64.3
30	0—11.6	0.1—17.2	0.8—22.1	2.1—26.5	3.8—30.7	5.6—34.7	7.7—38.6	9.9—42.3	12.3—45.9	14.7—49.4	17.3—52.8	19.9—56.1	22.7—59.4	25.5—62.6
31	0—11.2	0.1—16.7	0.8—21.4	2.0—25.8	3.6—29.8	5.5—33.7	7.5—37.5	9.6—41.1	11.9—44.6	14.2—48.0	16.7—51.4	19.2—54.6	21.8—57.8	24.5—60.9
32	0—10.9	0.1—16.2	0.8—20.8	2.0—25.0	3.5—29.0	5.3—32.8	7.2—36.4	9.3—40.0	11.5—43.4	13.7—46.7	16.1—50.0	18.6—53.2	21.1—56.3	23.7—59.4
33	0—10.6	0.1—15.8	0.7—20.2	1.9—24.3	3.4—28.2	5.1—31.9	7.0—35.5	9.0—38.9	11.1—42.3	13.3—45.5	15.6—48.7	18.0—51.8	20.4—54.9	22.9—57.9
34	0—10.3	0.1—15.3	0.7—19.7	1.9—23.7	3.3—27.5	5.0—31.1	6.8—34.5	8.7—37.9	10.7—41.2	12.9—44.4	15.1—47.5	17.4—50.5	19.7—53.5	22.2—56.4
35	0—10.0	0.1—14.9	0.7—19.2	1.8—23.1	3.2—26.7	4.8—30.3	6.6—33.6	8.4—36.9	10.4—40.1	12.5—43.3	14.6—46.3	16.9—49.3	19.1—52.2	21.5—55.1
36	0—9.7	0.1—14.5	0.7—18.7	1.8—22.5	3.1—26.1	4.7—29.5	6.4—32.8	8.2—36.0	10.1—39.2	12.1—42.2	14.2—45.2	16.3—48.1	18.6—51.0	20.8—53.8
37	0—9.5	0.1—14.2	0.7—18.2	1.7—21.9	3.0—25.4	4.5—28.8	6.2—32.0	8.0—35.2	9.8—38.2	11.8—41.2	13.8—44.1	15.9—47.0	18.0—49.8	20.2—52.5
38	0—9.3	0.1—13.8	0.6—17.7	1.7—21.4	2.9—24.8	4.4—28.1	6.0—31.3	7.7—34.3	9.6—37.3	11.4—40.2	13.4—43.1	15.4—45.9	17.5—48.7	19.6—51.4
39	0—9.0	0.1—13.5	0.6—17.3	1.6—20.9	2.9—24.2	4.3—27.4	5.9—30.5	7.5—33.5	9.3—36.5	11.1—39.3	13.0—42.1	15.0—44.9	17.0—47.6	19.1—50.2
40	0—8.8	0.1—13.2	0.6—16.9	1.6—20.4	2.8—23.7	4.2—26.8	5.7—29.8	7.3—32.8	9.1—35.6	10.8—38.5	12.7—41.2	14.6—43.9	16.6—46.5	18.6—49.1
41	0—8.6	0.1—12.9	0.6—16.5	1.5—19.9	2.7—23.1	4.1—26.2	5.6—29.2	7.2—32.1	8.8—34.9	10.6—37.6	12.4—40.3	14.2—42.9	16.1—45.5	18.1—48.1
42	0—8.4	0.1—12.6	0.6—16.2	1.5—19.5	2.7—22.6	4.0—25.6	5.4—28.5	7.0—31.4	8.6—34.1	10.3—36.8	12.1—39.5	13.9—42.0	15.7—44.6	17.6—47.1
43	0—8.2	0.1—12.3	0.6—15.8	1.5—19.1	2.6—22.1	3.9—25.1	5.3—27.9	6.8—30.7	8.4—33.4	10.0—36.0	11.8—38.6	13.5—41.2	15.3—43.7	17.2—46.1
44	0—8.0	0.1—12.0	0.6—15.5	1.4—18.7	2.5—21.7	3.8—24.6	5.2—27.4	6.6—30.1	8.2—32.7	9.8—35.3	11.5—37.8	13.2—40.3	15.0—42.8	16.8—45.2
45	0—7.9	0.1—11.8	0.5—15.1	1.4—18.3	2.5—21.2	3.7—24.1	5.1—26.8	6.5—29.5	8.0—32.1	9.6—34.6	11.2—37.1	12.9—39.5	14.6—41.9	16.4—44.3
46	0—7.7	0.1—11.5	0.5—14.8	1.4—17.9	2.4—20.8	3.6—23.6	4.9—26.3	6.3—28.9	7.8—31.4	9.4—33.9	10.9—36.4	12.6—38.8	14.3—41.1	16.0—43.5
47	0—7.5	0.1—11.3	0.5—14.5	1.3—17.5	2.4—20.4	3.5—23.1	4.8—25.7	6.2—28.3	7.6—30.8	9.1—33.3	10.7—35.7	12.3—38.0	13.9—40.3	15.6—42.6
48	0—7.4	0.1—11.1	0.5—14.3	1.3—17.2	2.3—20.0	3.5—22.7	4.7—25.2	6.1—27.8	7.5—30.2	8.9—32.6	10.5—35.0	12.0—37.3	13.6—39.6	15.3—41.8
49	0—7.3	0.1—10.9	0.5—14.0	1.3—16.9	2.3—19.6	3.4—22.2	4.6—24.8	5.9—27.2	7.3—29.7	8.8—32.0	10.2—34.3	11.8—36.6	13.3—38.9	14.9—41.1
50	0—7.1	0.1—10.6	0.5—13.7	1.3—16.5	2.2—19.2	3.3—21.8	4.5—24.3	5.8—26.7	7.2—29.1	8.6—31.4	10.0—33.7	11.5—36.0	13.1—38.2	14.6—40.3

*单侧 97.5%可信区间。

续附表 7　百分率的可信区间

$1-\alpha=95\%$

n	X 14	15	16	17	18	19	20	21	22	23	24	25
26												
27	31.9—71.3											
28	30.6—69.4											
29	29.4—67.5	32.5—70.6										
30	28.3—65.7	31.3—68.7										
31	27.3—64.0	30.2—66.9	33.1—69.8									
32	26.4—62.3	29.1—65.3	31.9—68.1									
33	25.5—60.8	28.1—63.6	30.8—66.5	33.5—69.2								
34	24.6—59.3	27.2—62.1	29.8—64.9	32.4—67.6								
35	23.9—57.9	26.3—60.6	28.8—63.4	31.4—66.0	34.0—68.6							
36	23.1—56.5	25.5—59.2	27.9—61.9	30.4—64.5	32.9—67.1							
37	22.5—55.2	24.8—57.9	27.1—60.5	29.5—63.1	31.9—65.6	34.4—68.1						
38	21.8—54.0	24.0—56.6	26.3—59.2	28.6—61.7	31.0—64.2	33.4—66.6						
39	21.2—52.8	23.4—55.4	25.6—57.9	27.8—60.4	30.1—62.8	32.4—65.2	34.8—67.6					
40	20.6—51.7	22.7—54.2	24.9—56.7	27.0—59.1	29.3—61.5	31.5—63.9	33.8—66.2					
41	20.1—50.6	22.1—53.1	24.2—55.5	26.3—57.9	28.5—60.3	30.7—62.6	32.9—64.9	35.1—67.1				
42	19.6—49.5	21.6—52.0	23.6—54.4	25.6—56.7	27.7—59.0	29.8—61.3	32.0—63.6	34.2—65.8				
43	19.1—48.5	21.0—50.9	23.0—53.3	25.0—55.6	27.0—57.9	29.1—60.1	31.2—62.3	33.3—64.5	35.5—66.7			
44	18.6—47.6	20.5—49.9	22.4—52.2	24.4—54.5	26.3—56.8	28.3—59.0	30.4—61.2	32.5—63.3	34.6—65.4			
45	18.2—46.6	20.0—49.0	21.9—51.2	23.8—53.5	25.7—55.7	27.7—57.8	29.6—60.0	31.7—62.1	33.7—64.2	35.8—66.3		
46	17.7—45.8	19.5—48.0	21.4—50.2	23.2—52.5	25.1—54.6	27.0—56.8	28.9—58.9	30.9—61.0	32.9—63.1	34.9—65.1		
47	17.3—44.9	19.1—47.1	20.9—49.3	22.7—51.5	24.5—53.6	26.4—55.7	28.3—57.8	30.2—59.9	32.1—61.9	34.1—63.9	36.1—65.9	
48	17.0—44.1	18.7—46.3	20.4—48.4	22.2—50.5	24.0—52.6	25.8—54.7	27.6—56.8	29.5—58.8	31.4—60.8	33.3—62.8	35.2—64.8	
49	16.6—43.3	18.3—45.4	19.9—47.5	21.7—49.6	23.4—51.7	25.2—53.8	27.0—55.8	28.8—57.8	30.7—59.8	32.5—61.7	34.4—63.7	36.3—65.6
50	16.2—42.5	17.9—44.6	19.5—46.7	21.2—48.8	22.9—50.8	24.7—52.8	26.4—54.8	28.2—56.8	30.0—58.7	31.8—60.7	33.7—62.6	35.5—64.5

续附表 7　百分率的可信区间

$1-\alpha=99\%$

n	X: 0*	1	2	3	4	5	6	7	8	9	10	11	12	13
1	0—99.5													
2	0—92.9	0.3—99.7												
3	0—82.9	0.2—95.9	4.1—99.8											
4	0—73.4	0.1—88.9	2.9—97.1											
5	0—65.3	0.1—81.5	2.3—91.7	8.3—97.7										
6	0—58.6	0.1—74.6	1.9—85.6	6.6—93.4										
7	0—53.1	0.1—68.5	1.6—79.7	5.5—88.2	11.8—94.5									
8	0—48.4	0.1—63.2	1.4—74.2	4.7—83.0	10.0—90.0									
9	0—44.5	0.1—58.5	1.2—69.3	4.2—78.1	8.7—85.4	14.6—91.3								
10	0—41.1	0.1—54.4	1.1—64.8	3.7—73.5	7.7—80.9	12.8—87.2								
11	0—38.2	0—50.9	1.0—60.8	3.3—69.3	6.9—76.7	11.4—83.1	16.9—88.6							
12	0—35.7	0—47.7	0.9—57.3	3.0—65.5	6.2—72.8	10.3—79.1	15.2—84.8							
13	0—33.5	0—44.9	0.8—54.1	2.8—62.1	5.7—69.1	9.4—75.5	13.8—81.1	18.9—86.2						
14	0—31.5	0—42.4	0.8—51.2	2.6—58.9	5.3—65.8	8.7—72.0	12.7—77.7	17.2—82.8						
15	0—29.8	0—40.2	0.7—48.6	2.4—56.1	4.9—62.7	8.0—68.8	11.7—74.4	15.9—79.5	20.5—84.1					
16	0—28.2	0—38.1	0.7—46.3	2.2—53.4	4.5—59.9	7.5—65.8	10.9—71.3	14.7—76.4	19.0—81.0					
17	0—26.8	0—36.3	0.6—44.1	2.1—51.0	4.3—57.3	7.0—63.1	10.1—68.5	13.7—73.4	17.6—78.1	21.9—82.4				
18	0—25.5	0—34.6	0.6—42.2	2.0—48.8	4.0—54.9	6.5—60.5	9.5—65.8	12.8—70.7	16.5—75.3	20.5—79.5				
19	0—24.3	0—33.1	0.6—40.4	1.9—46.8	3.8—52.7	6.2—58.2	9.0—63.3	12.1—68.1	15.5—72.6	19.2—76.8	23.2—80.8			
20	0—23.3	0—31.7	0.5—38.7	1.8—44.9	3.6—50.7	5.8—56.0	8.5—61.0	11.4—65.7	14.6—70.1	18.1—74.3	21.8—78.2			
21	0—22.3	0—30.4	0.5—37.2	1.7—43.2	3.4—48.8	5.5—53.9	8.0—58.8	10.8—63.4	13.8—67.7	17.1—71.8	20.5—75.8	24.2—79.5		
22	0—21.4	0—29.2	0.5—35.8	1.6—41.6	3.2—47.0	5.3—52.0	7.6—56.7	10.2—61.2	13.1—65.5	16.2—69.5	19.5—73.4	22.9—77.1		
23	0—20.6	0—28.1	0.5—34.5	1.5—40.1	3.1—45.3	5.0—50.2	7.3—54.8	9.7—59.2	12.5—63.4	15.4—67.4	18.5—71.2	21.8—74.8	25.2—78.2	
24	0—19.8	0—27.1	0.4—33.2	1.5—38.7	2.9—43.8	4.8—48.5	6.9—53.0	9.3—57.3	11.9—61.4	14.6—65.3	17.6—69.0	20.7—72.6	24.0—76.0	
25	0—19.1	0—26.2	0.4—32.1	1.4—37.4	2.8—42.4	4.6—47.0	6.6—51.4	8.9—55.5	11.3—59.5	14.0—63.3	16.8—67.0	19.7—70.5	22.8—73.9	26.1—77.2

* 单侧 99.5%可信区间。

续附表 7 百分率的可信区间

$1-\alpha=99\%$

n	X													
	0*	1	2	3	4	5	6	7	8	9	10	11	12	13
26	0—18.4	0—25.3	0.4—31.0	1.3—36.2	2.7—41.0	4.4—45.5	6.4—49.8	8.5—53.8	10.9—57.8	13.4—61.5	16.1—65.1	18.9—68.6	21.8—71.9	24.9—75.1
27	0—17.8	0—24.5	0.4—30.0	1.3—35.1	2.6—39.7	4.2—44.1	6.1—48.3	8.2—52.3	10.4—56.1	12.8—59.7	15.4—63.3	18.1—66.7	20.9—70.0	23.8—73.1
28	0—17.2	0—23.7	0.4—29.1	1.2—34.0	2.5—38.5	4.1—42.8	5.9—46.9	7.9—50.8	10.0—54.5	12.3—58.1	14.8—61.6	17.3—64.9	20.0—68.1	22.8—71.3
29	0—16.7	0—23.0	0.4—28.2	1.2—33.0	2.4—37.4	3.9—41.6	5.6—45.5	7.6—49.3	9.6—53.0	11.9—56.5	14.2—59.9	16.7—63.2	19.2—66.4	21.9—69.5
30	0—16.2	0—22.3	0.4—27.4	1.2—32.0	2.3—36.3	3.8—40.4	5.4—44.3	7.3—48.0	9.3—51.6	11.4—55.0	13.7—58.3	16.0—61.6	18.5—64.7	21.1—67.7
31	0—15.7	0—21.6	0.3—26.6	1.1—31.1	2.3—35.3	3.7—39.3	5.3—43.1	7.0—46.7	9.0—50.2	11.0—53.6	13.2—56.9	15.5—60.0	17.8—63.1	20.3—66.1
32	0—15.3	0—21.0	0.3—25.9	1.1—30.3	2.2—34.4	3.5—38.3	5.1—41.9	6.8—45.5	8.7—48.9	10.6—52.2	12.7—55.4	14.9—58.5	17.2—61.6	19.6—64.5
33	0—14.8	0—20.4	0.3—25.2	1.1—29.5	2.1—33.5	3.4—37.3	4.9—40.9	6.6—44.3	8.4—47.7	10.3—50.9	12.3—54.1	14.4—57.1	16.6—60.1	18.9—63.0
34	0—14.4	0—19.9	0.3—24.5	1.0—28.7	2.0—32.6	3.3—36.3	4.8—39.8	6.4—43.2	8.1—46.5	10.0—49.7	11.9—52.8	13.9—55.8	16.1—58.7	18.3—61.5
35	0—14.0	0—19.4	0.9—23.9	1.0—28.0	2.0—31.8	3.2—35.4	4.6—38.9	6.2—42.2	7.9—45.4	9.7—48.5	11.5—51.5	13.5—54.5	15.6—57.4	17.7—60.1
36	0—13.7	0—18.9	0.3—23.3	1.0—27.3	1.9—31.0	3.1—34.6	4.5—37.9	6.0—41.2	7.6—44.3	9.4—47.4	11.2—50.4	13.1—53.3	15.1—56.1	17.1—58.8
37	0—13.3	0—18.4	0.3—22.7	0.9—26.6	1.9—30.3	3.0—33.7	4.4—37.1	5.8—40.2	7.4—43.3	9.1—46.3	10.9—49.2	12.7—52.1	14.6—54.8	16.6—57.5
38	0—13.0	0—18.0	0.3—22.2	0.9—26.0	1.8—29.6	3.0—33.0	4.2—36.2	5.7—39.3	7.2—42.4	8.8—45.3	10.6—48.2	12.3—50.9	14.2—53.7	16.1—56.3
39	0—12.7	0—17.6	0.3—21.7	0.9—25.4	1.8—28.9	2.9—32.2	4.1—35.4	5.5—38.5	7.0—41.4	8.6—44.3	10.3—47.1	12.0—49.8	13.8—52.5	15.7—55.1
40	0—12.4	0—17.2	0.3—21.2	0.9—24.8	1.7—28.3	2.8—31.5	4.0—34.6	5.4—37.6	6.8—40.5	8.4—43.4	10.0—46.1	11.7—48.8	13.4—51.4	15.3—54.0
41	0—12.1	0—16.8	0.3—20.7	0.8—24.3	1.7—27.6	2.7—30.8	3.9—33.9	5.2—36.8	6.6—39.7	8.1—42.5	9.7—45.2	11.4—47.8	13.1—50.4	14.8—52.9
42	0—11.9	0—16.4	0.2—20.3	0.8—23.8	1.6—27.1	2.7—30.2	3.8—33.2	5.1—36.1	6.5—38.9	7.9—41.6	9.5—44.3	11.1—46.8	12.7—49.4	14.5—51.9
43	0—11.6	0—16.0	0.2—19.8	0.8—23.3	1.6—26.5	2.6—29.6	3.7—32.5	5.0—35.3	6.3—38.1	7.7—40.8	9.2—43.4	10.8—45.9	12.4—48.4	14.1—50.9
44	0—11.3	0—15.7	0.2—19.4	0.8—22.8	1.6—25.9	2.5—29.0	3.6—31.8	4.9—34.6	6.2—37.3	7.6—40.0	9.0—42.5	10.5—45.0	12.1—47.5	13.7—49.9
45	0—11.1	0—15.4	0.2—19.0	0.8—22.3	1.5—25.4	2.5—28.4	3.6—31.2	4.7—33.9	6.0—36.6	7.4—39.2	8.8—41.7	10.3—44.2	11.8—46.6	13.4—48.9
46	0—10.9	0—15.1	0.2—18.6	0.7—21.9	1.5—24.9	2.4—27.8	3.5—30.6	4.6—33.3	5.9—35.9	7.2—38.4	8.6—40.9	10.0—43.3	11.5—45.7	13.1—48.0
47	0—10.7	0—14.8	0.2—18.3	0.7—21.5	1.5—24.4	2.4—27.3	3.4—30.0	4.5—32.7	5.7—35.2	7.0—37.7	8.4—40.2	9.8—42.5	11.3—44.9	12.8—47.2
48	0—10.5	0—14.5	0.2—17.9	0.7—21.0	1.4—24.0	2.3—26.8	3.3—29.5	4.4—32.1	5.6—34.6	6.9—37.0	8.2—39.4	9.6—41.8	11.0—44.1	12.5—46.3
49	0—10.2	0—14.2	0.2—17.6	0.7—20.7	1.4—23.5	2.3—26.3	3.3—28.9	4.3—31.5	5.5—34.0	6.7—36.4	8.0—38.7	9.4—41.0	10.8—43.3	12.2—45.5
50	0—10.1	0—13.9	0.2—17.3	0.7—20.3	1.4—23.1	2.2—25.8	3.2—28.4	4.2—30.9	5.4—33.3	6.6—35.7	7.9—38.0	9.2—40.3	10.6—42.5	12.0—44.7

* 单侧 99.5%可信区间。

续附表 7　百分率的可信区间

$1-\alpha=99\%$

n	X 14	15	16	17	18	19	20	21	22	23	24	25
26												
27	26.9—76.2											
28	25.7—74.3											
29	24.7—72.4	27.2—75.3										
30	23.7—70.7	26.5—73.5										
31	22.8—69.0	25.5—71.8	28.2—74.5									
32	22.0—67.4	24.6—70.1	27.1—72.8									
33	21.3—65.8	23.7—68.5	26.2—71.2	28.8—73.8								
34	20.6—64.3	22.9—67.0	25.3—69.6	27.8—72.2								
35	19.9—62.9	22.2—65.5	24.5—68.1	26.9—70.6	29.4—73.1							
36	19.3—61.5	21.5—64.1	23.7—66.7	26.0—69.2	28.4—71.6							
37	18.7—60.2	20.8—62.7	23.0—65.3	25.2—67.7	27.5—70.1	29.9—72.5						
38	18.1—58.9	20.2—61.4	22.3—63.9	24.5—66.3	26.7—68.7	29.0—71.0						
39	17.6—57.7	19.6—60.2	21.7—62.6	23.8—65.0	25.9—67.4	28.1—69.7	30.3—71.9					
40	17.1—56.5	19.1—59.0	21.0—61.4	23.1—63.7	25.2—66.1	27.3—68.3	29.5—70.5					
41	16.7—55.4	18.5—57.8	20.5—60.2	22.4—62.5	24.5—64.8	26.5—67.0	28.6—69.2	30.8—71.4				
42	16.2—54.3	18.1—56.7	19.9—59.0	21.8—61.3	23.8—63.6	25.8—65.8	27.8—67.9	29.9—70.1				
43	15.8—53.2	17.6—55.6	19.4—57.9	21.3—60.2	23.2—62.4	25.1—64.6	27.1—66.7	29.1—68.8	31.2—70.9			
44	15.4—52.2	17.2—54.5	18.9—56.8	20.7—59.0	22.6—61.2	24.5—63.4	26.4—65.5	28.4—67.6	30.8—69.6			
45	15.1—51.3	16.7—53.5	18.5—55.8	20.2—58.0	22.0—60.1	23.9—62.3	25.7—64.3	27.7—66.4	29.6—68.4	31.6—70.4		
46	14.7—50.3	16.3—52.6	18.0—54.8	19.7—56.9	21.5—59.1	23.3—61.2	25.1—63.2	27.0—65.3	28.9—67.2	30.0—69.2		
47	14.4—49.4	16.0—51.6	17.6—53.8	19.3—55.9	21.0—58.0	22.7—60.1	24.5—62.1	26.3—64.1	28.2—66.1	30.0—68.1	31.9—70.0	
48	14.0—48.5	15.6—50.7	17.2—52.9	18.8—55.0	20.5—57.0	22.2—59.1	23.9—61.1	25.7—63.1	27.5—65.0	29.3—66.9	31.2—68.8	
49	13.7—47.7	15.2—49.8	16.8—52.0	18.4—54.0	20.0—56.1	21.7—58.1	23.4—60.1	25.1—62.0	26.9—63.9	28.6—65.8	30.5—67.7	32.3—69.5
50	13.4—46.9	14.9—49.0	16.4—51.1	18.0—53.1	19.6—55.1	21.2—57.1	22.9—59.1	24.5—61.0	26.3—62.9	28.0—64.8	29.8—66.6	31.6—68.4

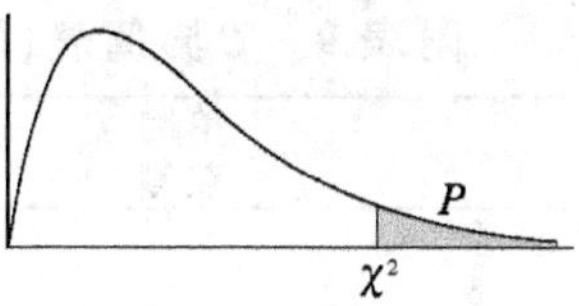

附表 8　χ^2 界值表

ν	概率 P												
	0.995	0.990	0.975	0.950	0.900	0.750	0.500	0.250	0.100	0.050	0.025	0.010	0.005
1					0.02	0.10	0.45	1.32	2.71	3.84	5.02	6.63	7.88
2	0.01	0.02	0.05	0.10	0.21	0.58	1.39	2.77	4.61	5.99	7.38	9.21	10.60
3	0.07	0.11	0.22	0.35	0.58	1.21	2.37	4.11	6.25	7.81	9.35	11.34	12.84
4	0.21	0.30	0.48	0.71	1.06	1.92	3.36	5.39	7.78	9.49	11.14	13.28	14.86
5	0.41	0.55	0.83	1.15	1.61	2.67	4.35	6.63	9.24	11.07	12.83	15.09	16.75
6	0.68	0.87	1.24	1.64	2.20	3.45	5.35	7.84	10.64	12.59	14.45	16.81	18.55
7	0.99	1.24	1.69	2.17	2.83	4.25	6.35	9.04	12.02	14.07	16.01	18.48	20.28
8	1.34	1.65	2.18	2.73	3.49	5.07	7.34	10.22	13.36	15.51	17.53	20.09	21.95
9	1.73	2.09	2.70	3.33	4.17	5.90	8.34	11.39	14.68	16.92	19.02	21.67	23.59
10	2.16	2.56	3.25	3.94	4.87	6.74	9.34	12.55	15.99	18.31	20.48	23.21	25.19
11	2.60	3.05	3.82	4.57	5.58	7.58	10.34	13.70	17.28	19.68	21.92	24.72	26.76
12	3.07	3.57	4.40	5.23	6.30	8.44	11.34	14.85	18.55	21.03	23.34	26.22	28.30
13	3.57	4.11	5.01	5.89	7.04	9.30	12.34	15.98	19.81	22.36	24.74	27.69	29.82
14	4.07	4.66	5.63	6.57	7.79	10.17	13.34	17.12	21.06	23.68	26.12	29.14	31.32
15	4.60	5.23	6.26	7.26	8.55	11.04	14.34	18.25	22.31	25.00	27.49	30.58	32.80
16	5.14	5.81	6.91	7.96	9.31	11.91	15.34	19.37	23.54	26.30	28.85	32.00	34.27
17	5.70	6.41	7.56	8.67	10.09	12.79	16.34	20.49	24.77	27.59	30.19	33.41	35.72
18	6.26	7.01	8.23	9.39	10.86	13.68	17.34	21.60	25.99	28.87	31.53	34.81	37.16
19	6.84	7.63	8.91	10.12	11.65	14.56	18.34	22.72	27.20	30.14	32.85	36.19	38.58
20	7.43	8.26	9.59	10.85	12.44	15.45	19.34	23.83	28.41	31.41	34.17	37.57	40.00
21	8.03	8.90	10.28	11.59	13.24	16.34	20.34	24.93	29.62	32.67	35.48	38.93	41.40
22	8.64	9.54	10.98	12.34	14.04	17.24	21.34	26.04	30.81	33.92	36.78	40.29	42.80
23	9.26	10.20	11.69	13.09	14.85	18.14	22.34	27.14	32.01	35.17	38.08	41.64	44.18
24	9.89	10.86	12.40	13.85	15.66	19.04	23.34	28.24	33.20	36.42	39.36	42.98	45.56
25	10.52	11.52	13.12	14.61	16.47	19.94	24.34	29.34	34.38	37.65	40.65	44.31	46.93
26	11.16	12.20	13.84	15.38	17.29	20.84	25.34	30.43	35.56	38.89	41.92	45.64	48.29
27	11.81	12.88	14.57	16.15	18.11	21.75	26.34	31.53	36.74	40.11	43.19	46.96	49.64
28	12.46	13.56	15.31	16.93	18.94	22.66	27.34	32.62	37.92	41.34	44.46	48.28	50.99
29	13.12	14.26	16.05	17.71	19.77	23.57	28.34	33.71	39.09	42.56	45.72	49.59	52.34
30	13.79	14.95	16.79	18.49	20.60	24.48	29.34	34.80	40.26	43.77	46.98	50.89	53.67
40	20.71	22.16	24.43	26.51	29.05	33.66	39.34	45.62	51.81	55.76	59.34	63.69	66.77
50	27.99	29.71	32.36	34.76	37.69	42.94	49.33	56.33	63.17	67.50	71.42	76.15	79.49
60	35.53	37.48	40.48	43.19	46.46	52.29	59.33	66.98	74.40	79.08	83.30	88.38	91.95
70	43.28	45.44	48.76	51.74	55.33	61.70	69.33	77.58	85.53	90.53	95.02	100.43	104.21
80	51.17	53.54	57.15	60.39	64.28	71.14	79.33	88.13	96.58	101.88	106.63	112.33	116.32
90	59.20	61.75	65.65	69.13	73.29	80.62	89.33	98.65	107.57	113.15	118.14	124.12	128.30
100	67.33	70.06	74.22	77.93	82.36	90.13	99.33	109.14	118.50	124.34	129.56	135.81	140.17

附表 9　*T* 界值表(配对比较的符号秩检验用)

n	单侧	0.05	0.025	0.01	0.005
	双侧	0.10	0.050	0.02	0.010
5		0—15			
6		2—19	0—21		
7		3—25	2—26	0—28	
8		5—31	3—33	1—35	0—36
9		8—37	5—40	3—42	1—44
10		10—45	8—47	5—50	3—52
11		13—53	10—56	7—59	5—61
12		17—61	13—65	9—69	7—71
13		21—70	17—74	12—79	9—82
14		25—80	21—84	15—90	12—93
15		30—90	25—95	19—101	15—105
16		35—101	29—107	23—113	19—117
17		41—112	34—119	27—126	23—130
18		47—124	40—131	32—139	27—144
19		53—137	46—144	37—153	32—158
20		60—150	52—158	43—167	37—173
21		67—164	58—173	49—182	42—189
22		75—178	65—188	55—198	48—205
23		83—193	73—203	62—214	54—222
24		91—209	81—219	69—231	61—239
25		100—225	89—236	76—249	68—257
26		110—241	98—253	84—267	75—276
27		119—259	107—271	92—286	83—295
28		130—276	116—290	101—305	91—315
29		140—295	126—309	110—325	100—335
30		151—314	137—328	120—345	109—356
31		163—333	147—349	130—366	118—378
32		175—353	159—369	140—388	128—400
33		187—374	170—391	151—410	138—423
34		200—395	182—413	162—433	148—447
35		213—417	195—435	173—457	159—471
36		227—439	208—458	185—481	171—495
37		241—462	221—482	198—505	182—521
38		256—485	235—506	211—530	194—547
39		271—509	249—531	224—556	207—573
40		286—534	264—556	238—582	220—600
41		302—559	279—582	252—609	233—628
42		319—584	294—609	266—637	247—656
43		336—610	310—636	281—665	261—685
44		353—637	327—663	296—694	276—714
45		371—664	343—692	312—723	291—744
46		389—692	361—720	328—753	307—774
47		407—721	378—750	345—783	322—806
48		426—750	396—780	362—814	339—837
49		446—779	415—810	379—846	355—870
50		466—809	434—841	397—878	373—902

附表 10　*T* 界值表(两组比较的秩和检验用)

	单侧	双侧
1 行	$P=0.050$	$P=0.10$
2 行	$P=0.025$	$P=0.05$
3 行	$P=0.010$	$P=0.02$
4 行	$P=0.005$	$P=0.01$

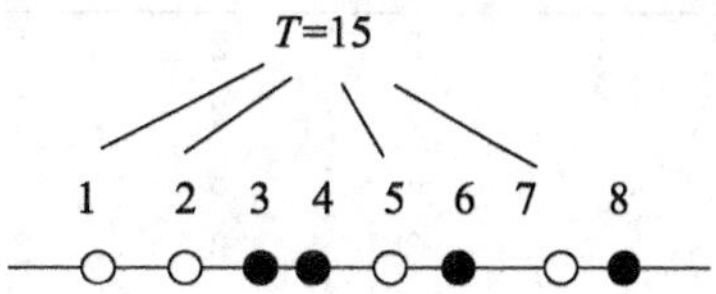

n_1	n_2-n_1										
(较小)	0	1	2	3	4	5	6	7	8	9	10
2				3—13	3—15	3—17	4—18	4—20	4—22	4—24	5—25
							3—19	3—21	3—23	3—25	4—26
3	6—15	6—18	7—20	8—22	8—25	9—27	10—29	10—32	11—34	11—37	12—39
			6—21	7—23	7—26	8—28	8—31	9—33	9—36	10—38	10—41
					6—27	6—30	7—32	7—35	7—38	8—40	8—43
							6—33	6—36	6—39	7—41	7—44
4	11—25	12—28	13—31	14—34	15—37	16—40	17—43	18—46	19—49	20—52	21—55
	10—26	11—29	12—32	13—35	14—38	14—42	15—45	16—48	17—51	18—54	19—57
		10—30	11—33	11—37	12—40	13—43	13—47	14—50	15—53	15—57	16—60
			10—34	10—38	11—41	11—45	12—48	12—52	13—55	13—59	14—62
5	19—36	20—40	21—44	23—47	24—51	26—54	27—58	28—62	30—65	31—69	33—72
	17—38	18—42	20—45	21—49	22—53	23—57	24—61	26—64	27—68	28—72	29—76
	16—39	17—43	18—47	19—51	20—55	21—59	22—63	23—67	24—71	25—75	26—79
	15—40	16—44	16—49	17—53	18—57	19—61	20—65	21—69	22—73	22—78	23—82
6	28—50	29—55	31—59	33—63	35—67	37—71	38—76	40—80	42—84	44—88	46—92
	26—52	27—57	29—61	31—65	32—70	34—74	35—79	37—83	38—88	40—92	42—96
	24—54	25—59	27—63	28—68	29—73	30—78	32—82	33—87	34—92	36—96	37—101
	23—55	24—60	25—65	26—70	27—75	28—80	30—84	31—89	32—94	33—99	34—104
7	39—66	41—71	43—76	45—81	47—86	49—91	52—95	54—100	56—105	58—110	61—114
	36—69	38—74	40—79	42—84	44—89	46—94	48—99	50—104	52—109	54—114	56—119
	34—71	35—77	37—82	39—87	40—93	42—98	44—103	45—109	47—114	49—119	51—124
	32—73	34—78	35—84	37—89	38—95	40—100	41—106	43—111	44—117	46—122	47—128
8	51—85	54—90	56—96	59—101	62—106	64—112	67—117	69—123	72—128	75—133	77—139
	49—87	51—93	53—99	55—105	58—110	60—116	62—122	65—127	67—133	70—138	72—144
	45—91	47—97	49—103	51—109	53—115	56—120	58—126	60—132	62—138	64—144	66—150
	43—93	45—99	47—105	49—111	51—117	53—123	54—130	56—136	58—142	60—148	62—154
9	66—105	69—111	72—117	75—123	78—129	81—135	84—141	87—147	90—153	93—159	96—165
	62—109	65—115	68—121	71—127	73—134	76—140	79—146	82—152	84—159	87—165	90—171
	59—112	61—119	63—126	66—132	68—139	71—145	73—152	76—158	78—165	81—171	83—178
	56—115	58—122	61—128	63—135	65—142	67—149	69—156	72—162	74—169	76—176	78—183
10	82—128	86—134	89—141	92—148	96—154	99—161	103—167	106—174	110—180	113—187	117—193
	78—132	81—139	84—146	88—152	91—159	94—166	97—173	100—180	103—187	107—193	110—200
	74—136	77—143	79—151	82—158	85—165	88—172	91—179	93—187	96—194	99—201	102—208
	71—139	73—147	76—154	79—161	81—169	84—176	86—184	89—191	92—198	94—206	97—213

附表 11 *H* 界值表(三组比较的秩和检验 Kruskal-Wallis 法)

n	n_1	n_2	n_3	0.10	0.05	0.025	0.01	0.001
8	5	2	1	4.200	5.000			
	4	2	2	4.458	5.333	5.500		
	4	3	1	4.056	5.208	5.833		
	3	3	2	4.556	5.361	5.556		
9	7	1	1	4.267				
	6	2	1	4.200	4.822	5.600		
	5	2	2	4.373	5.160	6.000	6.533	
	5	3	1	4.018	4.960	6.044		
	4	3	2	4.511	5.444	6.000	6.444	
	4	4	1	4.167	4.967	6.167	6.667	
	3	3	3	4.622	5.600	5.956	7.200	
10	8	1	1	4.418				
	7	2	1	4.200	4.706	5.727		
	6	2	2	4.545	5.345	5.745	6.655	
	6	3	1	3.909	4.855	5.945	6.873	
	5	3	2	4.651	5.251	6.004	6.909	
	5	4	1	3.987	4.985	5.858	6.955	
	4	3	3	4.709	5.791	6.155	6.745	
	4	4	2	4.555	5.455	6.327	7.036	
11	8	2	1	4.011	4.909	5.420		
	7	2	2	4.526	5.143	5.818	7.000	
	7	3	1	4.173	4.952	5.758	7.030	
	6	3	2	4.682	5.348	6.136	6.970	
	6	4	1	4.038	4.947	5.856	7.106	
	5	3	3	4.533	5.648	6.315	7.079	8.727
	5	4	2	4.541	5.273	6.068	7.205	8.591
	5	5	1	4.109	5.127	6.000	7.309	
	4	4	3	4.545	5.598	6.394	7.144	8.909
12	8	2	2	4.587	5.356	5.817	6.663	
	8	3	1	4.010	4.881	6.064	6.804	
	7	3	2	4.582	5.357	6.201	6.839	8.654
	7	4	1	4.121	4.986	5.791	6.986	
	6	3	3	4.590	5.615	6.436	7.410	8.692
	6	4	2	4.494	5.340	6.186	7.340	8.827
	6	5	1	4.128	4.990	5.951	7.182	
	5	4	3	4.549	5.656	6.410	7.445	8.795
	5	5	2	4.623	5.338	6.346	7.338	8.938
	4	4	4	4.654	5.692	6.615	7.654	9.269

续表

n	n_1	n_2	n_3	0.10	0.05	0.025	0.01	0.001
13	8	3	2	4.451	5.316	6.195	7.022	8.791
	8	4	1	4.038	5.044	5.885	6.973	8.901
	7	3	3	4.603	5.620	6.449	7.228	9.262
	7	4	2	4.549	5.376	6.184	7.321	9.198
	7	5	1	4.035	5.064	5.953	7.061	9.178
	6	4	3	4.604	5.610	6.538	7.500	9.170
	6	5	2	4.596	5.338	6.196	7.376	9.189
	6	6	1	4.000	4.945	5.923	7.121	9.692
	5	4	4	4.668	5.657	6.673	7.760	9.168
	5	5	3	4.545	5.705	6.549	7.578	9.284
14	8	3	3	4.543	5.617	6.588	7.350	9.426
	8	4	2	4.500	5.393	6.192	7.350	9.293
	8	5	1	3.967	4.869	5.864	7.110	9.579
	7	4	3	4.527	5.623	6.578	7.550	9.670
	7	5	2	4.485	5.393	6.221	7.450	9.640
	7	6	1	4.033	5.067	6.067	7.254	9.747
	6	4	4	4.595	5.681	6.667	7.795	9.681
	6	5	3	4.535	5.602	6.667	7.590	9.669
	6	6	2	4.438	5.410	6.210	7.467	9.752
	5	5	4	4.523	5.666	6.760	7.823	9.606
15	8	4	3	4.529	5.623	6.562	7.585	9.742
	8	5	2	4.466	5.415	6.260	7.440	9.781
	8	6	1	4.015	5.015	5.933	7.256	9.840
	7	4	4	4.562	5.650	6.707	7.814	9.841
	7	5	3	4.535	5.607	6.627	7.697	9.874
	7	6	2	4.500	5.357	6.223	7.490	10.060
	7	7	1	3.986	4.986	6.057	7.157	9.871
	6	5	4	4.522	5.661	6.750	7.936	9.961
	6	6	3	4.558	5.625	6.725	7.725	10.150
	5	5	5	4.560	5.780	6.740	8.000	9.920
16	8	4	4	4.561	5.779	6.750	7.853	10.010
	8	5	3	4.514	5.614	6.614	7.706	10.040
	8	6	2	4.463	5.404	6.294	7.522	10.110
	8	7	1	4.045	5.041	6.047	7.308	10.030
	7	5	4	4.542	5.733	6.738	7.931	10.160
	7	6	3	4.550	5.689	6.694	7.756	10.260
	7	7	2	4.491	5.398	6.328	7.491	10.240
	6	5	5	4.547	5.729	6.788	8.028	10.290
	6	6	4	4.548	5.724	6.812	8.000	10.340

续表

n	n_1	n_2	n_3	0.10	0.05	0.025	0.01	0.001
17	8	5	4	4.549	5.718	6.782	7.992	10.290
	8	6	3	4.575	5.678	6.658	7.796	10.370
	8	7	2	4.451	5.403	6.339	7.571	10.360
	8	8	1	4.044	5.039	6.005	7.314	10.160
	7	5	5	4.571	5.708	6.835	8.108	10.450
	7	6	4	4.562	5.706	6.787	8.039	10.460
	7	7	3	4.613	5.688	6.708	7.810	10.450
	6	6	5	4.542	5.765	6.848	8.124	10.520
18	8	5	5	4.555	5.769	6.843	8.116	10.640
	8	6	4	4.563	5.743	6.795	8.045	10.630
	8	7	3	4.556	5.698	6.671	7.827	10.540
	8	8	2	4.509	5.408	6.351	7.654	10.460
	7	6	5	4.560	5.770	6.857	8.157	10.750
	7	7	4	4.563	5.766	6.788	8.142	10.690
	6	6	6	4.643	5.801	6.889	8.222	10.890
19	8	6	5	4.550	5.750	6.867	8.226	10.890
	8	7	4	4.548	5.759	6.837	8.118	10.840
	8	8	3	4.555	5.734	6.682	7.889	10.690
	7	6	6	4.530	5.730	6.897	8.257	11.000
	7	7	5	4.546	5.746	6.886	8.257	10.920
20	8	6	6	4.599	5.770	6.932	8.313	11.100
	8	7	5	4.551	5.782	6.884	8.242	11.030
	8	8	4	4.579	5.743	6.886	8.168	10.970
	7	7	6	4.568	5.793	6.927	8.345	11.130
21	8	7	6	4.553	5.781	6.917	8.333	11.280
	8	8	5	4.573	5.761	6.920	8.297	11.180
	7	7	7	4.594	5.818	6.954	8.378	11.320
22	8	7	7	4.585	5.802	6.980	8.363	11.420
	8	8	6	4.572	5.779	6.953	8.367	11.370
23	8	8	7	4.571	5.791	6.980	8.419	11.550
24	8	8	8	4.595	5.805	6.995	8.465	11.700
27	9	9	9	4.582	5.845	7.041	8.564	11.950
	∞	∞	∞	4.605	5.991	7.378	9.210	13.820

附表 12　*M* 界值表(随机区组设计的秩和检验 Friedman 法)

处理数	区组数 b	*P* 0.10	0.05	0.01	处理数	区组数 b	*P* 0.10	0.05	0.01
$k=3$	3	6.000	6.000		$k=4$	3	6.600	7.400	9.000
	4	6.000	6.500	8.000		4	6.300	7.800	9.600
	5	5.200	6.400	8.400		5	6.360	7.800	9.960
	6	5.333	7.000	9.000		6	6.400	7.600	10.20
	7	5.429	7.143	8.857		7	6.429	7.800	10.54
	8	5.250	6.250	9.000		8	6.300	7.650	10.50
	9	5.556	6.222	9.556		9	6.200	7.667	10.73
	10	5.000	6.200	9.600		10	6.360	7.680	10.68
	11	5.091	6.545	9.455		11	6.273	7.691	10.75
	12	5.167	6.500	9.500		12	6.300	7.700	10.80
	13	4.769	6.615	9.385		13	6.138	7.800	10.85
	14	5.143	6.143	9.143		14	6.343	7.714	10.89
	15	4.933	6.400	8.933		15	6.280	7.720	10.92
	16	4.875	6.500	9.375		16	6.300	7.800	10.95
	17	5.059	6.118	9.294		17	6.318	7.800	11.05
	18	4.778	6.333	9.000		18	6.333	7.733	10.93
	19	5.053	6.421	9.579		19	6.347	7.863	11.02
	20	4.900	6.300	9.300		20	6.240	7.800	11.10
	21	4.952	6.095	9.238		∞	6.251	7.815	11.34
	22	4.727	6.091	9.091					
	23	4.957	6.348	9.391	$k=5$	3	7.467	8.533	10.13
	24	5.083	6.250	9.250		4	7.600	8.800	11.20
	25	4.880	6.080	8.960		5	7.680	8.960	11.68
	26	4.846	6.077	9.308		6	7.733	9.067	11.87
	27	4.741	6.000	9.407		7	7.771	9.143	12.11
	28	4.571	6.500	9.214		8	7.700	9.200	12.30
	29	5.034	6.276	9.172		9	7.733	9.244	12.44
	30	4.867	6.200	9.267		∞	7.779	9.488	13.28
	31	4.839	6.000	9.290	$k=6$	3	8.714	9.857	11.76
	32	4.750	6.063	9.250		4	9.000	10.29	12.71
	33	4.788	6.061	9.152		5	9.000	10.49	13.23
	34	4.765	6.059	9.176		6	9.048	10.57	13.62
	∞	4.605	5.991	9.210		∞	9.236	11.07	15.09

附表 13　随机排列表($n=20$)

编号	1	2	3	4	5	6	7	8	9	10	11	12	13	14	15	16	17	18	19	20	r_s
1	1	15	19	13	17	5	4	7	9	14	12	18	10	16	11	20	3	6	2	8	−0.1519
2	13	19	15	11	4	10	17	9	5	7	12	14	1	18	8	2	3	16	20	6	−0.1850
3	13	12	20	3	9	6	14	17	1	16	19	18	7	4	10	2	5	11	15	8	−0.1955
4	2	12	7	11	5	8	15	10	6	17	20	18	9	16	1	19	14	4	3	13	0.1368
5	4	7	20	13	6	19	2	14	16	5	18	3	17	1	11	9	15	10	8	12	−0.0090
6	15	4	1	12	17	19	13	8	7	14	18	9	10	16	11	2	3	6	5	20	−0.0947
7	10	11	1	18	5	12	14	20	19	8	3	17	4	9	6	13	7	15	16	2	−0.0692
8	14	7	9	18	17	5	6	20	11	12	2	4	13	10	15	3	16	8	1	19	−0.1128
9	3	16	6	14	13	10	5	1	9	12	19	11	20	15	18	7	8	17	4	2	0.0361
10	4	13	1	19	10	11	6	17	15	2	7	12	3	18	14	9	16	8	20	5	0.1729
11	13	5	20	3	8	15	4	19	7	6	12	17	14	2	11	1	18	10	16	9	0.0301
12	2	16	9	18	13	8	11	19	1	10	15	7	20	5	12	6	3	17	14	4	−0.0947
13	7	15	5	9	11	10	13	6	17	14	16	1	19	4	8	3	20	18	12	2	0.0316
14	14	13	15	1	17	12	5	3	16	4	8	20	10	11	18	19	6	2	7	9	−0.1188
15	8	7	6	4	5	14	10	16	12	17	11	20	19	15	13	3	9	18	1	2	0.0496
16	1	2	18	19	11	12	17	9	8	7	5	13	16	4	6	15	20	3	14	10	0.0827
17	6	18	7	19	8	10	20	9	17	16	1	5	3	14	4	11	13	12	2	15	−0.1865
18	19	14	15	1	4	3	13	18	9	11	16	5	2	12	7	10	20	8	6	17	−0.0181
19	13	3	14	11	20	5	17	16	1	8	9	12	2	18	15	6	4	10	19	7	−0.0647
20	9	17	12	7	8	6	15	10	2	20	13	5	11	1	3	16	19	18	4	14	0.0677
21	7	13	10	11	20	5	4	14	15	16	9	19	18	8	1	2	17	3	12	6	−0.1835
22	17	9	11	4	6	15	16	8	14	2	12	10	20	1	18	13	3	5	19	7	−0.0496
23	11	8	4	10	19	3	17	15	16	7	1	18	20	2	6	9	12	13	14	5	−0.0105
24	8	11	10	13	17	18	15	19	2	5	6	16	9	4	7	3	14	1	20	12	−0.1729
25	1	10	15	19	6	9	20	7	14	12	16	4	8	2	18	11	5	3	17	13	−0.0195
26	6	18	3	10	19	1	14	5	20	11	16	2	17	7	4	12	9	8	15	13	0.0421
27	20	1	16	3	14	12	19	4	15	7	10	18	13	5	8	2	6	9	11	17	−0.1218
28	14	10	16	9	5	3	20	2	4	11	12	18	13	1	7	15	19	17	8	6	0.0526
29	11	16	5	4	15	17	13	6	18	2	14	19	1	9	3	8	12	7	10	20	−0.0286
30	15	9	18	4	5	7	3	17	12	1	10	16	14	20	19	2	13	8	6	11	0.0301

附表 14　随机数字表

编号	1～10	11～20	21～30	31～40	41～50
1	88 69 22 93 86	34 87 52 64 67	85 29 90 06 61	39 00 68 69 23	82 05 45 29 18
2	37 96 71 27 39	38 18 07 31 33	95 66 33 65 76	78 61 05 59 93	01 86 01 65 56
3	39 50 41 65 95	02 02 75 18 06	28 77 31 87 37	63 95 22 59 54	75 42 23 99 69
4	44 61 61 04 61	45 05 67 02 96	13 89 39 65 59	88 52 12 85 06	94 30 76 13 09
5	35 52 42 71 12	02 94 23 59 81	19 41 24 83 74	92 34 41 08 61	06 15 12 16 00
6	35 19 33 29 64	84 15 27 27 99	84 18 68 46 13	41 86 65 37 20	97 10 25 23 95
7	40 07 33 74 07	56 84 60 82 46	20 34 70 39 29	21 38 52 39 38	25 56 19 69 29
8	16 50 08 32 88	00 48 34 47 73	05 81 52 56 16	42 17 39 50 53	00 05 74 25 50
9	04 23 41 25 70	09 53 50 72 17	09 04 86 65 46	48 98 53 04 37	23 09 65 88 33
10	39 03 86 03 69	79 78 09 55 84	51 48 82 38 88	47 09 02 77 78	36 97 78 68 92
11	20 97 61 38 82	00 79 54 59 42	86 89 36 81 80	41 36 23 21 41	04 70 12 41 66
12	00 21 45 44 37	80 85 61 07 94	98 65 41 55 83	01 18 39 14 38	47 16 64 53 25
13	92 47 80 25 30	75 30 35 43 65	38 73 27 99 20	98 94 36 88 48	85 78 26 90 08
14	41 97 55 77 12	21 70 47 75 94	29 95 56 39 87	92 56 56 16 50	33 92 39 70 56
15	09 67 70 42 77	87 07 01 07 27	68 36 27 55 63	42 04 15 44 57	07 09 29 33 77
16	24 36 37 95 29	02 72 27 39 27	17 65 96 55 67	67 27 42 57 18	09 35 27 60 34
17	72 88 99 63 42	10 48 10 08 83	59 10 30 21 74	04 71 83 88 28	42 62 02 58 04
18	48 97 89 54 53	53 54 20 99 09	56 45 49 26 21	88 73 89 93 53	67 52 65 52 03
19	51 16 11 09 24	89 07 72 74 51	33 13 00 94 84	81 92 02 48 92	53 29 93 06 53
20	75 67 53 15 79	79 73 43 38 75	92 54 80 72 91	82 07 58 05 66	36 41 60 29 53
21	45 64 16 79 62	83 03 74 43 82	26 74 85 68 91	53 59 45 45 28	63 99 42 29 97
22	66 91 82 85 42	11 78 95 18 69	38 77 70 71 91	87 06 94 69 54	22 63 40 94 67
23	72 83 61 98 37	97 89 54 56 27	41 30 79 28 87	75 81 39 21 77	94 41 34 52 37
24	03 50 92 81 20	92 72 87 22 30	38 30 88 33 64	28 34 65 60 30	86 91 97 94 54
25	99 52 61 47 98	43 52 67 36 05	91 56 46 35 83	46 95 41 08 11	26 17 70 88 25
26	74 94 92 22 30	14 04 63 87 13	87 89 74 39 89	03 98 70 21 56	64 80 59 23 26
27	32 98 72 70 22	66 98 76 70 59	32 94 81 58 43	64 39 57 45 35	84 28 30 83 11
28	39 10 95 09 83	90 49 94 58 13	81 18 18 67 77	82 72 56 20 74	36 85 94 06 94
29	23 79 88 40 92	91 63 73 79 37	19 37 52 72 71	78 22 38 61 52	20 61 72 01 62
30	91 67 82 72 10	88 51 63 69 46	56 66 58 21 91	90 82 26 84 91	52 27 37 01 86
31	29 82 41 79 19	53 18 04 38 49	88 41 12 04 32	20 88 70 21 24	73 92 03 78 19
32	63 95 60 38 71	96 42 47 71 48	23 05 01 72 07	13 25 92 42 35	15 89 79 83 56
33	55 89 21 83 51	06 83 19 78 32	01 19 99 99 48	54 60 31 59 33	10 31 30 92 99
34	51 22 66 68 24	72 32 64 47 78	59 12 53 96 94	50 43 56 34 36	28 80 82 03 82
35	38 26 96 14 31	17 38 69 63 65	63 16 95 25 83	48 12 91 69 77	69 33 39 25 83
36	24 04 51 07 44	21 58 47 02 59	65 11 86 41 80	33 41 63 95 78	53 36 61 59 60
37	21 36 55 87 64	80 41 28 84 58	73 69 97 96 37	80 05 88 50 75	08 81 88 12 23
38	92 00 95 46 70	36 92 21 65 40	58 21 23 55 89	68 61 60 47 71	52 83 22 37 31
39	27 09 02 96 73	52 82 60 25 18	57 74 39 81 79	88 19 99 56 15	89 91 26 74 34
40	52 94 64 60 62	92 16 76 14 55	43 41 88 86 87	03 08 02 24 71	33 70 88 98 75
41	49 95 47 75 75	45 50 75 87 20	29 11 29 52 30	96 30 66 27 57	95 92 57 35 90
42	29 67 86 51 76	34 07 57 64 71	02 81 26 00 97	00 74 63 87 88	53 93 69 55 35
43	27 55 02 92 10	16 36 11 08 16	58 25 63 15 84	91 53 34 39 98	09 51 45 23 55
44	62 79 06 85 40	85 01 97 47 43	64 39 58 24 77	19 07 89 98 20	82 00 85 54 09
45	90 68 20 46 68	39 77 57 86 97	18 76 19 20 17	61 70 39 18 70	89 86 88 12 84
46	94 71 25 51 24	38 01 94 19 91	32 87 73 19 43	69 18 82 83 47	71 87 22 21 80
47	04 84 08 54 85	19 59 46 33 95	77 91 26 61 94	75 16 82 88 96	59 41 26 94 53
48	84 79 41 24 48	02 30 30 84 66	34 61 15 44 76	50 66 72 89 26	29 63 61 86 02
49	73 68 33 46 81	37 83 92 02 73	05 11 69 17 65	37 84 70 17 68	28 41 76 92 30
50	09 98 42 09 49	19 20 43 72 64	97 97 74 78 65	11 14 83 53 76	98 75 65 83 85

附表 15 r 界值表

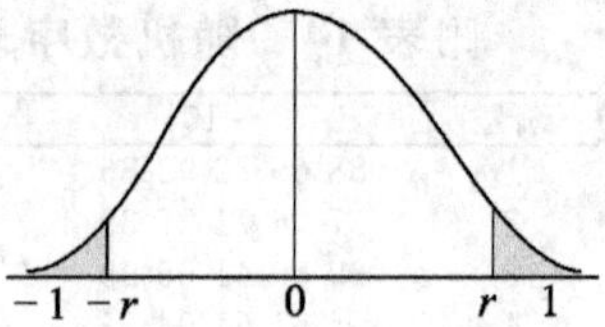

自由度 ν	概率 P 单侧	0.25	0.10	0.05	0.025	0.01	0.005	0.0025	0.001	0.0005
	双侧	0.50	0.20	0.10	0.05	0.02	0.01	0.005	0.002	0.001
1		0.707	0.951	0.988	0.997	1.000	1.000	1.000	1.000	1.000
2		0.500	0.800	0.900	0.950	0.980	0.990	0.995	0.998	0.999
3		0.404	0.687	0.805	0.878	0.934	0.959	0.974	0.986	0.991
4		0.347	0.608	0.729	0.811	0.882	0.917	0.942	0.963	0.974
5		0.309	0.551	0.669	0.755	0.833	0.875	0.906	0.935	0.951
6		0.281	0.507	0.621	0.707	0.789	0.834	0.870	0.905	0.925
7		0.260	0.472	0.582	0.666	0.750	0.798	0.836	0.875	0.898
8		0.242	0.443	0.549	0.632	0.715	0.765	0.805	0.847	0.872
9		0.228	0.419	0.521	0.602	0.685	0.735	0.776	0.820	0.847
10		0.216	0.398	0.497	0.576	0.658	0.708	0.750	0.795	0.823
11		0.206	0.380	0.476	0.553	0.634	0.684	0.726	0.772	0.801
12		0.197	0.365	0.457	0.532	0.612	0.661	0.703	0.750	0.780
13		0.189	0.351	0.441	0.514	0.592	0.641	0.683	0.730	0.760
14		0.182	0.338	0.426	0.497	0.574	0.623	0.664	0.711	0.742
15		0.176	0.327	0.412	0.482	0.558	0.606	0.647	0.694	0.725
16		0.170	0.317	0.400	0.468	0.542	0.590	0.631	0.678	0.708
17		0.165	0.308	0.389	0.456	0.529	0.575	0.616	0.662	0.693
18		0.160	0.299	0.378	0.444	0.515	0.561	0.602	0.648	0.679
19		0.156	0.291	0.369	0.433	0.503	0.549	0.589	0.635	0.665
20		0.152	0.284	0.360	0.423	0.492	0.537	0.576	0.622	0.652
21		0.148	0.277	0.352	0.413	0.482	0.526	0.565	0.610	0.640
22		0.145	0.271	0.344	0.404	0.472	0.515	0.554	0.599	0.629
23		0.141	0.265	0.337	0.396	0.462	0.505	0.543	0.588	0.618
24		0.138	0.260	0.330	0.388	0.453	0.496	0.534	0.578	0.607
25		0.136	0.255	0.323	0.381	0.445	0.487	0.524	0.568	0.597

续表

自由度 ν	概率 P 单侧	0.25	0.10	0.05	0.025	0.01	0.005	0.0025	0.001	0.0005
	双侧	0.50	0.20	0.10	0.05	0.02	0.01	0.005	0.002	0.001
26		0.133	0.250	0.317	0.374	0.437	0.479	0.515	0.559	0.588
27		0.131	0.245	0.311	0.367	0.430	0.471	0.507	0.550	0.579
28		0.128	0.241	0.306	0.361	0.423	0.463	0.499	0.541	0.570
29		0.126	0.237	0.301	0.355	0.416	0.456	0.491	0.533	0.562
30		0.124	0.233	0.296	0.349	0.409	0.449	0.484	0.526	0.554
31		0.122	0.229	0.291	0.344	0.403	0.442	0.477	0.518	0.546
32		0.120	0.225	0.287	0.339	0.397	0.436	0.470	0.511	0.539
33		0.118	0.222	0.283	0.334	0.392	0.430	0.464	0.504	0.532
34		0.116	0.219	0.279	0.329	0.386	0.424	0.458	0.498	0.525
35		0.115	0.216	0.275	0.325	0.381	0.418	0.452	0.492	0.519
36		0.113	0.213	0.271	0.320	0.376	0.413	0.446	0.486	0.513
37		0.111	0.210	0.267	0.316	0.371	0.408	0.441	0.480	0.507
38		0.110	0.207	0.264	0.312	0.367	0.403	0.435	0.474	0.501
39		0.108	0.204	0.261	0.308	0.362	0.398	0.430	0.469	0.495
40		0.107	0.202	0.257	0.304	0.358	0.393	0.425	0.463	0.490
41		0.106	0.199	0.254	0.301	0.354	0.389	0.420	0.458	0.484
42		0.104	0.197	0.251	0.297	0.350	0.384	0.416	0.453	0.479
43		0.103	0.195	0.248	0.294	0.346	0.380	0.411	0.449	0.474
44		0.102	0.192	0.246	0.291	0.342	0.376	0.407	0.444	0.469
45		0.101	0.190	0.243	0.288	0.338	0.372	0.403	0.439	0.465
46		0.100	0.188	0.240	0.285	0.335	0.368	0.399	0.435	0.460
47		0.099	0.186	0.238	0.282	0.331	0.365	0.395	0.431	0.456
48		0.098	0.184	0.235	0.279	0.328	0.361	0.391	0.427	0.451
49		0.097	0.182	0.233	0.276	0.325	0.358	0.387	0.423	0.447
50		0.096	0.181	0.231	0.273	0.322	0.354	0.384	0.419	0.443

附表 16　r_S 界值表

n		概率 P								
	单侧	0.25	0.10	0.05	0.025	0.01	0.005	0.0025	0.001	0.0005
	双侧	0.50	0.20	0.10	0.05	0.02	0.01	0.005	0.002	0.001
4		0.600	1.000	1.000						
5		0.500	0.800	0.900	1.000	1.000				
6		0.371	0.657	0.829	0.886	0.943	1.000	1.000		
7		0.321	0.571	0.714	0.786	0.893	0.929	0.964	1.000	1.000
8		0.310	0.524	0.643	0.738	0.833	0.881	0.905	0.952	0.976
9		0.267	0.483	0.600	0.700	0.783	0.833	0.867	0.917	0.933
10		0.248	0.455	0.564	0.648	0.745	0.794	0.830	0.879	0.903
11		0.236	0.427	0.536	0.618	0.709	0.755	0.800	0.845	0.873
12		0.217	0.406	0.503	0.587	0.678	0.727	0.769	0.818	0.846
13		0.209	0.385	0.484	0.560	0.648	0.703	0.747	0.791	0.824
14		0.200	0.367	0.464	0.538	0.626	0.679	0.723	0.771	0.802
15		0.189	0.354	0.446	0.521	0.604	0.654	0.700	0.750	0.779
16		0.182	0.341	0.429	0.503	0.582	0.635	0.679	0.729	0.762
17		0.176	0.328	0.414	0.485	0.566	0.615	0.662	0.713	0.748
18		0.170	0.317	0.401	0.472	0.550	0.600	0.643	0.695	0.728
19		0.165	0.309	0.391	0.460	0.535	0.584	0.628	0.677	0.712
20		0.161	0.299	0.380	0.447	0.520	0.570	0.612	0.662	0.696
21		0.156	0.292	0.370	0.435	0.508	0.556	0.599	0.648	0.681
22		0.152	0.284	0.361	0.425	0.496	0.544	0.586	0.634	0.667
23		0.148	0.278	0.353	0.415	0.486	0.532	0.573	0.622	0.654
24		0.144	0.271	0.344	0.406	0.476	0.521	0.562	0.610	0.642
25		0.142	0.265	0.337	0.398	0.466	0.511	0.551	0.598	0.630
26		0.138	0.259	0.331	0.390	0.457	0.501	0.541	0.587	0.619
27		0.136	0.255	0.324	0.382	0.448	0.491	0.531	0.577	0.608
28		0.133	0.250	0.317	0.375	0.440	0.483	0.522	0.567	0.598
29		0.130	0.245	0.312	0.368	0.433	0.475	0.513	0.558	0.589
30		0.128	0.240	0.306	0.362	0.425	0.467	0.504	0.549	0.580

续表

n		概　率 P								
	单侧	0.25	0.10	0.05	0.025	0.01	0.005	0.0025	0.001	0.0005
	双侧	0.50	0.20	0.10	0.05	0.02	0.01	0.005	0.002	0.001
31		0.126	0.236	0.301	0.356	0.418	0.459	0.496	0.541	0.571
32		0.124	0.232	0.296	0.350	0.412	0.452	0.489	0.533	0.563
33		0.121	0.229	0.291	0.345	0.405	0.446	0.482	0.525	0.554
34		0.120	0.225	0.287	0.340	0.399	0.439	0.475	0.517	0.547
35		0.118	0.222	0.283	0.335	0.394	0.433	0.468	0.510	0.539
36		0.116	0.219	0.279	0.330	0.388	0.427	0.462	0.504	0.533
37		0.114	0.216	0.275	0.325	0.382	0.421	0.456	0.497	0.526
38		0.113	0.212	0.271	0.321	0.378	0.415	0.450	0.491	0.519
39		0.111	0.210	0.267	0.317	0.373	0.410	0.444	0.485	0.513
40		0.110	0.207	0.264	0.313	0.368	0.405	0.439	0.479	0.507
41		0.108	0.204	0.261	0.309	0.364	0.400	0.433	0.473	0.501
42		0.107	0.202	0.257	0.305	0.359	0.395	0.428	0.468	0.495
43		0.105	0.199	0.254	0.301	0.355	0.391	0.423	0.463	0.490
44		0.104	0.197	0.251	0.298	0.351	0.386	0.419	0.458	0.484
45		0.103	0.194	0.248	0.294	0.347	0.382	0.414	0.453	0.479
46		0.102	0.192	0.246	0.291	0.343	0.378	0.410	0.448	0.474
47		0.101	0.190	0.243	0.288	0.340	0.374	0.405	0.443	0.469
48		0.100	0.188	0.240	0.285	0.336	0.370	0.401	0.439	0.465
49		0.098	0.186	0.238	0.282	0.333	0.366	0.397	0.434	0.460
50		0.097	0.184	0.235	0.279	0.329	0.363	0.393	0.430	0.456

附录 B 统计软件 SPSS 使用精要

随着计算机技术的发展和普及,统计软件在医学科研中的应用已愈来愈普遍,备受研究人员的青睐。统计软件分为商业化软件和免费软件,前者的影响力和国际公认程度都是后者所不能比拟的。除国际公认的 SAS(Statistical Analysis System)、SPSS(Statistical Package for the Social Science)、S－plus、BMDP(Biomedical Data Processing)等一流统计软件外,近年来,又有一批统计软件也很出色,如 Stata、SYSTAT、SigmaStat、EGRET、STATGRAPHICS 等。免费软件影响较大的是 EpiInfo(美国 CDC 网站可免费下载)。国内统计软件总体水平仍较落后,华西医科大学编制的 PEMS(《中国医学百科全书·医学统计学》软件)和第四军医大学的 SPLM(线性模型统计软件)等有一定影响。

一、SPSS 概述

SPSS 是美国芝加哥 SPSS 软件公司研制,1971 年实现商品化。根据用户的反馈意见、统计学的进展和计算机硬件的发展,SPSS 软件不断改进版本,增强统计方法和软件功能的先进性和易用性。目前 SPSS 最新版本为 17.0 版,其特点为:① 视窗操作和全屏幕数据编辑功能;② 强大的统计功能,包括基础统计(描述性统计、探索性分析、列联表分析、*t* 检验、方差分析、线性相关与回归分析、非参数统计等),专业统计(判别分析、聚类分析、因子分析、多维标度和可靠性分析等),高级统计(析因分析、Logistic 回归、多元方差分析、对数线性模型、非线性回归、Probit 分析以及生存分析等),此外该软件的其他模块的功能也很强大(如 Tables, Trends, Categories 和 LISREL 等);③ 强大的统计作图和表格化结果输出功能(可以与 MS Office 兼容);④ 灵活的变量变换与文件交换系统。下面结合本书涉及的相关统计方法,介绍目前使用广泛的 SPSS 16.0 版。

二、数据编辑器简介及数据文件的建立

无论基础统计还是高级统计,均需将原始数据录入,才能在 SPSS 识别中进行处理。当 SPSS 启动后,SPSS 主画面中出现功能选项对话框如图 B-1,选择"Type in data",然后点

“OK”就可以进入“SPSS Data Editor”窗口，这就是 SPSS 的数据编辑器，也称数据窗，如图 B-2 所示。用户可以在该窗口进行建立和编辑数据等工作。

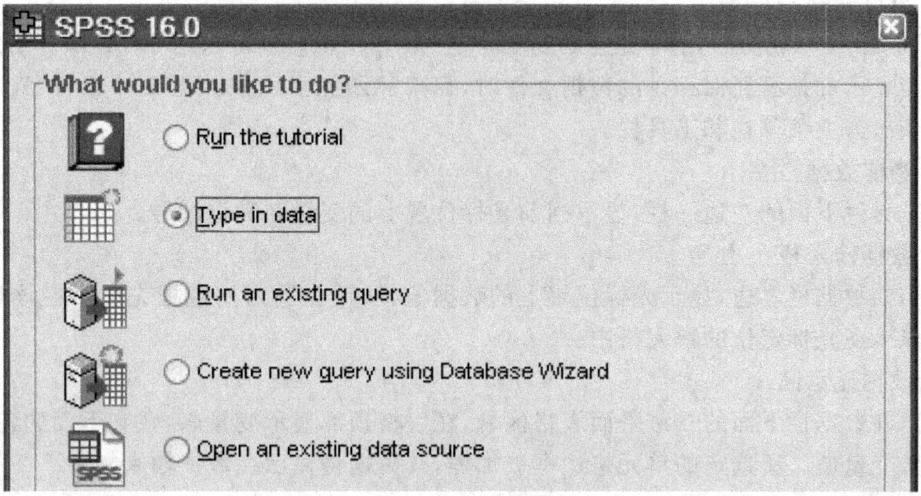

图 B-1 打开 SPSS 文件时的对话框

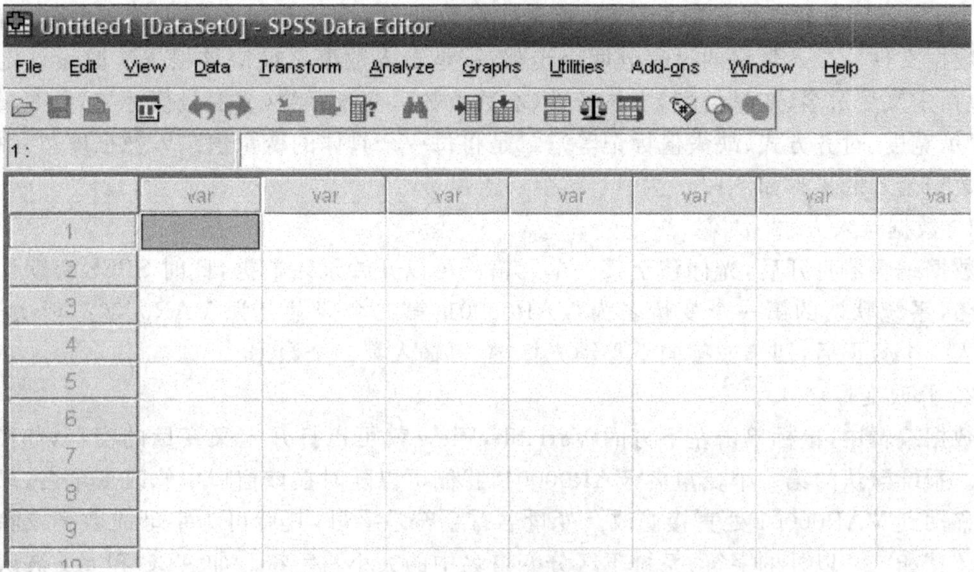

图 B-2 SPSS 数据编辑窗口

（一）数据编辑器的组成

1. 窗口标题栏

当 SPSS 启动成功后，屏幕最上方标有名为“Untitled1[DataSet0]-SPSS Data Editor”的窗口。当显示的是已经保存过的数据文件时，窗口标题栏显示该数据文件的名字。窗口标题栏下依次为主菜单栏和工具栏。

2. 当前数据栏

为工具栏下面的左边一栏，显示当前光标位置上的变量名和记录号。

3. 数据输入栏

在当前数据栏右边，显示光标位置上的数据值，从键盘输入的数据先显示在该栏中，回车后则显示在光标定位的单元格中。

4. 数据显示区

为当前数据栏下面的二维平面表格区域，在表格顶部显示变量名，在它下面的各单元格中显示各变量值。所选定的单元格边框被加黑，其数据将显示在数据输入栏中。

（二）数据文件的建立

为了让 SPSS 软件处理原始数据，首先应将数据录入到 SPSS 能够识读的数据文件，即建立数据文件。录入数据的过程分两个步骤：一是录入数据之前应该根据实验设计定义变量，包括定义变量名、变量类型、变量长度（小数位数）、变量标签（或变量值标签）及变量的格式（显示宽度、对齐方式、缺失值标记等）；二是将每一个具体的变量值录入数据库单元格内。

数据录入的步骤如下：

1. 数据录入方法

数据编辑器打开后，光标移至某一单元格就可以开始录入数据，此时 SPSS 会默认赋予变量名，系统默认的第一个变量名为 VAR00001，第二个变量名为 VAR00002，依次类推。在输入一个数据后，回车或按向下移动光标键，再输入第二个数据。

2. 修改变量名

数据编辑中，鼠标单击左下方的 Variable View 就可以打开定义变量的窗口，如图 B-3 所示。系统默认的第一个变量名 VAR00001，我们可以随时在该窗口中修改变量名，只要把光标移动到 VAR00001 处直接修改。变量名首字符是字母，其后可为字母或数字或除“?”、“—”、“!”和“ * ”以外的字符；系统不区分变量名中的大小写字符。如 ABC 和 abc 被认为是同一变量。若对变量其他属性的默认值描述不满意，可以在这个窗口自行设置。

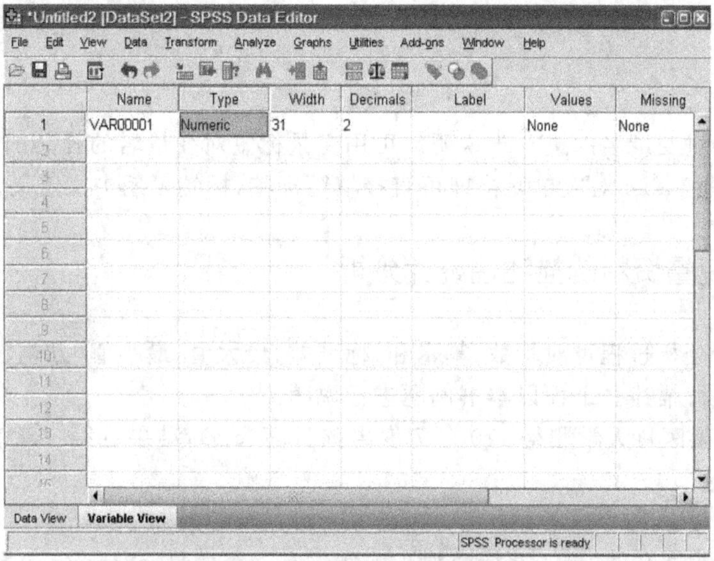

图 B-3 定义变量的窗口

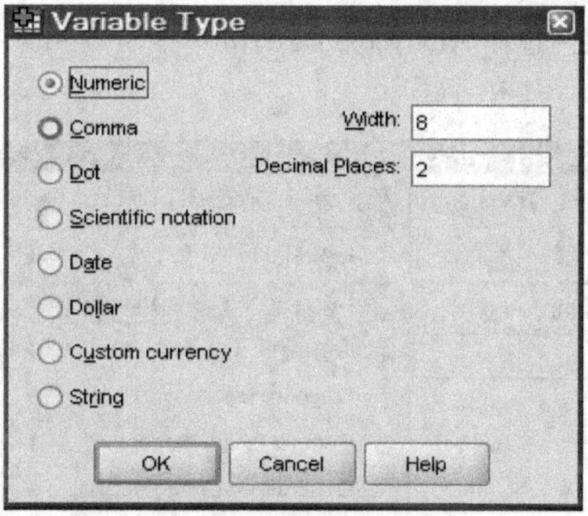

图 B-4 定义变量类型对话框

3. 变量类型与宽度

单击变量类型后的 … 按钮，就可以展开 Variable Type 变量类型对话框，如图 B-4 所示。对话框左边列有 8 种可供选择的变量类型，包括 Numeric 标准数值型、Comma 带逗点的数值型（数值的整数部分从右向左每三位用一个逗点隔开）、Scientific notation 科学计数型、Date 日期型、Dollar 带有美元符号的数值型、Custom currency 自定义型、String 字符型。此时用鼠标单击其前面的圆圈即可选定特定的数据类型。参数框中 Width 表示数值的总宽度(默认为 8),Decimal 为小数位数(默认为 2),欲改变其值,将光标移至方框内,即可进行编辑。

4. 定义变量标签

变量标签是对变量名的进一步说明。可用变量标签对变量名的含义加以解释。在定义变量窗口中,单击 Label 对应单元格即可直接填写标签,标签可用中文定义。

三、数值变量资料的描述性统计分析

描述性统计分析过程可对均数、算术和、标准差、最大值、最小值、方差、极差和均数的标准误等统计量进行描述。下面以本书例题进行说明。

【例 B-1】 某医科大学测得 110 名 7 岁男孩身高(cm),结果见第三章表 3-1,请对其进行统计描述分析。

操作步骤如下:

(1) 先建立数据文件(录入原始数据),此例仅有一个变量:shengao:7 岁男孩身高,并以文件名 shengao. sav 保存。

(2) 在数据窗菜单栏内选择 Analyze→Descriptives Statistics→Descriptives 菜单项,如图 B-5 所示展开 Descriptives 对话框。

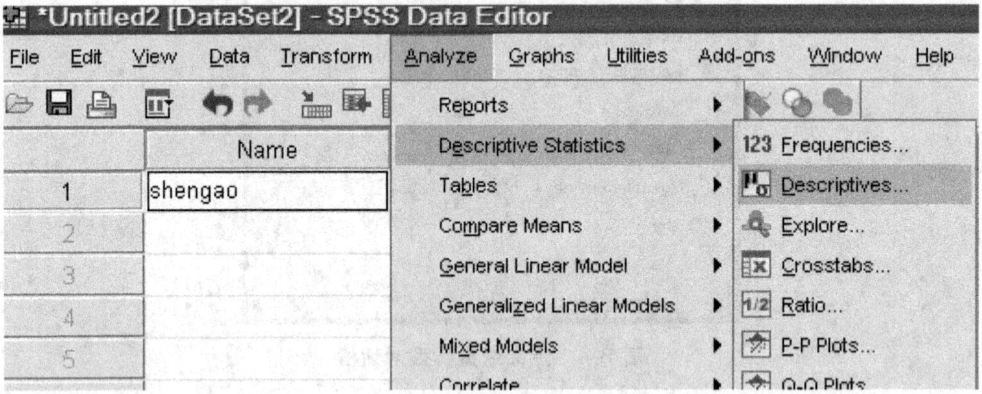

图 B-5 **描述统计分析对话框**

(3) 鼠标选中变量 height,单击向右箭头按钮,变量 shengao 进入 Variable 栏中。

(4) 单击 Options 按钮,打开 Options 对话框,可选中 Mean(均数)、Sum(累加,即$\sum X$)、Std. deviation(标准差)、Minimum(最小观察值)、Maximum(最大观察值)、Variance(方差)、Range(极差)以及 S. E. mean(均数的标准误)等复选项,如图 B-6 所示单击 Continue 键。

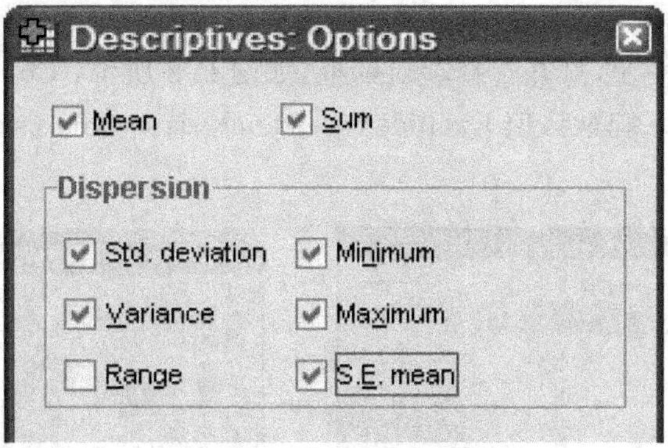

图 B-6　选择项对话框

(5) 在主对话框中单击 OK 按钮,输出结果如下:

Descriptive Statistics

	N	Minimum	Maximum	Sum	Mean		Std. Deviation	Variance
	Statistic	Statistic	Statistic	Statistic	Statistic	Std. Error	Statistic	Statistic
7 岁男孩身高	110	108.80	132.30	1.32E4	1.1995E2	.44910	4.71024	22.186
Valid N(listwise)	110							

结果依次为样本含量、最小观察值、最大观察值、$\sum X$、均数、均数的标准误、标准差和方差。

四、数值变量的假设检验

t 检验过程是对两均数差别有无统计意义检验的过程,共有三种不同的比较方式。

(一) 单样本资料的 t 检验

SPSS 中的单样本 t 检验(One-Sample T Test)目的是检验某样本均数与给定的常数(总体均数)之间差异有无统计学意义。

【例 B-2】 仍利用例 B-1 的资料,假如已知某地区 7 岁男孩平均身高为 112.3 cm。试问该市 7 岁男孩身高与该地区 7 岁男孩身高是否有差异?

使用 SPSS 软件进行统计分析的过程如下:

(1) 读取数据文件 shengao.sav 或直接录入原始数据。

(2) 选择数据窗菜单栏内按 Analyze→Compare Means→One-Sample T Test 顺序单击鼠标键。展开 One-Sample T Test 单一样本 t 检验对话框,如图 B-7 所示。

(3) 在对话框中将唯一的变量 shengao 从源变量栏内移至 Test 框中。

(4) 单击 Options 按钮，打开选择项对话框，如图 B-8 所示，Confidence interval 系统默认值 95%，缺失值选择系统默认值 Exclude cases analysis by analysis 项。单击 Continue 按钮，返回主对话框。

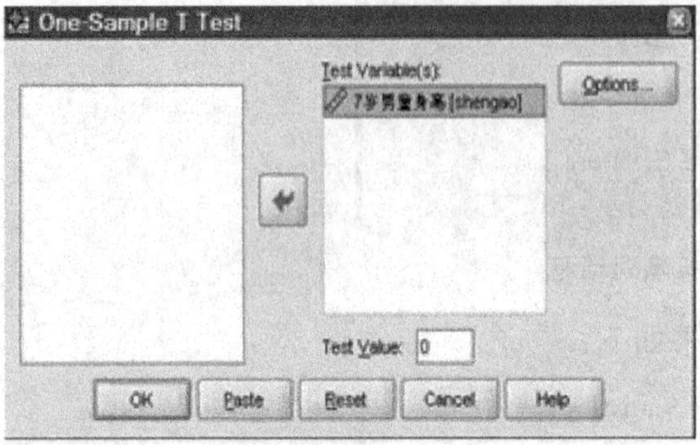

图 B-7　单变量 t 检验对话框

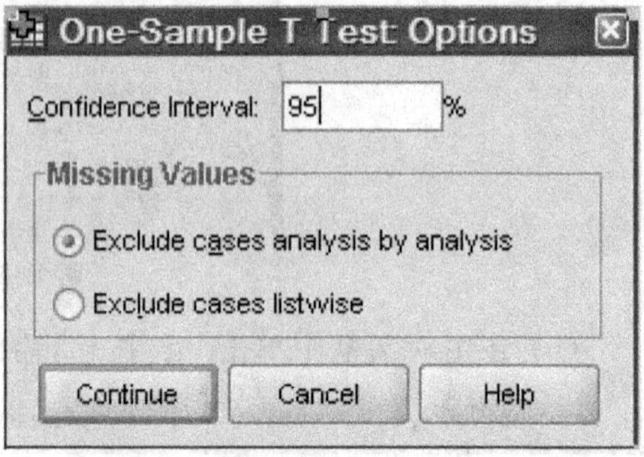

图 B-8　单变量 t 检验选择项框

(5) 在主对话框中 Test Value 处填上已知总体均数 112.3，单击 OK 按钮得到如下结果：

One-Sample Statistics

	N	Mean	Std. Deviation	Std. Error Mean
7 岁男孩身高	110	1.1995E2	4.71024	.44910

One-Sample Test

	Test Value=112.3					
					95% Confidence Interval of the Difference	
	t	df	Sig. (2-tailed)	Mean Difference	Lower	Upper
7 岁男孩身高	17.030	109	.000	7.64818	6.7581	8.5383

(6) 结果分析：

① 样本身高均数为 119.95，标准差 4.710 24，均数的标准误 0.449 10。

② t 值 17.030，自由度 109，双测 t 检验的 P 值为 0.000，因此拒绝无效假设。

③ Confidence Interval of the Difference 均数差值的 95% 可信区间是 6.758 1～8.538 3之间。

（二）配对设计的 t 检验

SPSS 中的配对样本 t 检验(Paired-Sample T Test)适用于配对设计，配对资料 t 检验的应用条件是成对资料的差值来自正态总体。

【例 B-3】 某医生用一种中药治疗一组高血压患者，观察患者舒张压在治疗前后的变化(数据如表 4-2 所示)，试问该中药对高血压患者的舒张压变化是否有影响？(可参考第四章例 4-6)

操作步骤如下：

(1) 建立数据文件：定义变量，即治疗前；治疗后。

(2) 输入数据。

(3) 按 Analyze→Compare Means→Paired-Samples T Test 顺序单击鼠标键，展开 Paired-Samples T Test 配对样本检验对话框，如图 B-9 所示。

(4) 指定配对变量：在主对话框左边的变量表中，同时选中"治疗前"与"治疗后"变量，鼠标单击向右的箭头按钮，将配对变量送入 Paired Variables 矩形框中。

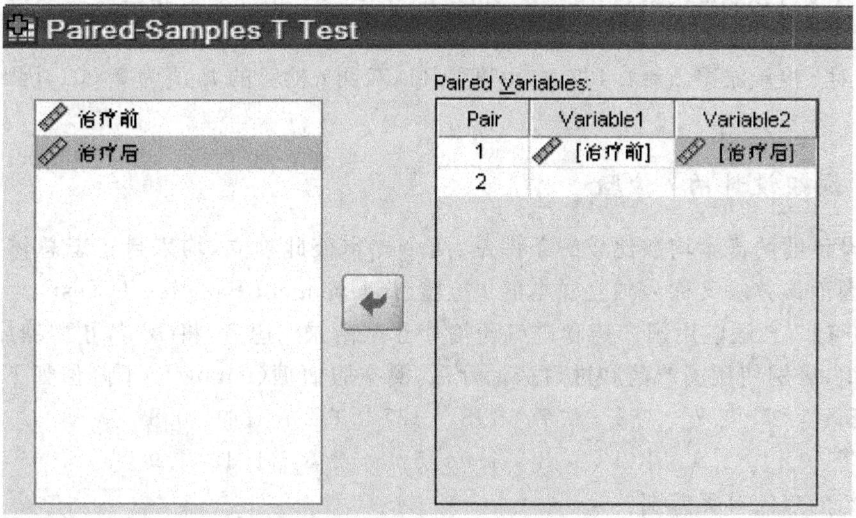

图 B-9　配对样本 t 检验主对话框

(5) 单击 OK 按钮，输出下面三个表格：

Paired Samples Statistics

		Mean	N	Std. Deviation	Std. Error Mean
Pair 1	治疗前	15.9167	12	1.42691	.41191
	治疗后	14.1583	12	1.92942	.55697

Paired Samples Correlations

	N	Correlation	Sig.
Pair 1 治疗前 & 治疗后	12	.708	.010

Paired Samples Test

	Paired Differences					t	df	Sig. (2-tailed)
				95% Confidence Interval of the Difference				
	Mean	Std. Deviation	Std. Error Mean	Lower	Upper			
Pair 1 治疗前－治疗后	1.75833	1.36346	.39360	.89203	2.62463	4.467	11	.001

(6) 结果分析：

① 治疗前舒张压的均数：15.916 7，标准差：1.426 91；治疗后舒张压的均数：14.158 3，标准差：1.929 42。

② 配对 t 检验结果：t=4.467，自由度为 11，双测 t 检验的 P 值为 0.001，因此拒绝无效假设。

（三）成组设计的 t 检验

成组设计的两样本均数比较的条件是：两个样本彼此独立，均来自正态总体，且要求方差齐性。因而该方法又称为独立样本的 t 检验（Independent Samples T Test）。

【例 B-4】 某医院用国产药和进口药治疗Ⅱ型糖尿病患者，将 18 名Ⅱ型糖尿病患者随机分成两组，分别使用国产药和进口药治疗后，测空腹血糖（mmol/L）下降值如下：

国产药：1.3　1.7　1.2　0.7　1.3　1.7　1.2　1.4　0.8

进口药：0.9　1.9　1.0　0.8　1.0　1.2　2.3　1.3　1.9

问两药的疗效有无差别？

分析步骤如下：

(1) 建立数据文件，此例中有两个变量：药（1 代表国产药，2 代表进口药）和血糖。

(2) 按 Analyze→Compare Means→Independent Samples T Test 顺序单击鼠标键，展开 Independent Samples T Test 主对话框。如图 B-10 所示。

(3) 选择"血糖"作为检验变量，单击方箭头按钮，将其送入 Test Variable(s)矩形框中。

(4) 选择"药"作为分组变量，单击下面一个箭头按钮，将其送入 Grouping 矩形框中。

(5) 单击 Define Groups 按钮，展开后的对话框，如图 B-11 所示。

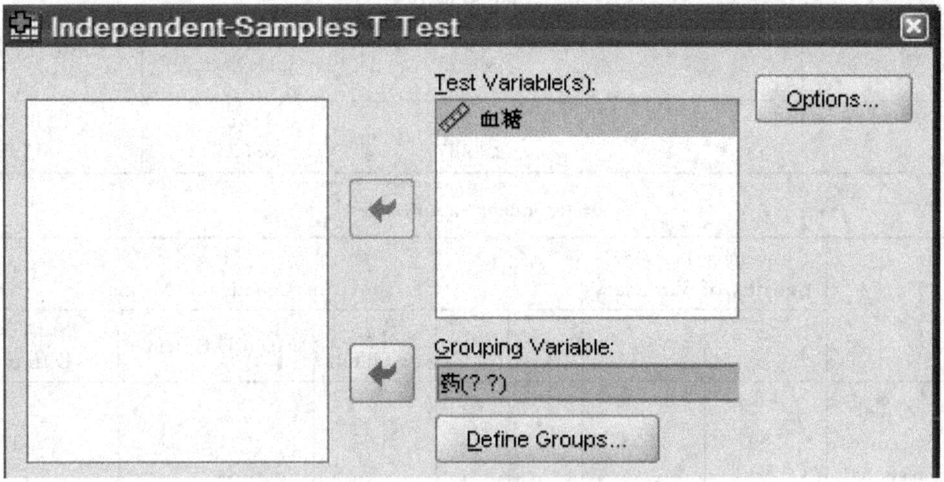

图 B-10　独立样本 t 检验主对话框

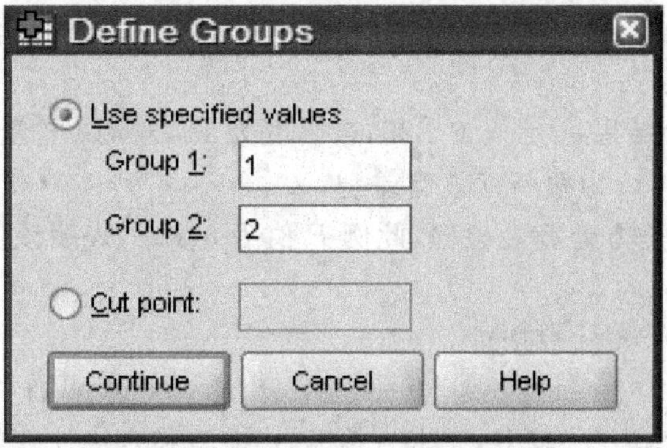

图 B-11　确定检验变量和分组变量

如果分组变量是分类的，则在 Define Groups 对话框中选择 Use specified values；如果分组变量是连续的，则在该对话框中应该选择 Cut point（切点）选择项。注意：这两项必须且只能选择其中一项。

① Use specified values 选项是按分组变量的值进行分组。应在两个 Group 后面的框内输入第一组和第二组的分类变量值。本例在第一个框内输入 1 作为第一组（国产药），在第二个框内输入 2 作为第二组（进口药）。按 Continue 按钮返回主对话框。

② Cut point 选项，需在其后的框内输入一个连续变量的值，将观测值分为大于该值和小于该值的两个组，检验在这两组之间进行。

③ 单击 OK 按钮，得出如下两个表格：

Group Statistics

药		N	Mean	Std. Deviation	Std. Error Mean
血糖	1	9	1.2556	.34319	.11440
	2	9	1.3667	.53385	.17795

Independent Samples Test

		Levene's Test for Equality of Variances		t-test for Equality of Means				
		F	Sig	t	df	Sig. (2-tailed)	Mean Difference	Std. Error Difference
血糖	Equal variances assumed	3.097	.098	.525	16	.607	−.11111	.21155

(6) 结果分析：

① 国产药治疗组血糖的均数：1.255 6，标准差：0.343 19；进口药治疗组的均数：1.366 7，标准差：0.533 85。

② 成组设计 t 检验结果：$t=-0.525$，自由度为 16，双测 t 检验的 P 值为 0.607，因此接受无效假设，即不可以认为两药疗效有差别。

注：Levene's 检验是方差齐性检验，此例 P 值为 0.098，表明该资料方差齐性。

五、分类变量资料假设检验

分类资料的假设检验方法较多，有卡方检验、u 检验和直接计算概率法等。这里介绍卡方检验的统计分析过程。卡方检验可用于检验两个或两个以上率（或构成比）之间差别有无统计意义。

（一）四格表资料的 χ^2 检验

【例 B-5】 参例 6-6，问两种方案治疗该肿瘤的疗效有无不同？

SPSS 的四格表资料卡方检验统计分析过程为：

(1) 建立数据文件：首先给四格表中每个数据定位，只对数据给定行和列，如“59”为第一行第一列。定义变量：行变量（row）、列变量（column）、四格表或列联表中的实际数（f）。数据文件如图 B-12 所示。

(2) 指定 f 为四格表中的频数：按 Data→Weight Cases 顺序单击鼠标左键，展开

Weight Cases 对话框，如图 B-13 所示。在左边的源变量中鼠标选中“f”，再单击右边 Weight Cases by Frequency Variable 前面的圆圈，下方向右的箭头按钮被激活，鼠标单击之，则“f”被调入右边的矩形框中，单击 OK 按钮。

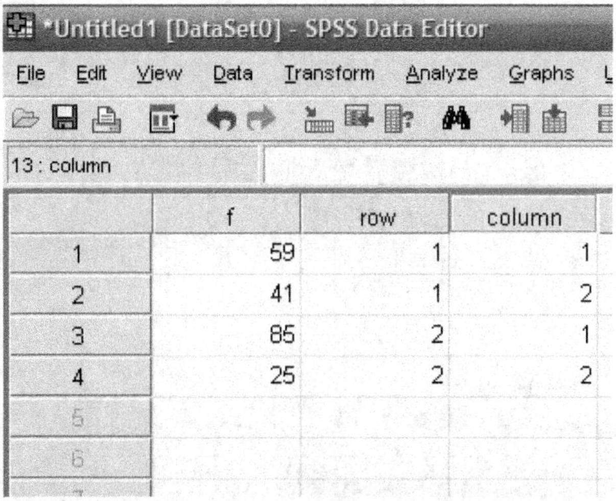

图 B-12　**四格表资料数据录入**

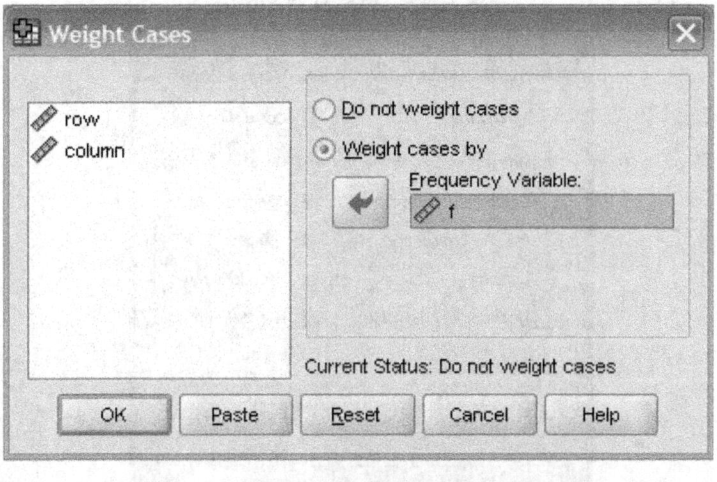

图 B-13　**指定 *f* 为四格表中频数的对话框**

（3）按 Analyze→Descriptives Statistics→Crosstabs 顺序单击鼠标键，展开 Crosstabs 对话框，如图 B-14 所示。从左边的源变量框中将变量“row”调入右边“Row(s)”下的矩形框中，变量“column”至“Column(s)”下的矩形框中。再单击 Statistics 按钮，展开 Crosstabs：Statistics 对话框，如图 B-15 所示。选中“Chi-square”，单击“Continue”返回主对话框。

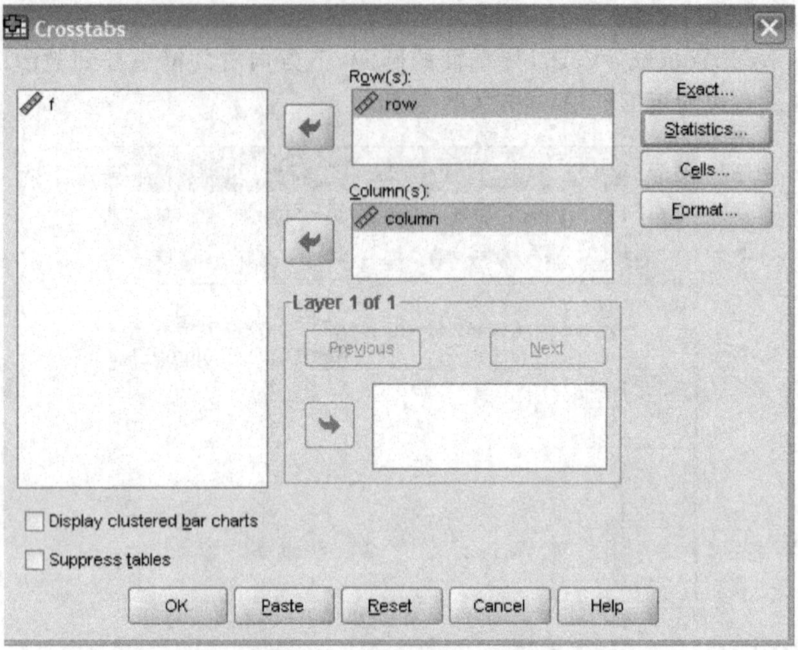

图 B-14　指定行列变量

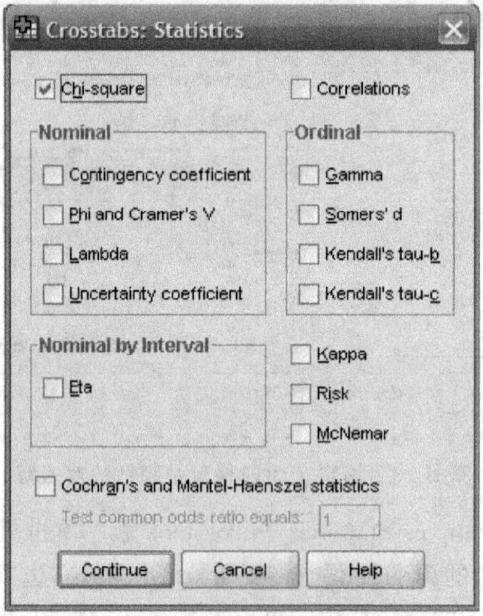

图 B-15　四格表资料卡方检验对话框

（4）单击 OK 按钮，则得到下表输出结果：

Chi-Square Tests

	Value	df	Asymp. Sig (2-sided)	Exact Sig. (2-sided)	Exact Sig. (1-sided)
Pearson Chi-Square	8.115[a]	1	.004		
Continuity Correction[b]	7.290	1	.007		
Likelihood Ratio	8.162	1	.004		
Fisher's Exact Test				.005	.003
Linear-by-Linear Association	8.077	1	.004		
N of Valid Cases[b]	210				

a. 0 cells(0%)have expected count less than 5. The minimum expected count is 31.43.

b. Computed only for a 2×2 table

（5）结果分析：Pearson Chi-Square 即 χ^2 检验值，$\chi^2=8.115$，近似 P 值为 0.004，$P<0.05$，拒绝无效假设，可以认为两种方案治疗该肿瘤的疗效有差异。

（二）配对资料的 χ^2 检验

【例 B-6】 某医生进行食物中微生物学检测，采用常规培养法和 ELISA 法进行检测，结果见表 6-10，试比较两种检测方法的结果有无差别。

（1）建立数据文件：变量 a（常规培养法）、变量 b（ELISA 法）、f（频数）；其中 a 和 b 中的数值 1 表示阳性，2 表示阴性。如图 B-16 所示。

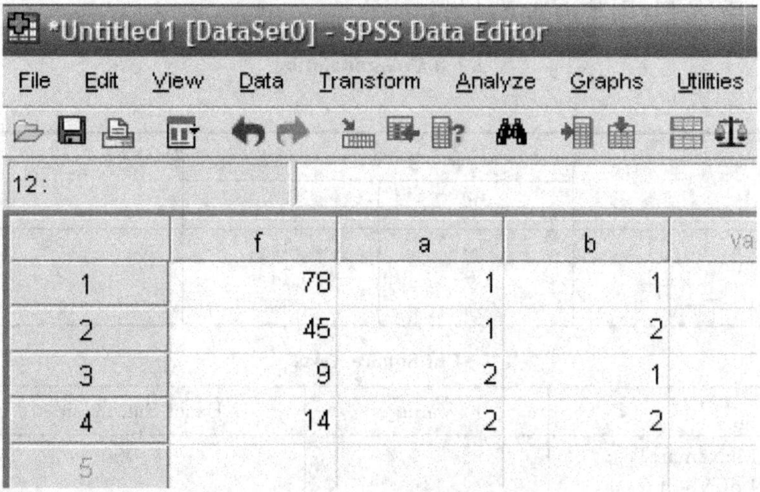

图 B-16　配对四格表数据录入

（2）指定 f 为配对资料的频数：方法同例 B-5。

（3）Analyze→Descriptives Statistics→Crosstabs 顺序单击鼠标键，展开 Crosstabs 对话框。从左边的源变量框中将变量“a”调入右边“Row(s)”下的矩形框中，变量“b”至“Column(s)”下的矩形框中。再单击 Statistics 按钮，展开 Crosstabs：Statistics 对话框，如图 B-17 所示。选中“McNemar”，单击“Continue”返回主对话框。

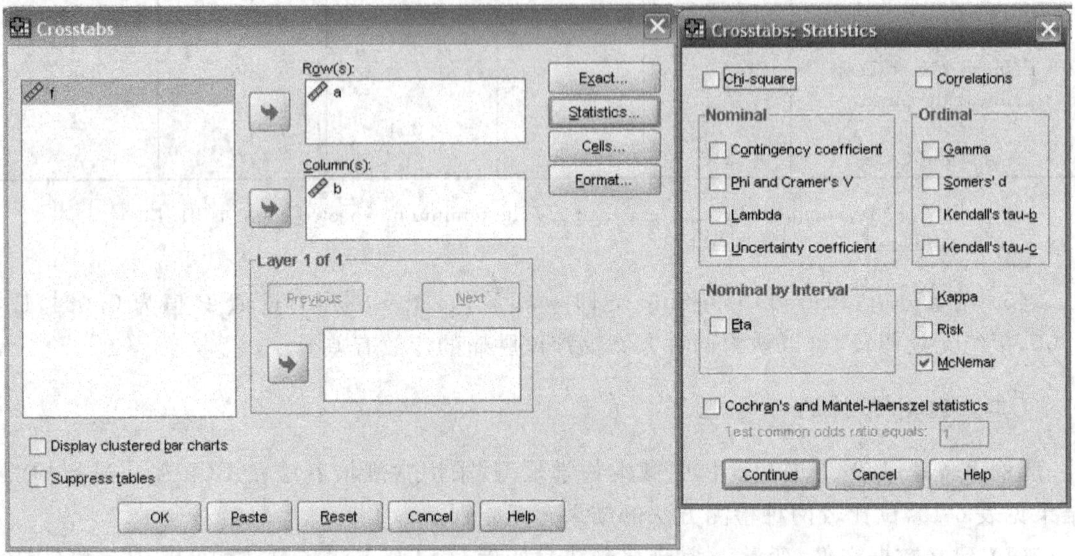

图 B-17　配对四格表数据指定行列变量及统计方法选取

（4）单击 OK 按钮，则输出如下结果：

a * b Crosstabulation

Count

		b		Total
		1	2	
a	1	78	45	123
	2	9	14	23
Total		87	59	146

Chi-Square Tests

	Value	Exact Sig. (2-sided)
McNemar Test		.000[a]
N of Valid Cases	146	

a. Binomial distribution used.

(5) 结果分析：$P=0.000$，拒绝无效假设，可以认为两种检测方法的结果有差别。

六、直线相关与回归分析

(一) 相关分析

【例 B-7】 某医生随机抽取了 12 名正常儿童的尿肌酐含量(mmol/24h)的资料（见第七章表 7-1)。试分析正常儿童年龄与尿肌酐含量之间有无直线相关关系？

1. 选择分析变量

录入变量数据(X－年龄，Y－尿肌酐含量)，按 Analyze→Correlate→Bivariate 顺序单击鼠标键，展开 Bivariate Correlations 两变量相关分析主对话框，如图 B-18 所示，在主对话框左面的变量表中选择要求相关系数的两个变量，再鼠标单击向右的箭头按钮，将选择的变量移至 Variables 矩形框中。

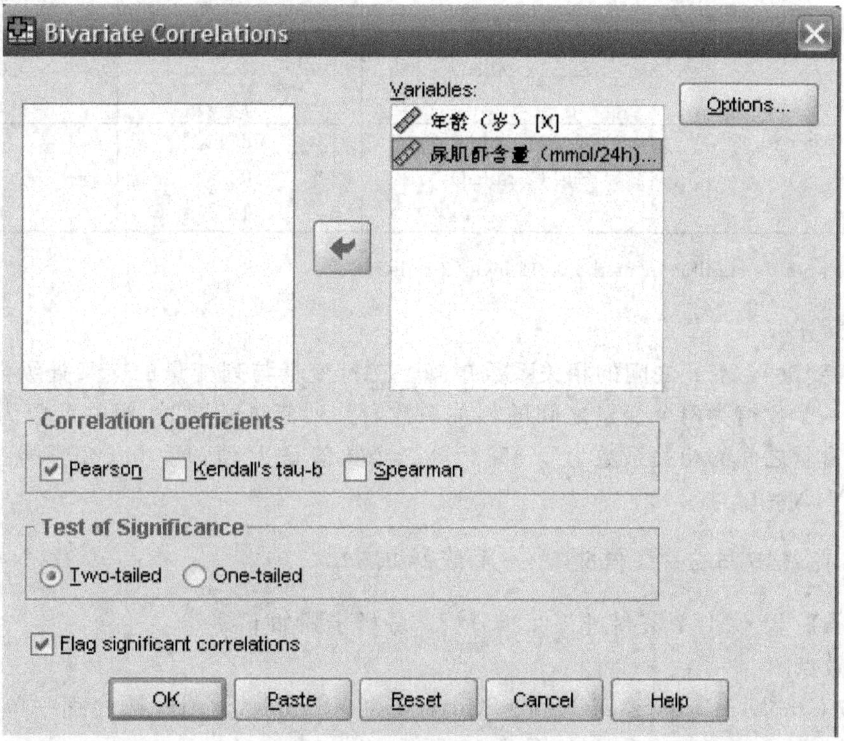

图 B-18　两变量相关分析主对话框

(1) 在主对话框下部 Correlation Coefficients 栏中列出了三种相关系数，分析人员可根据资料的性质选用：

① Pearson 复选项，即简单相关系数（本例）；

② Kendall's tau-b 复选项，即 Kendall 秩相关系数；

③ Spearman 复选项，计算斯皮尔曼秩相关系数（等级相关系数）。

(2) 选择单、双侧假设检验类型。根据专业知识排除一侧可能性的时候可考虑用单侧检验，选 One-tailed 选项；否则，默认双侧检验，即 Two-tailed 选项。

(3) Flag significant Correlations 复选项，如果选此项，输出结果在相关系数右上方式用“*”表示显著水平为5%；用“**”表示显著水平为1%。

本例中使用系统默认值进行相关分析。单击 OK 按钮则得出输出结果：

Correlations

		年龄（岁）	尿肌酐含量（mmol/24h）
年龄（岁）	Pearson Correlation	1	.851**
	Sig.(2-tailed)		.000
	N	12	12
尿肌酐含量(mmol/24h)	Pearson Correlation	.851**	1
	Sig.(2-tailed)	.000	
	N	12	12

** Correlation is significant at the 0.01 level(2-tailed).

2. 结果分析

此表为变量 X 和 Y 之间的相关系数矩阵。在行变量与列变量的交叉处纵向显示了三个数值：第一个数值为两个变量之间的相关系数，行、列变量相同时，相关系数为1，变量年龄、尿肌酐含量之间的相关系数为0.851。第二个数值是 P 值，$P=0.000$。第三个数值是样本含量 N，$N=12$。

（二）直线回归分析（仅说明一元线性回归）

【例 B-8】 以例 B-7 资料进行回归分析。分析步骤如下：

1. 作散点图

(1) 按 Graphs→Legacy Dialogs→Scatter Dot→Simple Scatter 顺序逐一单击鼠标键，展开 Simple Scatterplot 对话框，如图 B-19 所示。

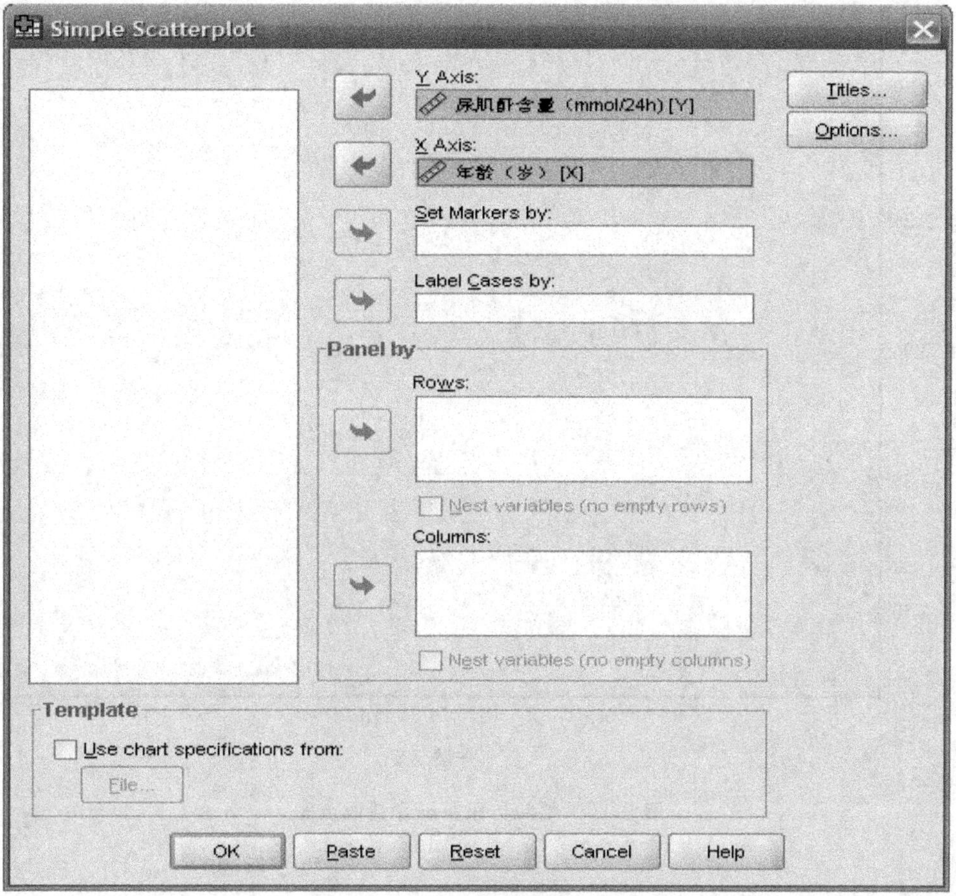

图 B-19　**散点图变量选取对话框**

(2) 将变量 Y,X 依次选入 Y Axis 与 X Axis,单击 OK 按钮,得到散点图(见图 B-20)。

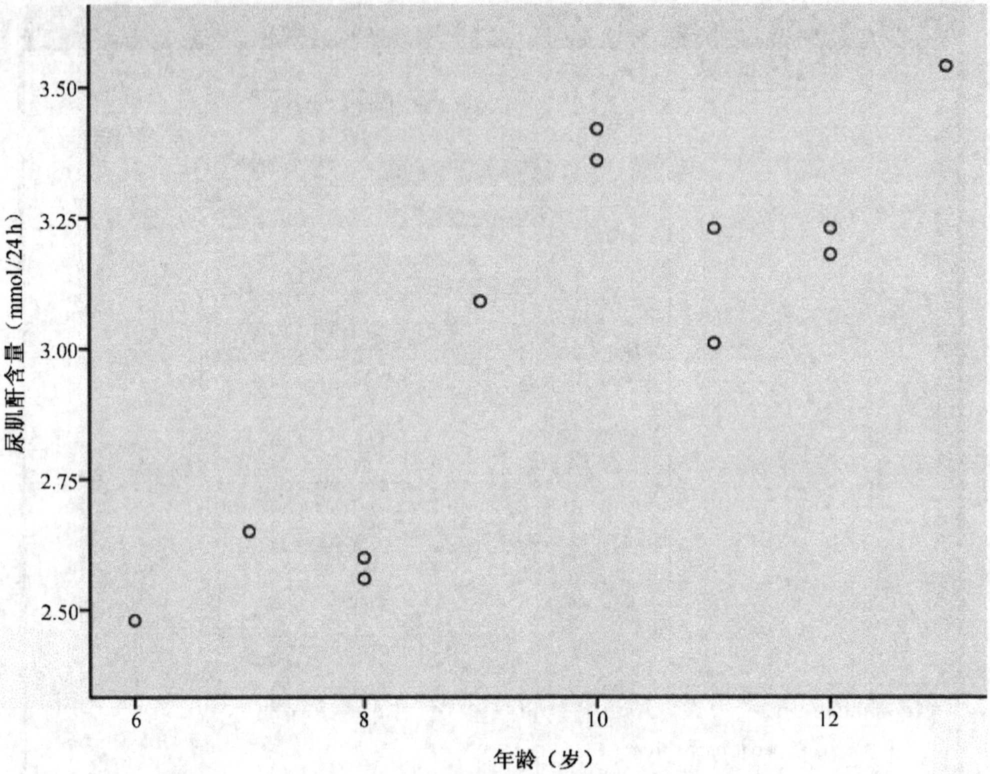

图 B-20　**年龄与尿肌酐含量散点图**

从图中可以看出年龄与尿肌酐含量存在线性趋势，因此我们可以认为建立线性回归方程是较为适合的。

2. 回归方程的建立

（1）按 Analyze→Regression→Linear 顺序单击鼠标键，展开 Linear Regression 对话框，如图 B-21 所示。

（2）在左侧的源变量框中选 Y 作为因变量进入 Dependent 框中，选择 X 作为自变量进入 Independent 框中。

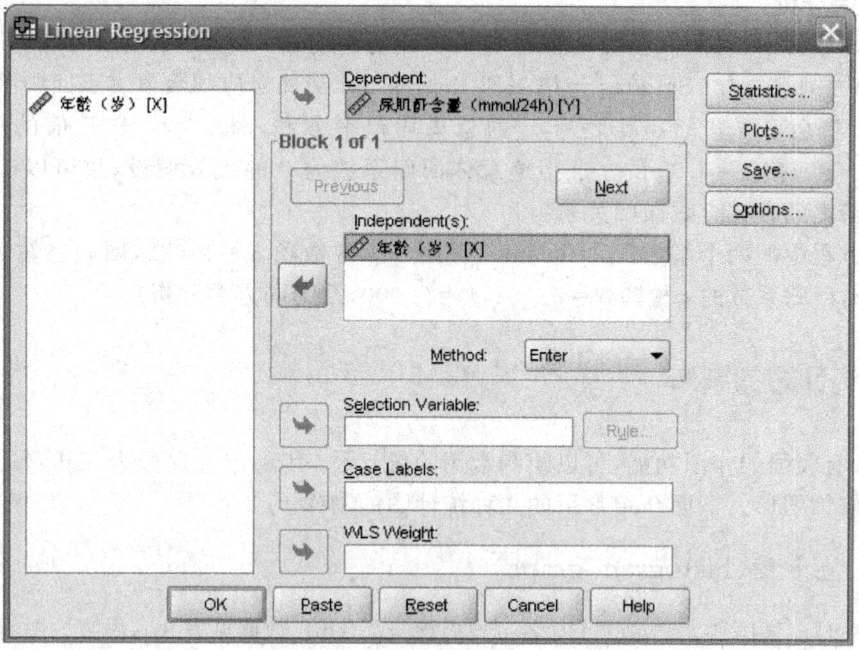

图 B-21　**选定自变量和应变量**

（3）单击 OK 按钮，得到如下输出结果：

ANOVA[b]

Model	Sum of Squares	df	Mean Square	F	Sig.
1 Regression	1.073	1	1.073	26.342	.000[a]
Residual	.407	10	.041		
Total	1.480	11			

a. Predictors:(Constant)，年龄（岁）
b. Dependent Varable：尿肌酐含量（mmol/24h）

Coefficients[a]

Model	Unstandardized Coefficients		Standardized Coefficients	t	Sig.
	B	Std. Error	Beta		
1 (Constant)	1.632	.278		5.862	.000
年龄（岁）	.143	.028	.851	5.132	.000

a. Dependent Variable：尿肌酐含量（mmol/24h）

3. 结果分析

在回归分析中，对回归系数的假设检验可用方差分析，ANOVA 是对回归方程进行检验，其中第二列 Sum of Squares 与第一列 Regression 交叉对应的数值表示回归平方和，Residual 表示剩余平方和，Total 表示 Y 的总离均差平方和，Sig. 为大于 F 值的概率（即 P 值），$P=0.000$，按 $\alpha=0.05$ 的水准拒绝总体回归系数为 0 的无效假设，故可以认为尿肌酐含量与年龄之间存在直线回归关系。

回归方程中的两个系数(coefficient)：截距——常数项 $a=1.632$，回归系数 $b=0.143$，$S_b=0.028$，回归系数的 t 检验($t=5.132$，$P=0.000$，结论同方差分析)。

七、统计图的制作

SPSS 有较强的作图功能，可以绘制常用的统计图，其制作过程分为三步：输入数据、生成图形和修饰图形。下面介绍常用的几种统计图的制作。

（一）直方图(histogram graph)

【例 B-9】 某医科大学测得 110 名 7 岁男孩身高(cm)，数据见表 3-1，做直方图看频数分布。

1. 输入数据

按图 B-22 形式输入数据。

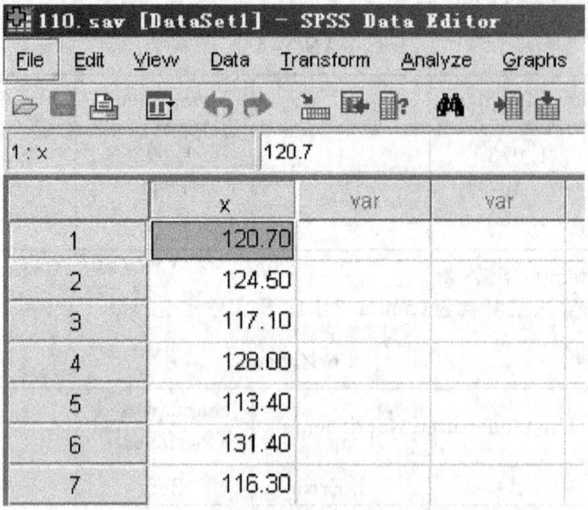

图 B-22　110 名 7 岁男孩身高(cm)数据集

2. 图形生成

(1) 选择并单击 Graphs→Legacy Dialogs→Histogram，展开主对话框，如图 B-23 所示。

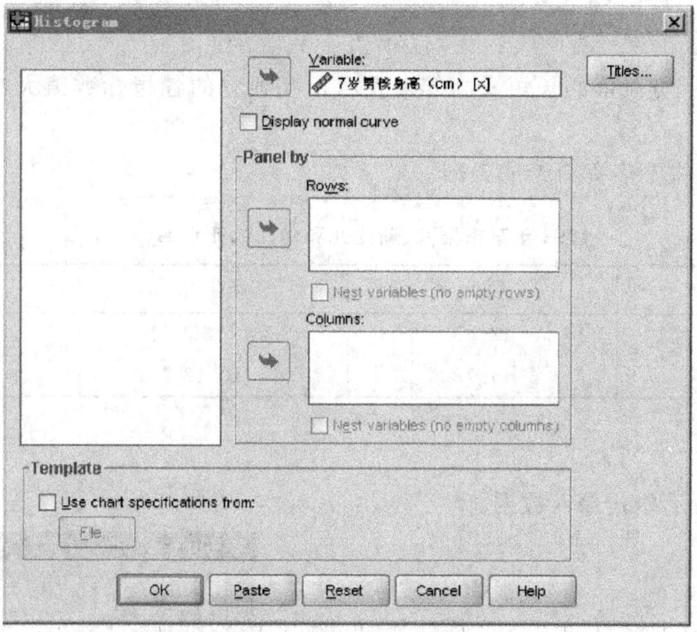

图 B-23　**直方图对话框**

（2）生成图形：在图 B-23 窗口点击 OK 按钮，自动分组生成频数分布图，如图 B-24 所示。

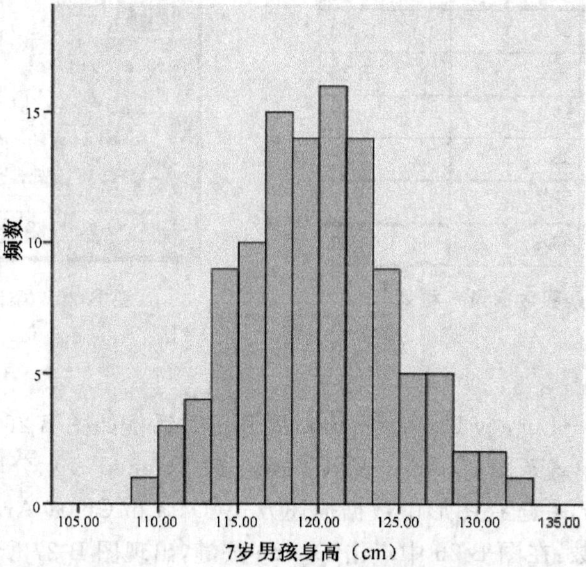

图 B-24　110 **名** 7 **岁男孩身高频数分布**

（二）条图(bar graph)

条图是利用等宽条形的长短或高低来表示相互独立的各指标数值大小，可有单式和复式两种形式。

【例 B-10】 将下表资料绘成条图。

1992 年某市婴儿、新生儿和幼儿的死亡率(‰)

地区	婴儿	新生儿	幼儿
市区	12.68	8.36	0.97
郊县	14.73	10.12	1.89

1. 输入数据

按图 B-25 所示格式录入数据。

	地区	儿童	死亡率
1	市区	婴儿	12.68
2	市区	新生儿	8.36
3	市区	幼儿	.97
4	郊县	婴儿	14.73
5	效县	新生儿	10.12
6	郊县	幼儿	1.89

图 B-25 **条图数据录入格式**

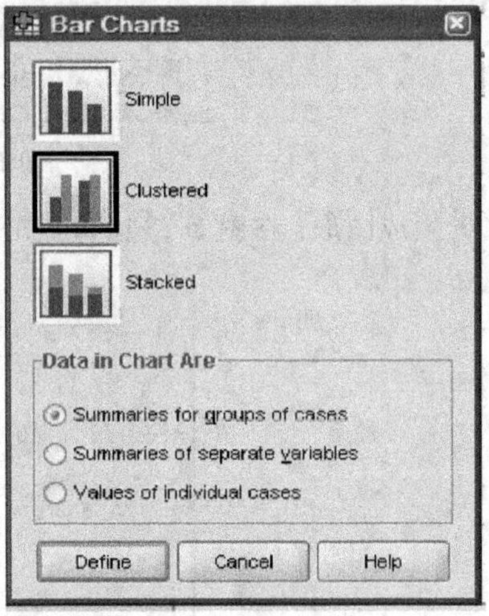

图 B-26 **条图主对话框**

2. 图形生成

(1) 选择 Graphs→Legacy Dialogs→Bar，展开主对话框如图 B-26 所示。选择所需的条图类型：Simple 表示单式条图；Cluster 表示复式长图；Stacked 表示分段式条图。

本例选择 Cluster，并选择图形中数据描述方式(Data in Chart Are)。

(2) 定义图形参数：在图 B-26 中点击 Define 按键，出现图 B-27 所示对话框。

(3) 完成以上操作后，单击 OK 按钮，即可生成如图 B-28 的复式条图。

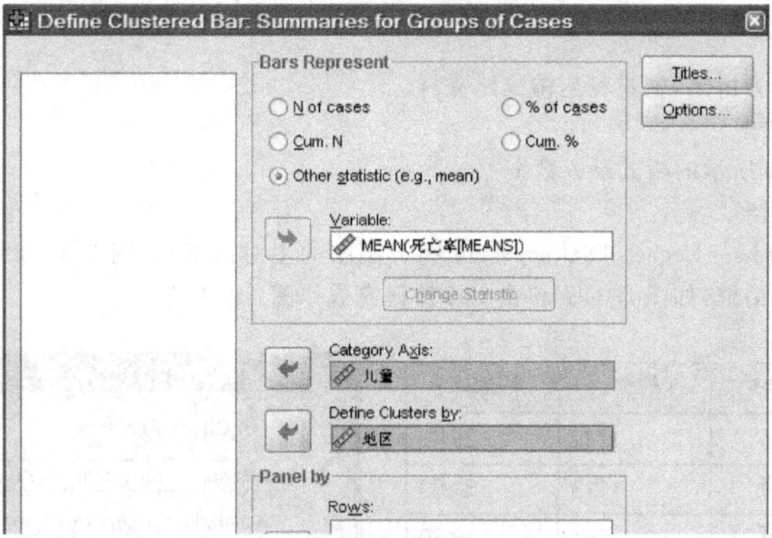

图 B-27　分类模式条图参数对话框

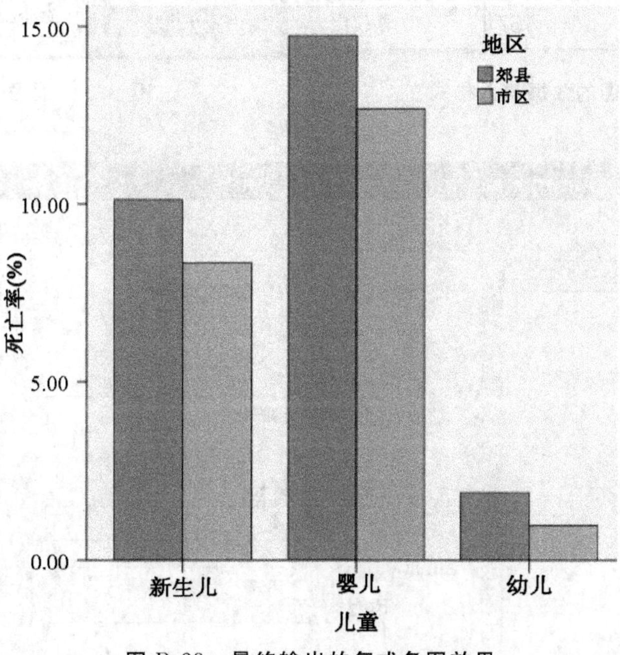

图 B-28　最终输出的复式条图效果

（三）圆图(Pie graph)

圆图也称为饼图，主要表达构成比资料。

1. 输入数据

按图 B-29 所示的格式录入数据。

2. 生成图形

选择 Graphs→Legacy Dialogs→Pie，打开圆图的主对话框，如图 B-30 所示。确认后定义圆图参数对话框，如图 B-31。单击 OK 按钮完成作图(图 B-32)。

	死因分类	例数	构成比
1	心脏病	1242	35.48
2	脑血管病	1113	31.80
3	恶性肿瘤	651	18.60
4	呼吸系病	337	9.62
5	消化系病	157	4.50

图 B-29　圆图的数据录入格式

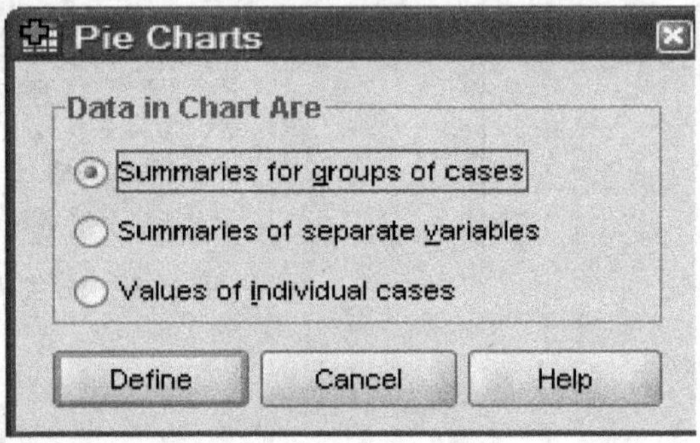

图 B-30　圆图主对话框

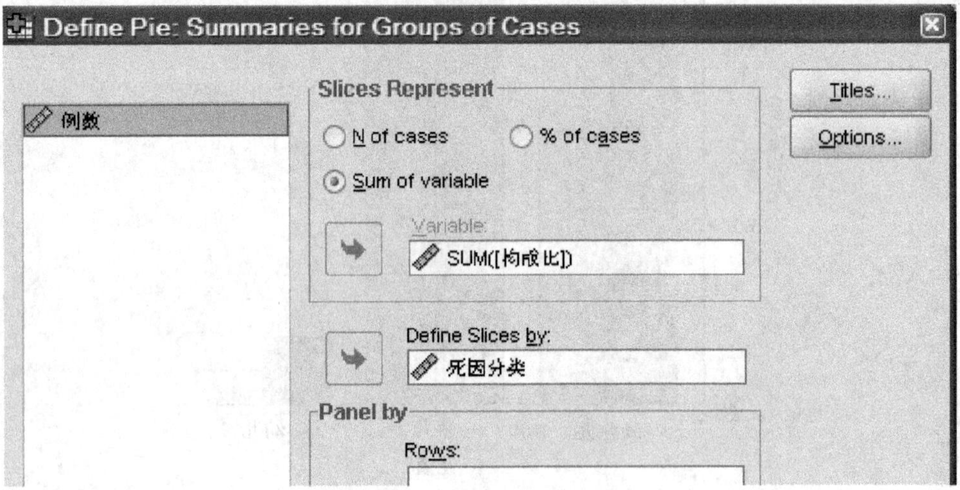

图 B-31　圆图参数选择

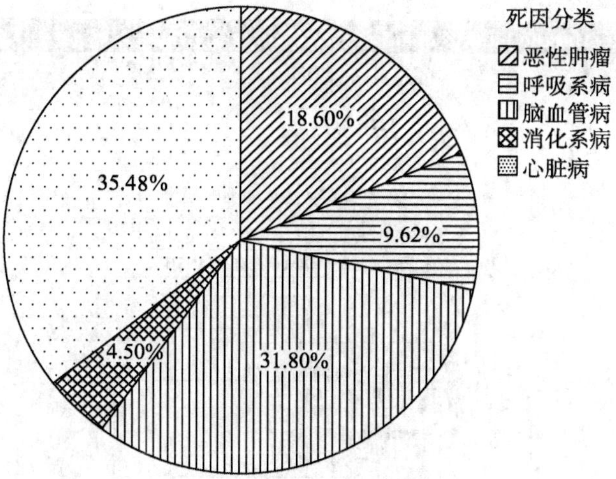

图 B-32　**最终圆图效果**

（四）线图(line graph)

线图是以线段的上升和下降来说明某现象随另一现象变迁的情况，或某现象随时间变化的趋势。

1. 输入数据

如图 B-33 所示格式录入数据。

2. 生成图形

选择 Graphs→Legacy Dialogs→Line，打开线图的主对话框，如图 B-34 所示。确认后定义线图参数对话框，如图 B-35 所示，单击 OK 按钮完成作图(图 B-36 所示)。

	年份	病死率
1	1981	23.80
2	1982	16.70
3	1983	17.20
4	1984	16.90
5	1985	13.20
6	1986	12.10
7	1987	11.80
8	1988	11.20

图 B-33　**线图数据录入格式**

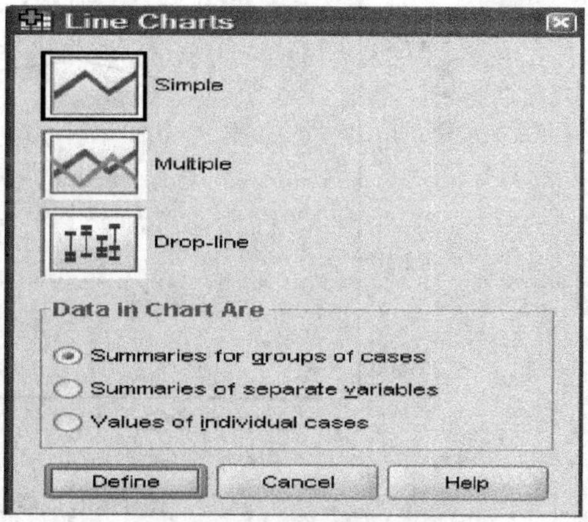

图 B-34　**线图主对话框**

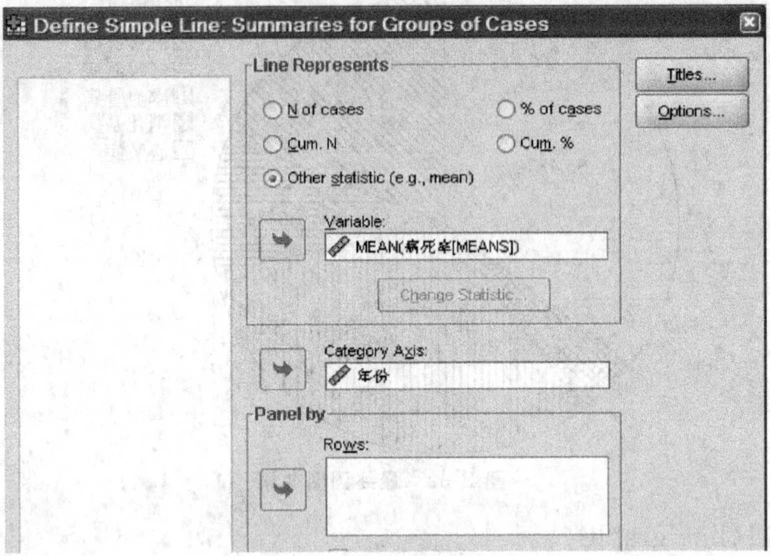

图 B-35　线图参数选择

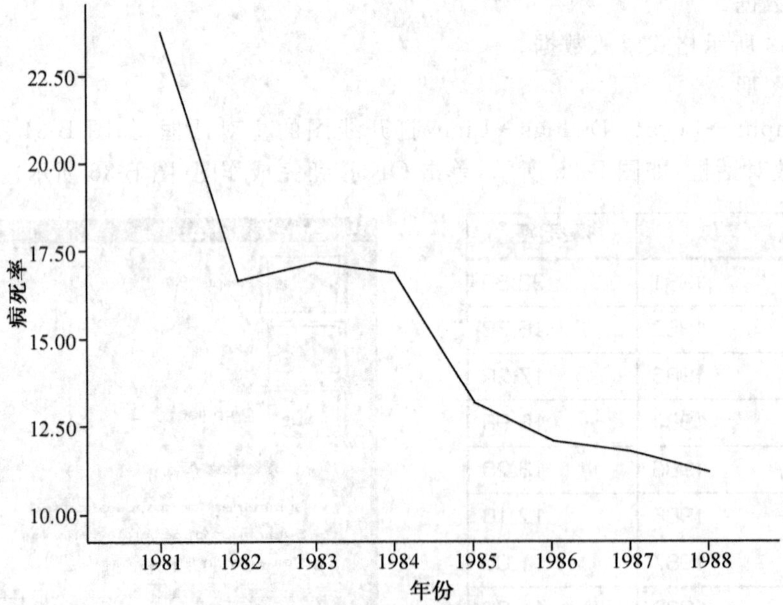

图 B-36　最终输出线图效果

附录C　常用英汉医学统计学词汇

A

absolute number，绝对数
absolute residuals，绝对残差
accumulation，累计
accuracy，准确度
actual frequency，实际频数
adjusted rate，调整率
admissible error，容许误差
age-specific，年龄别
alternative hypothesis，备择假设
among groups，组间
analysis of correlation，相关分析
analysis of covariance，协方差分析
analysis of regression，回归分析
analysis of variance (ANOVA)，方差分析
arc-sine transformation，反正弦变换
arithmetic mean，算术平均数
asymmetric distribution，非对称分布
attribute data，属性资料
attribution，属性
average，平均数

B

bar chart，条图
bar graph，条图
base line，基线
bell-shaped curve，钟形曲线
Bernoulli distribution，贝努里分布
bias，偏性/偏倚
binomial distribution，二项分布
bivariate normal distribution，双变量正态分布
blind methods，盲法
block，区组/配伍组
Box plots，箱线图/箱尾图

C

caption，纵标目
case report form，病例报告表
case-control study，病例-对照研究
categorical variable，分类变量
cause-specific death rate，死因别死亡率
censored data，截尾数据
censoring，终检/截尾
censored variable，终检变量
census，人口普查
central limit theorem，中心极限定理
central tendency，集中趋势
central value，中心值
chance error，随机误差
chance variable，随机变量
chance，机遇

chi-square test，卡方检验/χ^2检验
circle chart，圆图
class interval，组距
class mid-value，组中值
class upper limit，组上限
classification of disease，疾病分类
classification，分组
classified variable，分类变量
clinical trial，临床试验
cluster sampling，整群抽样
code，代码
coding，编码
coefficient of contingency，列联系数
coefficient of determination，决定系数
coefficient of kurtosis，峰度系数
coefficient of multiple correlation，复相关系数
coefficient of partial correlation，偏相关系数
coefficient of production-moment correlation，积差相关系数
coefficient of rank correlation，等级相关系数
coefficient of regression，回归系数
coefficient of skewness，偏度系数
coefficient of variation(CV)，变异系数
column，列
combinative table，复表
comparability，可比性
complete life table，完全寿命表
completely randomized design，完全随机化设计
conditional probability，条件概率
confidence interval(CI)，可(置)信区间
confidence limit(CL)，可(置)信限
confidence lower limit，置信下限
confidence upper limit，置信上限
confounding factor，混杂因素
constant，常数
contingency coefficient，列联系数
contingency table，列联表
control，对照
controlled experiments，对照实验
correction coefficient，校正系数
correlation coefficient，相关系数
correlation index，相关指数
counting，计数
counts，计数/频数
covariance，协方差
criteria of least squares，最小二乘准则
cross tables，交叉表
crude death rate，粗死亡率
cube root，立方根
cumulative probability，累计概率
current life table，现时寿命表
curvature，曲率/弯曲
curve fit，曲线拟合
curvilinear regression，曲线回归
curvilinear relation，曲线关系

D

data acquisition，资料搜集
data handling，数据处理
data processing，数据处理
data transformation，数据变换
degree of freedom，自由度
degree of precision，精密度
degree of reliability，可靠性程度
density function，密度函数

dependent variable，应变量/因变量
design，设计
determinacy，确定性
deviation，离差
diagnostic plot，诊断图
dichotomous variable，二分变量
discrete variable，离散型变量
discriminate analysis，判别分析
distribution shape，分布形状
disturbance，随机扰动项
dose-response curve，剂量-反应曲线
double blind trial，双盲试验
dummy variable，哑变量
Duncan's new multiple range method，
　新复极差法/Duncan 新法
dynamic series，动态数列

E

effect，实验效应
ellipse，椭圆
empirical distribution，经验分布
enumeration data，计数资料
error of estimate，估计误差
event，事件
exact probability，确切概率
experiment，实验
experimental unit，试验单位
exponential curve，指数曲线
exponential growth，指数增长
extreme observation，极端观测值
extremes，极端值/极值

F

F distribution，F 分布
F test，F 检验
factor，因素/因子
factorial design，析因试验设计
factorial，阶乘
false negative error，假阴性错误
fatality rate，病死率
field investigation，现场调查
field survey，现场调查
finite population，有限总体
fitted value，拟合值
fitting a curve，曲线拟合
forecast，预测
four fold table，四格表
frequency table，频数表
frequency，频数(率)

G

Gaussian distribution，高斯分布/正态分布
general census，全面普查
general fertility，总生育率
general liner models(GLM)，通用线性模型
generalized liner models，广义线性模型
geometric mean，几何平均数
goodness of fit，拟合优度/配合度
grouped data，分组资料
growth curve，生(增)长曲线

H

half-life，半衰期
happenstance，偶然事件

harmonic mean，调和均数
heading，标目
heterogeneity of variance，方差不齐
heterogeneity，不同质，异质
hierarchical classification，组内分组
histogram，直方图
homogeneity of variance，方差齐性
homogeneity test，齐性检验
hypothesis testing，假设检验

I

impossible event，不可能事件
incidence rate，发病率
independence，独立性
independent variable，自变量
individual，个体
infant mortality rate，婴儿死亡率
infinite population，无限总体
interaction terms，交互作用项
interaction，交互作用
intercept，截距
International Classification of Disease(ICD)，国际疾病分类
interpolation，内插法
inter-quartile range，四分位数间距
interval estimation，区间估计
inverse sine transformation，反正弦变换
iteration，迭代

K

Kendall's rank correlation，Kendall 等级相关
Kruskal and Wallis test，K-W 检验/多样本秩和检验/H 检验
kurtosis，峰度

L

large sample，大样本
least significant difference(LSD)，最小显著差法
least square method(LSM)，最小二乘法
legend，图例
level，水平
life table，寿命表
likelihood function，似然函数
likelihood ratio，似然比
line graph，线图
linear correlation，直线相关
linear equation，线性方程
linear regression，直线回归
linear trend，线性趋势
logarithmic curve，对数曲线
logarithmic normal distribution，对数正态分布
logarithmic transformation，对数变换
logic check，逻辑检查
log-normal distribution，对数正态分布
lost of follow up，失访
low correlation，低度相关
lower limit，下限

M

matched data，配比资料
mathematical expectation，数学期望
mathematical model，数学模型
maximum likelihood method，最大似然法
mean square(MS)，均方
mean squares between groups，组间均方

mean squares within group，组内均方
mean，均数
median effective dose，半数效量
median lethal dose，半数致死量
median，中位数
missing data，缺失值
mode，众数
morbidity，死亡率
mortality probability，死亡概率
multiple comparison，多重比较
multiple correlation ，复相关
multiple linear regression，多元线性回归

N

negative correlation，负相关
negatively skewed，负偏态
Newman-Keuls method，q 检验
no significance(NS)，无统计学意义
nominal variable，名义变量
nonlinear regression，非线性回归
nonparametric statistics，非参数统计
nonparametric test，非参数检验
normal deviate，正态离差
normal distribution，正态分布
null hypothesis，无效假设
numerical variable，数值变量

O

observation unit，观察单位
observed value，观察值
odds ratio(OR)，比数比
one sided test，单侧检验
one-way analysis of variance，单向方差分析
one-way ANOVA，单向方差分析
ordered categories，有序分类
ordinal variable，有序变量
outliers，极端值/异常值

P

paired design，配对设计
paired sample，配对样本
parameter，参数
parametric statistics，参数统计
parametric test，参数检验
partial correlation coefficient，偏相关系数
partial regression coefficient，偏回归系数
percent bar graph，百分条形图
percentage，百分比
percentile，百分位数
periodicity，周期性
pie graph，饼图/圆图
point estimation，点估计
Poisson distribution，泊松分布
polled standard deviation，合并标准差
polled variance，合并方差
polynomial curve，多项式曲线
polynomial，多项式
pooled variance，合并方差
population mean，总体均数
population size，人口数
population，总体/人口
positive correlation，正相关
power of a test，检验效能
precision，精密度
predicted value，预测值
prevalence rate，患病率

probability density，概率密度
probability，概率
proportion of dying of a specific cause，死因构成比
proportion，构成比
proportionate，成比例
prospective study，前瞻性研究
pseudo F test，近似 *F* 检验

Q

qualitative classification，属性分类
qualitative data，定性资料
qualitative method，定性方法
quality control，质量控制
quantile-quantile plot，分位数-分位数图/*q*-*q* 图
quantitative analysis，定量分析
quantitative data，定量资料
quartile range(QR)，四分位数间距
quartile，四分位数
questionnaire，问卷/调查表/量表

R

random allocation，随机化分配
random blocks design，随机区组设计
random event，随机事件
random number，随机数字
randomization，随机化
range，全距/极差
rank correlation，等级相关
rank sum test，秩和检验
rank test，秩检验
ranked data，等级资料
rate，率
ratio，比
raw data，原始资料
reciprocal transformation，倒数变换
reciprocal，倒数
rectification，直线化
region of acceptance，接受域
regression coefficient，回归系数
regression sum of square，回归平方和
relative dispersion，相对离散度
relative number，相对数
relative risk(RR)，相对危险度
reliability，可靠性
replication，重复
residual sum of square，剩余平方和
response variable，反应变量/因变量
Ridit analysis，Ridit 分析
robust，稳健的
row，行

S

sample size，样本含量
sample，样本
sampling distribution，抽样分布
sampling error，抽样误差
sampling survey，抽样调查
SAS(statistical analysis system)，SAS 统计软件包
scale，尺度，量表
scatter diagram，散点图
screening，筛检
seed，种子
semi-logarithmic line graph，半对数线图

semi-logarithmic paper，半对数格纸
sex ratio，性别比
short-cut method，简捷法
sigmoid curve，S形曲线
sign test，符号检验
signed rank，符号秩
significance level，显著性水平
significance test，显著性检验
significant figure，有效数字
simple correlation，简单相关
simple random sampling，单纯随机抽样
simple regression，简单回归
skewed distribution，偏态分布
skewness，偏度
slope，斜率
source of variation，变异来源
Spearman rank correlation，斯皮尔曼等级相关
SPSS(statistical package for the social science)，SPSS统计软件包
square root transformation，平方根变换
standard deviation，标准差
standard error of rate，率的标准误
standard error，标准误
standard normal distribution，标准正态分布
standardization，标准化
starting value，起始值/初值
statistic，统计量
statistical control，统计控制
statistical graph，统计图
statistical inference，统计推断
statistical table，统计表
stem and leaf display，茎叶图
stepwise regression，逐步回归
stepwise selection，逐步筛选
strata，层(复数)
stratification，分层
stratified sampling，分层抽样
Student's t distribution，t分布
Student's t test，t检验
Student-Newman-Keuls method，SNK法/q检验
subdividing，分割
sum of products，离均差积和
sum of squares(SS)，离均差平方和
sure event，必然事件
survey，调查
survival analysis，生存分析
survival rate，生存率
symmetry，对称
systematic error，系统误差
systematic sampling，系统抽样

T

tendency of dispersion，离散趋势
test of normality，正态性检验
testing of hypotheses，假设检验
theoretical frequency，理论频数
tolerance interval，容许区间
tolerance lower limit，容许下限
tolerance upper limit，容许上限
total sum of square，总平方和
total variation，总变异
transformation，转换/变换
treatment，处理
trend，趋势

trial，试验
two-sided test，双侧检验
two-tailed test，双侧检验
two-way analysis of variance，双向方差分析
two-way table，双向表
type Ⅰ error，第一类错误/α 错误
type Ⅱ error，第二类错误/β 错误

U

unbiased estimate，无偏估计
ungrouped data，不分组资料
uniform distribution，均匀分布
unit，单元/个体
unordered categories，无序分类
upper limit，上限
u-test，u 检验

V

validity，有效性
variability，变异性
variable，变量
variance，方差
variation among groups，组间变异
variation within group，组内变异
variation，变异

W

weighted mean，加权均数
weighted sum of square，加权平方和
weighting coefficient，权重系数
weighting method，加权法
width，宽度
Wilcoxon paired test，Wilcoxon 配对符号秩检验
withdraw，退出/失访

Z

z test，z 检验
zero correlation，零相关
z-transformation，z 变换